Mikrovaskuläre Gewebetransplantation im Kopf-Hals-Bereich

Friedrich Bootz und Gottfried H. Müller

unter Mitarbeit von
Michael Ehrenfeld

158 meist farbige Abbildungen
in 192 Einzeldarstellungen

1992
Georg Thieme Verlag Stuttgart · New York

Priv.-Doz. Dr. F. Bootz
Leitender Oberarzt der
Universitäts-Hals-Nasen-Ohren-Klinik
Silcherstraße 5
7400 Tübingen

Priv.-Doz. Dr. G. H. Müller
Chefarzt der Chirurgischen Klinik des
Caritas-Krankenhauses
Wachbacher Straße 52
6990 Bad Mergentheim

Priv.-Doz. Dr. Dr. M. Ehrenfeld
Leitender Oberarzt der
Klinik und Poliklinik für Kiefer- und
Gesichtschirurgie der Universität Tübingen
Osianderstraße 2–8
7400 Tübingen

Die Deutsche Bibliothek – CIP-Einheitsaufnahme

Bootz, Friedrich:
Mikrovaskuläre Gewebetransplantation im Kopf-Hals-Bereich / Friedrich Bootz und Gottfried H. Müller. Unter Mitarb. von Michael Ehrenfeld. – Stuttgart ; New York : Thieme, 1992
NE: Müller, Gottfried H.:

Geschützte Warennamen (Warenzeichen) werden *nicht* besonders kenntlich gemacht. Aus dem Fehlen eines solchen Hinweises kann also nicht geschlossen werden, daß es sich um einen freien Warennamen handele.

Das Werk, einschließlich aller seiner Teile, ist urheberrechtlich geschützt. Jede Verwertung außerhalb der engen Grenzen des Urheberrechtsgesetzes ist ohne Zustimmung des Verlages unzulässig und strafbar. Das gilt insbesondere für Vervielfältigungen, Übersetzungen, Mikroverfilmungen und die Einspeicherung und Verarbeitung in elektronischen Systemen.

© 1992 Georg Thieme Verlag
Rüdigerstraße 14, 7000 Stuttgart 30
Printed in Germany
Satz: Setzerei Lihs, 7140 Ludwigsburg-Waldäcker
gesetzt auf System 4 mit Linotronic 300
Druck: K. Grammlich GmbH, 7401 Pliezhausen

Wichtiger Hinweis:
Wie jede Wissenschaft ist die Medizin ständigen Entwicklungen unterworfen. Forschung und klinische Erfahrung erweitern unsere Erkenntnisse, insbesondere was Behandlung und medikamentöse Therapie anbelangt. Soweit in diesem Werk eine Dosierung oder eine Applikation erwähnt wird, darf der Leser zwar darauf vertrauen, daß Autoren, Herausgeber und Verlag große Sorgfalt darauf verwandt haben, daß diese Angabe dem Wissensstand bei Fertigstellung des Werkes entspricht.
Für Angaben über Dosierungsanweisungen und Applikationsformen kann vom Verlag jedoch keine Gewähr übernommen werden. Jeder Benutzer ist angehalten, durch sorgfältige Prüfung der Beipackzettel der verwendeten Präparate und gegebenenfalls nach Konsultation eines Spezialisten festzustellen, ob die dort gegebene Empfehlung für Dosierungen oder die Beachtung von Kontraindikationen gegenüber der Angabe in diesem Buch abweicht. Eine solche Prüfung ist besonders wichtig bei selten verwendeten Präparaten oder solchen, die neu auf den Markt gebracht worden sind. Jede Dosierung oder Applikation erfolgt auf eigene Gefahr des Benutzers. Autoren und Verlag appellieren an jeden Benutzer, ihm etwa auffallende Ungenauigkeiten dem Verlag mitzuteilen.

ISBN 3-13-778601-0   1 2 3 4 5 6

Geleitwort

Die binokulare Mikrochirurgie wurde nach dem Zweiten Weltkrieg von Vertretern der deutschen Hals-Nasen-Ohren-Heilkunde, Kopf- und Halschirurgie in die Medizin eingeführt. Im Laufe von Jahrzehnten wurde sie von wichtigen Fächern wie Augenheilkunde, Neurochirurgie, Mund-, Kiefer- und Gesichtschirurgie sowie Handchirurgie übernommen. Zu einem bedeutenden interdisziplinären Anwendungsbeispiel hat sich die mikrovaskuläre Anastomosierung kleiner Arterien, Venen und Nerven entwickelt.

Über viele Jahre hinweg haben Gottfried Müller und Friedrich Bootz an der Universität Tübingen zahlreiche praktische Kurse zur mikrovaskulären Anastomosierung durchgeführt. Eine jahrelange mikrochirurgische und mikrovaskulärchirurgische Tätigkeit im allgemeinchirurgischen und HNO-Operationssaal befähigte die beiden Dozenten, diese Kurse mit großem didaktischen Geschick durchzuführen.

Im hier vorliegenden Band fassen Friedrich Bootz und Gottfried Müller ihre umfassenden Kenntnisse und Erfahrungen aus Operationssaal, Kurs und Lehre zusammen. Das Buch beginnt mit einer didaktisch einfühlsamen Einführung in die Praxis der Mikrovaskularchirurgie, wobei praxisgerechte Instrumente, Nahtmaterial sowie Knoten- und Anastomosentechniken anschaulich dargelegt werden.

Die wichtigsten Methoden der Lappenentnahme werden ausführlich beschrieben. Klinische Anwendungsbeispiele des bis dahin geschilderten Wissens runden das Buch ab. Ein wichtiger Schwerpunkt ist auch der Umgang mit Komplikationen, um Gefahren von transferiertem Gewebe und Entnahmestelle abzuwenden.

Neben dem praxisgerechten Text gewinnt das Buch außerordentlich durch seine vielen Abbildungen, die es einem Operateur, der sich mit der Mikrovaskularchirurgie auseinandersetzen möchte, in hohem Maße erlauben, sein neu gewonnenes Wissen zunächst im Übungsoperationssaal und später am Patienten praktisch operativ umzusetzen.

Tübingen,
Frühjahr 1992   *Prof. Dr. Hans Peter Zenner*

Vorwort

Die mikrogefäßchirurgische Gewebetransplantation hat in den letzten Jahren einen festen Platz in der rekonstruktiven Chirurgie erlangt. Zunächst wurde diese spezielle Operationstechnik primär von Ärzten der plastischen Chirurgie zum Wiederaufbau bestimmter Körperregionen eingesetzt, bald aber auch in meist interdisziplinärer Zusammenarbeit von im Kopf-Hals-Bereich tätigen Operateuren aufgegriffen.

Die Autoren kommen von der HNO-, der Allgemein- und der Mund-Kiefer-Gesichts-Chirurgie; ihre Erfahrungen aus langen Jahren fruchtbarer Zusammenarbeit haben sich in diesem Buch niedergeschlagen und seinen Aufbau bestimmt. Es ist als konkret anwendbare Anleitung für den mikrovaskulären Gewebetransfer im Kopf-Hals-Bereich konzipiert. Schritt für Schritt soll es die dazu notwendigen Techniken denjenigen vermitteln, die rekonstruktive mikrovaskuläre Chirurgie erlernen wollen.

In einem einführenden Kapitel werden zunächst die Voraussetzungen für die Mikrovaskularchirurgie einschließlich deren Trainingsmöglichkeiten abgehandelt. Das folgende Kapitel über die Lappenentnahmetechniken beschreibt die wichtigen und am häufigsten angewandten Transplantate, z.B. faziokutane, myokutane und osteomyokutane Lappen, wobei nur diejenigen Lappen beschrieben werden, mit denen wir Erfahrungen gesammelt haben und die unserer Meinung nach allen rekonstruktiven Bedürfnissen im Kopf-Hals-Bereich gerecht werden. Bewußt wurden viele Abbildungen aufgenommen, deren ausführliche Legenden es erlauben, spezielle operative Techniken zu erfassen, ohne längere Passagen lesen zu müssen. So ist das Buch auch als Nachschlagewerk geeignet. In das Kapitel zur klinischen Anwendung brachten wir unsere Erfahrungen mit freiem Gewebetransfer für rekonstruktive Zwecke im Kopf-Hals-Bereich ein. Um die Aufzählung einer verwirrenden Vielzahl unterschiedlicher Lappen für verschiedene Rekonstruktionen zu vermeiden, legten wir besonderen Wert auf ein standardisiertes Verfahren. Unserer Ansicht nach ist es zum Wohle des Patienten wichtig, daß der Operateur einige wenige Techniken der Lappenentnahme sicher anwenden kann. Es darf nicht das Ziel der rekonstruktiven Chirurgie sein, eine möglichst große Zahl verschiedener Lappentransplantationen zu beherrschen, wenn dies aufgrund mangelnder Erfahrung mit einem besonderen Risiko bei der Anwendung verbunden ist. Zum Abschluß des Buches werden Komplikationen benannt, die, wenn sie frühzeitig erkannt werden, meist zu beherrschen sind. Da z.B. bei Komplikationen der Gefäßanastomosen meist das gesamte Transplantat zugrunde geht, sind Kenntnisse zur Vermeidung von Komplikationen bzw. der Umgang mit postoperativen Problemen für den Operateur von besonderer Bedeutung.

Dieses Buch eignet sich in Konzeption und Inhalt sowohl für den Anfänger als Einführung in die mikrovaskuläre Gewebetransplantation als auch für den auf diesem Gebiet erfahrenen Operateur als Nachschlagewerk.

Tübingen und Bad Mergentheim, *F. Bootz*
im Frühjahr 1992 *G. H. Müller*

Inhaltsverzeichnis

1 Einführung 1
Voraussetzungen für
Mikrovaskularchirurgie 2
    Vorübungen 2
    Übungen an Kunststoffmaterialien 3
    Übungen am vitalen Gewebe 3
Instrumente 5
    Nadelhalter 5
    Pinzetten 5
    Scheren 6
    Gefäßklemmen 7
    Pflege und Reinigung von
    Mikroinstrumenten 7
    Mikroskope 8
Nahtmaterial 9
Knoten- und Anastomosetechniken 11
    Knotentechnik 11
    Anastomosetechniken 14
Verschiedene Gewebearten und ihre
Blutversorgung 18

2 Lappenentnahmetechniken 21
Unterarmlappen 21
    Gefäßanatomie 21
    Lappenplanung 22
    Lappenentnahme 23
    Verschluß des Entnahmedefekts 27
Dorsalis-pedis-Lappen 29
    Gefäßanatomie 29
    Lappenplanung 30
    Lappenentnahme 32
    Verschluß des Entnahmedefekts 34
Skapulalappen, Paraskapulalappen 35
    Gefäßanatomie 35
    Lappenplanung 36
    Lappenentnahme 37
Latissimus-dorsi-Lappen 40
    Gefäßanatomie 40
    Lappenplanung 41
    Lappenentnahme 42
Rectus-abdominis-Lappen 45
    Gefäßanatomie 46

    Lappenplanung 47
    Lappenentnahme 48
    Verschluß des Entnahmedefekts 49
Beckenkammtransplantat 49
    Gefäßanatomie 50
    Lappenplanung 51
    Lappenentnahme 52
    Verschluß des Entnahmedefekts 54
Omentumtransplantat 54
    Gefäßanatomie 55
    Entnahmetechnik 55
Jejunumtransplantat 56
    Dünndarmentnahme 56

3 Klinische Anwendung 59
Indikationen und Kontraindikationen zum
freien Gewebetransfer 59
Präoperative Diagnostik 60
    Empfängerregion 60
    Entnahmeregion 61
Anschlußgefäße und bevorzugte
Anastomosen 61
    Vorbereitung der Empfängerregion 63
Rekonstruktion der Mundhöhle und des
Oropharynx 64
Rekonstruktion des Hypopharynx 71
Verschluß von pharyngokutanen Fisteln ... 74
Rekonstruktion des Unterkiefers 77
Rekonstruktion des äußeren Hals- und
Gesichtsbereiches 85
    Augmentationen bei Gesichtsasymmetrie 88

4 Komplikationen 93
Komplikationen der Gefäße 93
    Arterielle Thrombose 93
    Venöse Thrombosen 95
Blutung 97
Komplikationen der Entnahmestelle 98

Weiterführende Literatur 103

Sachverzeichnis 105

1 Einführung

Die mikrovaskuläre Gewebetransplantation hat sich in den letzten Jahren in der plastisch rekonstruktiven Chirurgie des Kopf-Hals-Bereiches etablieren können und ist mittlerweile ein fester Bestandteil des operativen Repertoirs geworden.

Schon 1959 wurde von Seidenberg und Mitarbeitern die erste freie Gewebetransplantation vorgenommen in Form eines Jejunumsegmentes zur Rekonstruktion des Hypopharynx und des zervikalen Ösophagus. Jedoch erst in den 70er Jahren wurden vor allem durch systematische Darstellungen von Mathes und Nahai sowie McCraw und Mitarbeitern weitere freie Transplantate entwickelt. McLean und Buncke verwendeten bereits 1972 erfolgreich das Omentum zur Rekonstruktion im Kopfbereich und wenig später McGregor und Jackson den frei transplantierten Leistenlappen. Dieser wurde auch von Harii und Mitarbeitern, später von Panje in der Rekonstruktion des Kopf-Hals-Bereiches erfolgreich eingesetzt, obwohl er eindeutige Nachteile besitzt. Der Lappen ist nämlich relativ dick und bietet nur einen kurzen Gefäßstiel; deshalb hat er keine weite Verbreitung gefunden. Auch der Dorsalis-pedis-Lappen wurde bereits in dieser Zeit beschrieben. Man beobachtete bei diesem Transplantat jedoch häufiger Wundheilungsstörungen an der Entnahmestelle, so daß es sich nicht in weitem Umfang durchsetzen konnte. Auch muskulokutane wie der Latissimus-dorsi-Lappen wurden Anfang der 70er Jahre erstmals beschrieben und von vielen der Mikrovaskularchirurgen zur Rekonstruktion eingesetzt. Aus mehreren Gründen, z. T. auch wegen Schwierigkeiten bei der Gefäßanastomosierung, konnten sich die freien Transplantate nicht besonders durchsetzen, und es wurde nach zuverlässigeren und besseren Gewebetransfers gesucht. Dabei kam man Ende der 70er Jahre auf die gestielten muskulokutanen Transplantate. Zu großer Beliebtheit gelangte der 1979 von Ariyan eingeführte Pectoralis-major-Lappen. Drei Jahre früher führte Olivari den gestielten Latissimus-dorsi-Lappen ein. Mit diesen Methoden konnten in vielen Fällen einzeitige Rekonstruktionen im Kopf-Hals-Bereich durchgeführt werden. Die begrenzte Länge des Gefäßstiels, die kosmetischen Beeinträchtigungen im Brustbereich beim Pectoralis-major-Lappen und die geringe Flexibilität dieser Lappen lösten jedoch eine Suche nach neuen Transplantaten aus, wobei man wieder auf die Idee freier Transplantate zurückgriff. Ende der 70er und Anfang der 80er Jahre wurde schließlich eine Vielzahl zuverlässiger Gewebetransfers entwickelt. 1978 setzten die Chinesen Yang Guofan und Mitarbeiter den radialen Unterlappen ein, zunächst zur funktionellen Rekonstruktion bei schweren Halsverbrennungen. Dieser Lappen wurde von Mühlbauer und Mitarbeitern 1982 außerhalb Chinas bekanntgemacht. 1979 beschrieb Taylor das freie Beckenkammtransplantat, das bei der Wiederherstellung des Unterkiefers große Beliebtheit erlangte. Dos Santos entwickelte 1980 den Skapulalappen, zwei Jahre später wurde von Nassif der Paraskapulalappen beschrieben. Heute steht eine große Zahl von freien Transplantaten zur Verfügung, und immer neue werden erprobt.

Mikrovaskularisierte Transplantate kommen nun im Kopf-Hals-Bereich, vor allem zur Rekonstruktion nach Tumorentfernung, Verletzungen und angeborenen Defekten, zum Einsatz. Gegenüber den gestielten muskulokutanen Lappen haben sie eindeutige Vorteile bei der Rekonstruktion der Mundhöhle und des Oropharynx, des Hypopharynx und zervikalen Ösophagus. Ferner haben sie sich beim Konturaufbau des Gesichtes bewährt.

Ihre Beliebtheit verdanken die freien Gewebetransplantate u.a. der Möglichkeit, auch bei komplexen Defekten einzeitige Rekonstruktionen durchzuführen. Sie besitzen eine überdurchschnittlich gute Durchblutung und heilen deshalb auch im schwierigen Transplantatlager, z. B. nach Bestrahlung und Infektion, problemlos ein. Kein voluminöser Gefäßstiel stört den Transfer. Unter den fasziokutanen Transplantaten zeichnet sich der Unterarmlappen durch einen langen Gefäßstiel aus, der es erlaubt, auch von den Anschlußgefäßen entferntere Defekte zu verschließen. Ein weiterer Vorteil liegt darin, daß der Entnahmedefekt weit von der Stelle entfernt ist, die der Rekonstruktion bedarf. Dadurch entstehen, z. B. bei Rekonstruktionen im äußeren Kopf-Hals-Bereich, keine zusätzlichen kosmetisch störenden Narben. Ferner können Narben oder strahlenbedingte Veränderungen der Haut das Einbringen eines gestielten Lappens erschweren, so daß es manchmal nicht möglich ist, die Haut über dem Gefäßstiel zu adaptieren, sondern der Defekt nur durch Spalthautauflage verschlossen werden kann.

Der Nachteil des mikrovaskulären Gewebetransfers ist die Notwendigkeit von Kenntnissen und Erfahrung in der Mikrogefäßchirurgie. Dies erfordert ein spezielles Training. Um das Transplantat anschließen zu können, müssen geeignete Gefäße im Halsbereich gefunden werden, was aber gewöhnlich keine Schwierigkeiten bereitet, es sei denn, eine Operation und Bestrahlung sind vorangegangen. In solchen Fällen können einerseits bereits Gefäße reseziert worden oder andererseits erhebliche Intimaschäden nach der Bestrahlung aufgetreten sein, die eine Anastomosierung erschweren und in höherem Maße zu postoperativen Thrombosen führen können. Bei einer Insuffizienz der Gefäßanastomose besteht die Gefahr, daß es zu einem kompletten Verlust des Transplantates kommt. Anders als bei gestielten Lappen kann dann meist nicht einmal ein Teil des Transplantates gerettet werden. Der Operator, der freie Gewebetransfers durchführt, muß deswegen nicht nur über Kenntnisse der Mikrovaskularchirurgie verfügen, sondern auch Komplikationen frühzeitig erkennen und entsprechende Schritte unternehmen können.

Der Arzt, für den das Arbeiten mit dem Operationsmikroskop zur alltäglichen Routine gehört, bringt für die Mikrovaskularchirurgie schon eine wesentliche Voraussetzung mit. Dennoch sollte auch er ein ausführliches Trainingsprogramm durchlaufen, bevor er die mikrovaskuläre Gewebetransplantation in die klinische Praxis umsetzt.

Literatur

Ariyan, S.: Further experiences with the pectoralis major myocutaneous flap for the immediate repair of a defect from excisions of head and neck cancers. Plast. reconstr. Surg. 64 (1979) 605–612

Daniel, R. K., G. I. Taylor: Distant transfer of an island flap by microvascular anastomoses. Plast. reconstr. Surg. 55 (1975) 177

Dos Santos, L. F.: The vascular anatomy and dissection of the free scapular flap. Plast. reconstr. Surg. 73 (1984) 59

Harii, K., K. Ohmori, S. Torii, F. Murakami, Y. Kasai, J. Sekiguchi, S. Ohmoni: Free groin skin flaps. Brit. J. plast. Surg. 28 (1975) 225

McCraw, J. B., L. T. Furlow: The dorsalis pedis arterialized flap: a clinical study. Plast. reconstr. Surg. 56 (1975) 13

McGregor, A., T. Jackson: The groin flap. Brit. J. plast. Surg. 25 (1972) 3

Mühlbauer, W., E. Herndl, W. Stock: The forearm flap. Plast. reconstr. Surg. 70 (1982) 336

Nassif, T. M., L. Vidal, J. L. Bovet, J. Baudet: The parascapular flap: A new cutaneous microsurgical free flap. Plast. reconstr. Surg. 69 (1982) 591–600

Olivari, N.: The latissimus flap. Brit. J. plast. Surg. 29 (1976) 126

Panje, W. R., C. J. Krause, J. Bardach et al.: Reconstruction of intraoral defects with the free groin flap. Arch. Otolaryngol. 103 (1977a) 78–83

Panje, W. R., C. J. Krause, J. Bardach: Microsurgical techniques in flap reconstruction. Laryngoscope 87 (1977b) 692–698

Seidenberg, B., S. Rosemak, E. S. Hurwitt: Immediate reconstruction of the cervical oesophagus by a revascularized isolated jejunal segment. Ann. Surg. 149 (1959) 162

Taylor, G. I., P. Townsend, R. Corlett: Superiority of the deep circumflex iliac vessels as the supply for the groin flaps. Plast. reconstr. Surg. 64 (1979) 595, 745

Yang, G., B. Chen, Y. Gao, X. Liu, J. Li, S. Jiang, S. He: Forearm free skin flap transplantation. Nat. med. J. China 61 (1981) 139

Voraussetzungen für Mikrovaskularchirurgie

Im Unterschied zu den Operationstechniken in der Allgemeinchirurgie erfordert die Mikrochirurgie Vergrößerungshilfen in Form von Lupenbrillen oder besser von Operationsmikroskopen, wie dies in der Kopf-Hals-Chirurgie oder der Kiefer- und Gesichtschirurgie bereits üblich ist. Dem mit dem Operationsmikroskop vertrauten Arzt fällt deshalb der Einstieg in die Mikrogefäßchirurgie leichter als dem auf diesem Gebiet unerfahrenen Operateur.

Das Arbeiten unter dem Mikroskop erfordert sehr viel Konzentration mit langsameren und feineren Bewegungen. Für Bewegungsabläufe und das Arbeiten mit feinen Instrumenten bedarf es besonderer Erfahrung und des Trainings, denn das Nähen unter dem Mikroskop unterscheidet sich erheblich von den makroskopischen Techniken. Das Erlernen der Techniken der Mikrogefäßchirurgie ist sowohl an Kunststoffmaterialien als auch am Tiermodell möglich und jedem Kollegen zu empfehlen, der sich in diese Materie einarbeiten möchte.

Vorübungen

Um die Grundbegriffe der Mikrogefäßchirurgie zu erlernen, genügen als Übungsmaterial Schläuche aus Silicon, aber auch Operationshandschuhe. Daran kann man beginnen, sich an die Größenverhältnisse unter dem Mikroskop und an die Führung der Nadelhalter und Pinzetten zu gewöhnen. Erst nachdem Erfahrung am Kunststoffmaterial gesammelt wurde, sollten Gefäßanastomosen am Tier, z. B. der Ratte, geübt werden.

Sowohl Pinzetten als auch Nadelhalter werden im sog. Federhaltergriff (Abb. 1.**4**) geführt. Dabei gibt der Mittelfinger dem Instrument von unten Halt, Daumen und Zeigefinger fassen an gegenüberliegenden Stellen an. Die Bewegung der Instrumente erfolgt bei aufliegendem Unterarm – um den Tremor zu reduzieren – durch Suppination und Pronation und durch Veränderung des Schreibgriffs, besonders durch Zeigefinger und Daumen. Erst der erfahrene Mikrogefäßchirurg darf ohne aufliegende Unterarme nähen.

Schon das Entnehmen des Fadens aus der Packung muß sorgfältig erfolgen, da bereits hier die Nadel verbogen oder der Faden aus der Nadel herausgerissen werden kann. Um dies zu vermeiden, muß die Nadel ihrer Krümmung entsprechend vorsichtig aus der Verpackung genommen werden, wobei zusätzlich darauf zu achten ist, daß der Faden an keiner Stelle der Verpackung festhängt, damit er nicht abgerissen wird.

Die Nadel wird mit dem Nadelhalter am Übergang der vorderen zwei Drittel zum hinteren Drittel gehalten, und zwar so, daß zwischen Nadelhalter und Nadel ein Winkel von 90° entsteht. Verwendet man einen gekrümmten Nadelhalter, so muß der Griff zum hinteren Drittel der Nadel einen kleineren Winkel bilden als zu den vorderen zwei Dritteln.

Übungen an Kunststoffmaterialien

Die ersten Übungen erfolgen an Operationshandschuhen, die z. B. über eine leere Dose gestülpt und an umschriebener Stelle eingeschnitten werden. Hierfür gibt es auch besondere Übungskärtchen (Abb. 1.**1**), die denselben Zweck erfüllen.

Die erste Übung besteht darin, nach dem Einschneiden die Ränder wieder zusammenzunähen. Dabei werden die Instrumente wie oben beschrieben gehalten. Der Einstich erfolgt ca. 1 mm neben dem Schnittrand, der mit der in der linken Hand befindlichen Pinzette angehoben werden kann. Nach dem Ausstich durch den gegenüberliegenden Rand wird der Knoten angelegt. Man muß aufpassen, daß das Fadenende nicht zu lang und von der ersten Einstichstelle zu weit entfernt ist oder sich gar nicht mehr im Gesichtsfeld befindet.

Die mit der linken Hand gehaltene Pinzette faßt den Faden etwa 2 cm von der Ausstichstelle entfernt, wobei der Faden in zwei Schlaufen um den Nadelhalter gelegt wird. Danach wird das kurze Fadenende mit dem Nadelhalter gefaßt und durch die Schlaufen hindurchgezogen. Es muß darauf geachtet werden, daß der Knoten in der entsprechenden Richtung gezogen wird. Zusätzlich wird in der eben beschriebenen Weise aber gegenläufig ein Einzelknoten darübergelegt. Die Fadenenden werden in ca. 1 mm Abstand vom Knoten abgeschnitten und legen sich, wenn richtig geknotet wurde, in einem Winkel von 90° zum Schnittrand.

Zum nächsten Schritt der Übung wird ein Schlauch aus Silicon (Abb. 1.**2**) mit 2 mm Durchmesser verwendet. Beim Einführen der Nadel in die Wand des Plastikschlauches kann die in der linken Hand gehaltene Pinzette mit leicht geöffneten Branchen in den Plastikschlauch eingeführt werden, so daß es möglich ist, genau zwischen den Branchen die Nadel in die Gefäßwand zu stechen. Dadurch steht ein Widerlager zur Verfügung, das das Einstechen der Nadel wesentlich erleichtert. Das Ausstechen der Nadel wird durch einen Gegendruck der Pinzette an der Außenseite des Schlauches erleichtert. Geknotet wird in der oben beschriebenen Weise, wobei auf eine spaltfreie Adaptation der Enden zu achten ist. Das Adaptieren der Schlauchenden wird durch die Verwendung eines Approximatorclips erleichtert.

Bevor zu Übungszwecken am Tier Gefäßanastomosen vorgenommen werden, können Gefäße von Schlachttieren (z. B. Schweinemilz, Hühnerschlegel usw.) verwendet werden.

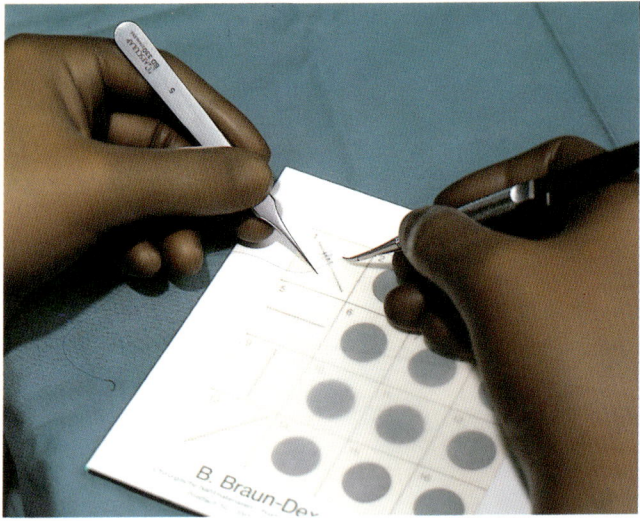

Abb. 1.1 An speziell vorgedruckten Folienkarten (Fa. B. Braun Dexon, Spangenberg) können Knotentechniken geübt werden. Die Folie wird wie vorgezeichnet eingeschnitten und mit Einzelknopfnähten wieder adaptiert. Man beginnt mit einem leicht knotbaren Faden, z.B. Seide der Größe 7-0, und steigert dann auf 9-0- und 10-0-Nylonfäden.

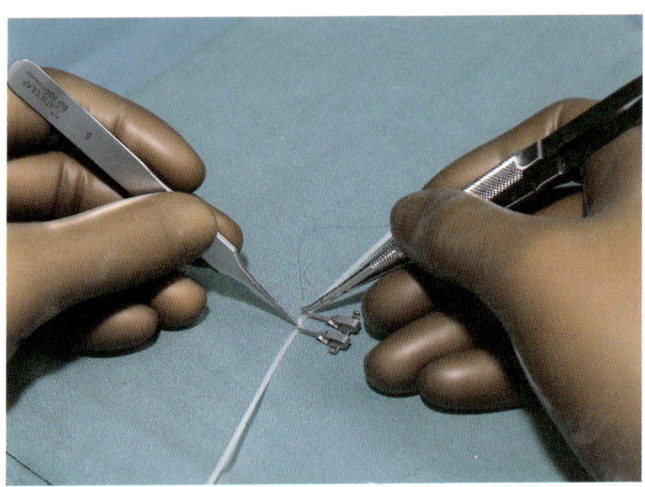

Abb. 1.2 Siliconschläuche mit einem Durchmesser von ca. 2 mm, die in ein Approximatorklemmchen eingespannt sind, eignen sich, wenn die einfache Knotentechnik bereits beherrscht wird, als Modell für die End-zu-End-Anastomose.

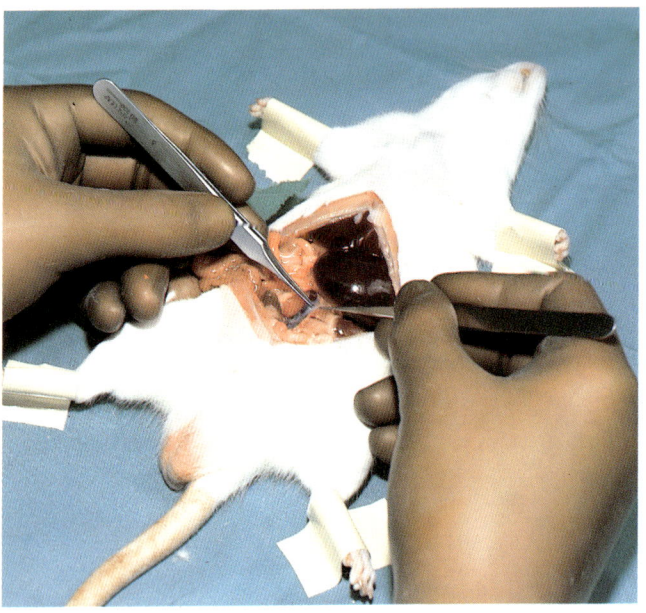

Abb. 1.3 Nach ausreichenden Übungen von Knoten- und Anastomosentechniken am Plastikmaterial erfolgt die Gefäßanastomosierung beim Tier. Hierzu eignet sich besonders die Bauchaorta der Ratte. Die gesetzlichen Bestimmungen und Genehmigungsverfahren sind dabei unbedingt zu beachten.

Übungen am vitalen Gewebe

Zum Erlernen von Mikrogefäßanastomosen eignet sich besonders die Bauchaorta der Ratte (Abb. 1.3). Die Bauchhöhle der Ratte wird durch einen Medianschnitt vom Xiphoid bis knapp oberhalb der Blase eröffnet. Nach Einsetzen von Retraktoren werden die Eingeweide auf die rechte Seite des Tieres verlagert und mit einer feuchten Kompresse bedeckt. Dadurch entsteht ein guter Zugang zum Retroperitoneum, in dem sich die großen Gefäße (Aorta und V. cava) befinden. Durch stumpfe Präparation wird die Aorta vorsichtig von der leicht verletzlichen V. cava getrennt. Gefäßäste, die von der Aorta abgehen, müssen unterbunden werden. Ist die Aorta auf eine Strecke von ca. 1,5–2 cm freigelegt, kann ein Approximatorclip eingesetzt werden. Dieser ist notwendig, da sich nach dem Durchtrennen der Aorta die Gefäßstümpfe retrahieren. Die auf einer Schiene angebrachten Clips können so weit angenähert werden, daß sich die Gefäßenden fast berühren. Die Naht der Aorta erfolgt wie bei der oben beschriebenen Naht des Siliconschlauches. Zuerst werden die Ecknähte in einem Winkel von ca. 150° angelegt, danach eine weitere Naht in der Mitte zwischen den beiden Ecknähten und jeweils dazwischen zwei weitere Nähte, so daß die Vorderwand mit fünf Nähten verschlossen ist. Wenn die Naht an der Vorderwand des Gefäßes fertiggestellt ist, wird der Approximatorclip um 180° gedreht, so daß die Gefäßhinterwand nach oben zeigt. Jetzt kann durch die noch klaffende Hinterwand die bereits angelegte Naht der Vorderwand im Gefäßinneren kontrolliert werden. Es ist dabei darauf zu achten, daß die Nähte parallel liegen, die Einstichweite ungefähr gleich ist und sämtliche Wandschichten des Gefäßes einschließlich der Intima gefaßt wurden. Nach Fertigstellen der Anastomose wird zuerst der distale Clip geöffnet. Zeigt sich danach, daß die Naht dicht ist, so kann auch der proximal angelegte Clip entfernt werden. Ist dies nicht der Fall, wird an der undichten Stelle eine zusätzliche Naht eingebracht.

An der Aorta der Ratte können natürlich auch andere Nahttechniken (fortlaufende Nahttechnik) und End-zu-Seit-Anastomosen angelegt werden. Die Beschreibungen dieser Techniken finden sich auf S. 13, 16–18. Bei der Ratte können auch kleinere Gefäße anastomosiert werden, wie z. B. die A. carotis oder die A. femoralis (Mehdorn u. Müller 1987).

Literatur

Acland, R. D.: Microsurgery. Practice Manual. Mosby, St Louis 1980
Mehdorn, H. M., G. H. Müller: Mikrochirurgische Übungen. Thieme, Stuttgart 1987
O'Brien, B. McC., W. A. Morrison: Reconstructive Microsurgery. Churchill-Livingstone, Edinburgh 1987

Instrumente

Neben den Mikropinzetten gehört der Nadelhalter zu den wichtigsten Instrumenten in der Mikrogefäßchirurgie. Früher wurde ausschließlich mit zwei Juwelierpinzetten mikrochirurgisch gearbeitet. Der Vorteil des Nadelhalters besteht darin, daß man mit ihm eine Nadel wesentlich sicherer als mit einer Pinzette führen kann. Daher sind schwierigere Nahttechniken wie Rückstiche, Stiche unter Zug, Stiche mit spitzwinklig gehaltenen Nadeln usw. leichter möglich.

Wir bevorzugen für die Mikrogefäßchirurgie Instrumente, die kürzer als 18 cm sind und weniger als 30 g wiegen. Sie erlauben feines Handling und sind dennoch stabil genug, um 8-0- bis 11-0-Nahtmaterial an entsprechend kleinen Nadeln problemlos führen zu können.

Nadelhalter

Wir verwenden Nadelhalter (Abb. 1.4a) mit runden Griffen, die sich zwischen den Fingern ca. 45° nach jeder Seite drehen lassen, und erreichen dadurch eine größere Bewegungsfreiheit. Zusammen mit dem gebogenen Arbeitsende, dem „Maul" des Nadelhalters, wird damit der Arbeitsbereich auf etwa 180° erweitert. Unter dem Mikroskop bedeutet dies eine wesentliche Arbeitserleichterung, verglichen mit der eingeschränkten Nadelführung durch eine gerade Juwelierpinzette.

Nadelhalter werden mit und ohne Arretierung („Schloß") angeboten. Wir bevorzugen Mikronadelhalter, die kein permanentes Schloß besitzen, da das ständige Ein- und Ausklinken die Feinmotorik stört. Eine Arretierung hilft lediglich beim Anreichen oder Aufbewahren des Fadens und bedeutet für die Instrumentierschwester eine Erleichterung.

Die Griffe mancher Instrumente sind mit feinen Noppen versehen, wodurch die Haftung und Drehbarkeit der Instrumente spürbar verbessert werden.

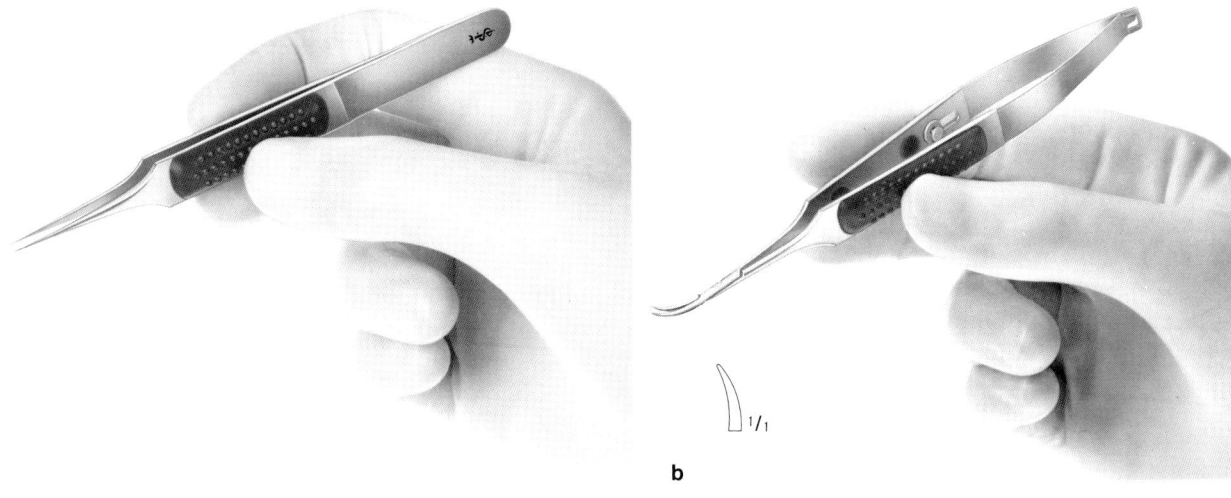

b

Abb. 1.4 Mikroinstrumente mit einheitlichem Rundgriffprofil und verschiedenen Arbeitsenden. Die Instrumente werden im typischen Federhaltergriff gehalten.
a Pinzetten, **b** Nadelhalter, **c** Scheren.

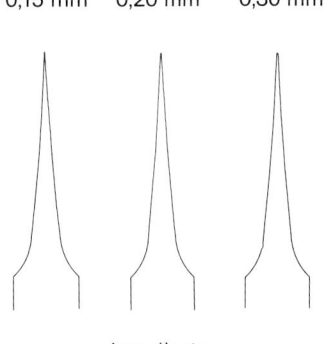

Juweliertyp

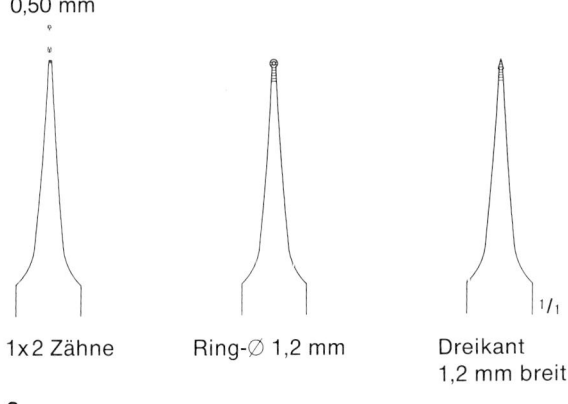

1×2 Zähne   Ring-⌀ 1,2 mm   Dreikant 1,2 mm breit

a

Alle Instrumente sind selbstöffnend. Die Federelemente sind so gebaut, daß sie zerlegt werden können: Eine optimale Reinigung der beweglichen Teile und der Gelenke wird dadurch möglich.

Pinzetten

Die Palette der Mikropinzetten (Abb. 1.**4b**) wurde von der einfachen Juwelierpinzette ausgehend erweitert und praxisgerecht modifiziert. Als Basismodell dient nach wie vor die Juwelierpinzette, die mit dem Rundgriffprofil des Nadelhalters versehen wurde. Das Instrument wird dadurch drehbar und das Arbeiten damit erleichtert. Einfache, gerade Juwelierpinzetten haben am Arbeitsende nur eine kleine Kontaktfläche. Deshalb wurden gut greifende Profile entwickelt in Form einer Ring- und einer Dreikantpinzette, die sich besonders beim Präparieren und Dissezieren bewährt haben. Zum besseren Knoten stehen Plateaupinzetten zur Verfügung, die es erlauben, den Faden im Bereich der vorderen 2–3 mm sicher zu greifen.

Scheren

Mikroscheren (Abb. 1.**4c**) stehen sowohl in gerader als auch in gebogener Form zur Verfügung; die Enden können abgerundet oder spitz sein. Scheren mit abgerundeten Enden eignen sich besonders zum Abschneiden der Fäden, wogegen Scheren mit spitzen Enden zum Präparieren benützt werden können. Zum Einbringen einer Perforation in die Gefäßwand für End-zu-Seit-Anastomosen wurden Knopfscheren entwickelt, die ein besonders schonendes Präparieren im Gefäßlumen ermöglichen.

Instrumente

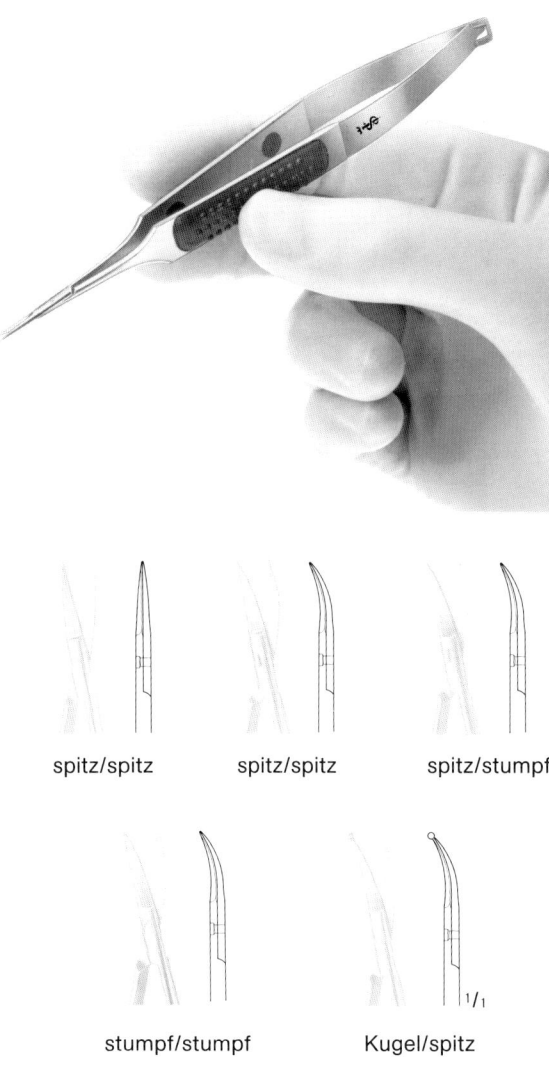

spitz/spitz   spitz/spitz   spitz/stumpf

stumpf/stumpf   Kugel/spitz

Abb. 1.4c

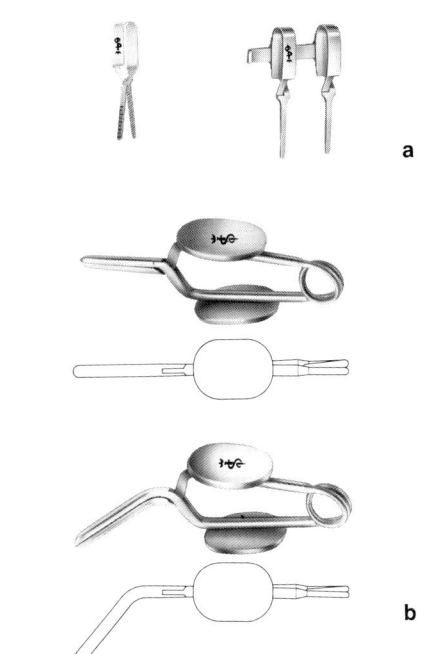

Abb. 1.5 Verschiedene Gefäßclips mit unterschiedlichen, definierten Schließdrücken, entsprechend dem Gefäßdurchmesser.
a Biemer-Clip, **b** Müller-Clip (Alphaprinzip).

Gefäßklemmen

Mikroclips werden in verschiedenen Ausführungen angeboten. Für Gefäßgrößen von 1–2 mm bevorzugen wir Biemer-Clips (Abb. 1.**5a**); es können jedoch auch Acland-Clips (S. 63) verwendet werden. Diese sind mit einem Rahmen versehen, der bei einer End-zu-End-Anastomose die lang belassenen Eckfäden aufnimmt; für den noch nicht sehr geübten Mikrogefäßchirurgen ist dies eine besondere Hilfe. Die Schließdrücke sind mit 25 g optimal eingestellt. Beide Arten von Clips sind als Approximatoren – zwei Clips laufen auf einer Schiene – erhältlich. Solche sog. Approximatorklemmen ermöglichen es, die Spannung an den Gefäßenden herabzusetzen und gleichzeitig die Gefäße achsengerecht zu adaptieren. Für Gefäße um 3 mm Durchmesser sind sie jedoch meist zu schwach. Dafür eignen sich mittelgroße Klemmen, die nach dem Alphaprinzip hergestellt werden (Abb. 1.**5b**). Dies bedeutet, daß die Branchen parallel schließen und so die Drücke gleichmäßig auf die Gefäßwand verteilt werden können. Da die Klemmen mit Griffplateaus versehen sind, lassen sie sich besonders leicht anlegen. Ein weiterer Vorteil besteht darin, daß sich Nahtmaterial beim Knoten kaum in die Klemme einfädelt, weil diese am Federende geschlossen ist. Eine exakte Justierung dieser Clips auf 50 bzw. 80 g verhindert Beschädigungen an den Gefäßen durch unnötig hohe Drücke.

Für größere Gefäßanastomosen im Bereich der A. carotis und der V. jugularis interna benützen wir, wenn End-zu-Seit-Anastomosen angelegt werden sollen, Gefäßklemmen nach Satinski, die es erlauben, den Bereich des Gefäßes, der zur Anastomose benötigt wird, auszuklemmen, ohne dabei das Gefäß zirkulär freilegen zu müssen.

Pflege und Reinigung von Mikroinstrumenten

Mikroinstrumente müssen sehr sorgsam gereinigt und gepflegt werden, da sich sonst die feinen Arbeitsenden verbiegen können und die Instrumente unbrauchbar werden. Die Grobreinigung sollte mit feinen Bürstchen unter fließendem Wasser erfolgen, um Blutreste aus den Arbeitsenden und den Schlössern entfernen zu können. Eine anschließende Reinigung im Ultraschallbad sollte nicht mit anderen groben Instrumenten zusammen erfolgen. Die Schlösser müssen regelmäßig geölt werden, um sie leicht gängig zu halten und ein ungehindertes Arbeiten zu ermöglichen. Damit beim Aufbewahren die Mikroinstrumente nicht beschädigt werden, empfiehlt sich die Lagerung in einem eigens dafür konstruierten Rack, das vor allem die Arbeitsenden schützt. Nur so hat man funktionsfähige Instrumente zur Verfügung, die die schwierige Mikrogefäßchirurgie erleichtern.

Mikroskope

Die Operationsmikroskope können sowohl an Decken- als auch an Bodenstativen angebracht werden. Um eine entspannte Arbeitshaltung zu erreichen, sind für die Mikrogefäßchirurgie Frontlinsen von 200 und 250 mm Brennweite ideal. Die direkte koaxiale Beleuchtung des Operationsfeldes durch die im Mikroskop eingebaute Lichtquelle bringt einen deutlichen Vorteil gegenüber der indirekten Beleuchtung. Die Beleuchtung moderner Mikroskope ist heute der Vergrößerung stufenlos angepaßt. Sie ist außerdem in verschiedenen Achsen angeordnet, so daß die Ausleuchtung schattenfrei und gleichmäßig über das gesamte Operationsfeld erfolgt.

Für die mikrochirurgische Gewebetransplantation sollte man Vergrößerungen zwischen 4- und 10fach benützen. Dies reicht für eine gute Übersicht ebenso aus wie für besonders feine Arbeiten, z.B. das Durchstechen der Gefäßwand mit der Nadel. Ideal sind Mikroskope mit Zoomoptik. Die stufenlose Anpassung an den Operationssitus ermöglicht situationgerechtes und ermüdungsfreies Arbeiten, zumal zum Wechseln der Vergrößerung die Instrumente nicht aus der Hand gelegt werden müssen.

Mit Hilfe von Schwenktuben (60° oder 180°) (Abb. 1.6, 1.7), die die Okulare tragen, ist eine Einstellung vorzunehmen, die eine bequeme Sitzposition und Kopfhaltung erlaubt. Die Okulare sind dem Augenabstand entsprechend exakt einzustellen. Für Brillenträger sind die Okulare mit ihren Gummimuscheln entsprechend anzupassen, um den gleichen Weitwinkeleinblick zu gewährleisten, der ohne Brille möglich ist. Zum

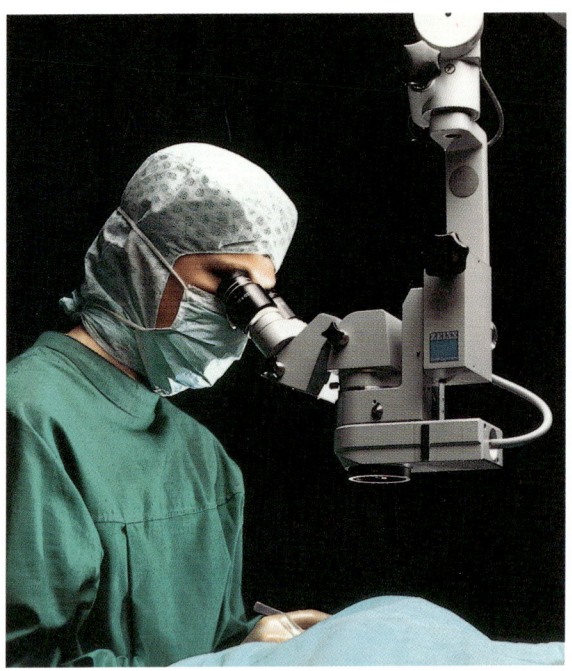

Abb. 1.6 Mikroskope mit Motorzoom- und Motorfokuseinrichtung erleichtern das mikrochirurgische Vorgehen. Schwenktuben ermöglichen ein ermüdungsfreies Arbeiten und optimale Einstellung des Operationsfeldes. Operationsmikroskop OPMI MD mit binokularem Schwenktubus 0–60°.

Erlernen von Gefäßanastomosen unter Assistenz eines erfahrenen Mikrogefäßchirurgen sind spezielle Strahlenteiler (Abb. 1.7) verfügbar, die ein binokuläres Sehen beider Operateure ermöglichen. Dadurch ist auch dem Assistenten eine optimale räumliche Orientierung möglich.

Nachdem die Grundeinstellung vorgenommen wurde, werden die Arme des Mikroskopständers arretiert. Erst dann erfolgt die optische Einstellung; dabei wird im Operationsfeld das anzuschließende Blutgefäß auf höchster Vergrößerung scharf eingestellt und dann von dieser Vergrößerung (ca. 25fach) wieder auf Arbeitsvergrößerung (ca. 4- bis 6fach) zurückgezoomt. Durch dieses Vorgehen erreicht man eine optimale Tiefenschärfe.

Für die Präparation am Gefäß genügen 4- bis 6fache Vergrößerungen. Bei der Anastomose selbst „zoomt" man für Details auch auf höhere Vergrößerungen. Geknotet wird wieder bei geringerer Vergrößerung, da dann eine hohe Tiefenschärfe für das Auffinden des Fadenendes notwendig ist.

Für die Arbeit im Operationssaal stehen sterile Mikroskopbezüge zur Verfügung. Nicht zuletzt

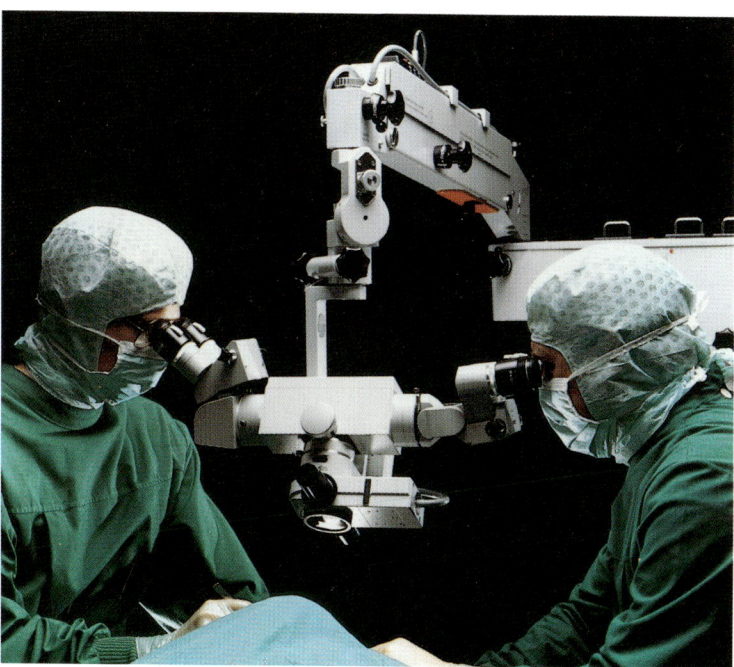

Abb. 1.7 Ein besonderer Strahlenteiler ermöglicht binokuläres Sehen beider Operateure und gewährleistet somit die optimale Assistenz, besonders zum Erlernen von Gefäßanastomosen. Operationsmikroskop OPMI MD mit Strahlenteiler L/1 und zwei binokularen Schwenktuben 0–180°.

wird dadurch auch das Gerät vor Blut usw. geschützt. Weniger Schutz und weniger Sterilität bieten aufsteckbare sterile Gummiknöpfe, die manche Operateure aber bevorzugen.

Nahtmaterial

In den letzten zehn Jahren hat sich die Auswahl an Nahtmaterialien für die Mikrogefäßchirurgie vervielfältigt. Nahtmaterial unterscheidet sich in folgenden Punkten:

– Fadenart, -material und -farbe,
– Fadenstärke,
– Fadenlänge,
– Nadelart, -spitze, -form und -stärke,
– Nadelgröße.

Mikronahtmaterial wird heute in den Stärken 7-0 bis 12-0 von verschiedenen Herstellern angeboten. Für die Mikrogefäßchirurgie haben sich Fäden der Stärke 8-0 bis 10-0 bewährt (Abb. 1.8). Die Wahl des Materials muß von seinen Eigenschaften abhängig gemacht werden. Es gibt resorbierbares Nahtmaterial und nichtresorbierbares. Bis heute hat sich kaum eine Indikation für resorbierbares Material in der Mikrogefäßchirurgie gezeigt. Auch nichtresorbierbares Material ist im übrigen einer Zersetzung unterworfen, die jedoch Jahre dauern kann (Polyamide, Nylon). Angeboten werden Fäden aus Seide, Nylon, Polypropylen, Polyamiden und Polyester. Neben monofilem Nahtmaterial steht auch polyfiles zur Verfügung. Der polyfile Faden hat zwar, wie aus der allgemeinen chirurgischen Praxis bekannt ist, einen besseren Knotensitz als der monofile, er findet jedoch wegen seiner traumatisierenden Wirkung beim Durchziehen des Fadens durch die Gefäßwand kaum Anwendung.

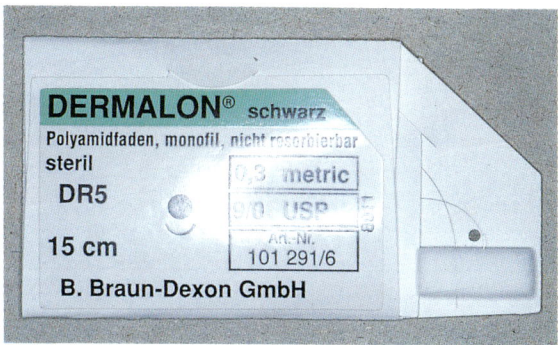

Abb. 1.8 Der am häufigsten verwendete Faden 9-0 an einer DR-5-Nadel in einer speziell für Mikronähte entwickelten Verpackung. Die Nadel steckt in einem Kunststoffkissen und kann daher mit dem Nadelhalter unbeschädigt entnommen werden.

Neben den mechanischen Eigenschaften sind die optischen nicht unwesentlich. Insbesondere bei hoher Vergrößerung und bei ungünstigem Licht sind stark eingefärbte und kontrastreiche Fäden blassen vorzuziehen. Die Farbe, die sich als besonders günstig erwiesen hat, ist Schwarz. Schwarze Fäden sind unter dem Mikroskop deutlich besser zu erkennen als grüne oder blaue bzw. violette. Da die Einfärbung von Nylonfäden durch Einmischen von Tuschefarbpartikeln erfolgt, hängt von der Menge dieses Farbstoffes nicht nur die Kontraststärke ab, sondern auch ein Teil der mechanischen Eigenschaften des Fadens. So soll die Knotbarkeit und Reißfestigkeit mit der Einfärbung ebenso abnehmen, wie sich auch die elastische Verformbarkeit und Stabilität ändern. Der Sterilisationsprozeß kann zudem die genannten mechanischen Eigenschaften beeinflussen. Gammasterilisation setzt die Zugbelastbarkeit eines Fadens herab.

Die Festigkeit des Fadens wird im wesentlichen von seinem Querschnitt bestimmt. Ein 10-0-Faden weist weniger als ein Viertel des Querschnitts eines 9-0-Fadens auf; entsprechend ist auch seine Reißfähigkeit deutlich herabgesetzt. Dies spielt bei speziellen Nahttechniken, wie z. B. bei der fortlaufenden Naht, eine Rolle. Besonders belastet wird der Faden auch durch den direkten Kontakt mit den Instrumenten; insbesondere beim Knoten mit Uhrmacherpinzette und Nadelhalter kann er beschädigt werden. Ein starker Faden wird natürlich durch eine solche Manipulation weniger in Mitleidenschaft gezogen als ein dünnerer Faden. Es gilt aber in der Mikrogefäßchirurgie, möglichst feines Material zu benützen, um so wenig wie möglich Fremdkörper ins Gewebe einzubringen.

Neben der Fadenart und -stärke spielt auch die Länge eine nicht unwesentliche Rolle. Natürlich bleibt es dem Operateur überlassen, den Faden auf die ihm zusagende Länge zu kürzen; kürzere Fäden vereinfachen meist die Gefäßnaht. Auch doppelt armierte Fäden werden angeboten. Wir meinen allerdings, daß es dafür keinen wirklichen Verwendungszweck gibt, es sei denn, offene oder fortlaufende Gefäßnähte, bei denen man einen Arbeitsgang sparen möchte. Die optimale Fadenlänge hängt von der Technik ab, die verwendet werden soll. Bei Einzelknopfnahttechnik können auch lange Fäden zum Einsatz kommen, wogegen bei fortlaufender Nahttechnik kurze Fäden von Vorteil sind. Lange Fäden hingegen erweisen sich wieder bei offen vorgelegten Nähten als günstig. Schließlich spielt es noch eine Rolle, ob die mikrochirurgische Technik mehr an der Oberfläche oder in der Tiefe angewendet werden muß.

Nadeln sind für die Mikrochirurgie an kleinen Gefäßen einfach auszuwählen. Die Größe der Nadeln sollte zwischen 4 und 6 mm liegen. Ihre Form muß drei Achtel betragen und die Stärke sollte zwischen 70 und 150 µm umfassen.

Eine weitere wichtige Eigenschaft ist der Nadelschliff. Harte Stähle haben bessere Schliffformen (lange, scharfe Spitze) und verbiegen sich nicht so leicht. Sie bleiben auch länger scharf, sind aber nicht so einfach mit Fäden zu versehen. In der Regel bekommt man also relativ weiche Nadeln mit leider nur kurz verlaufenden Spitzen. Je glänzender die Nadel unter dem Mikroskop erscheint, desto stabiler und meist auch schärfer ist sie.

Die Nadelform kann sehr unterschiedlich sein; es gibt runde, ovale oder abgeflachte Querschnitte. Asymmetrische Formen sollen das Aufnehmen der Nadel mit dem Nadelhalter erleichtern, da sich die Nadel, sobald der Nadelhalter geschlossen wird, entsprechend der Abflachung von selbst in die richtige Position einstellt. Bei runden Nadeln muß dazu meist mit einem zweiten Instrument nachgeholfen werden. Man spart also Zeit, wählt man von vornherein das geeignete Material.

Der Fadenanschluß an die Nadel ist von Hersteller zu Hersteller unterschiedlich. Diese Region muß sorgfältig verarbeitet sein, da sonst beim Durchstechen mit der Nadel große Stichkanäle entstehen können, die zu vermehrten Blutungen führen. Meist ist der Draht abgeflacht eingekerbt, der Faden in die Kerbe eingelegt und durch die Ränder zusammengequetscht. Fäden können auch in vorgebohrte Nadeln (Laserbohrung) eingebracht und durch einfaches Quetschen oder Kleben befestigt werden. Weiterentwicklungen auf diesem Gebiet sind zu erwarten.

Die Verpackung ist meist firmenspezifisch. Doppelverpackungen sind aus Sterilitätsgründen notwendig. Eine Beschädigung von Faden oder Nadel sollte bereits beim Öffnen der ersten Verpackung ausgeschlossen sein. Die Nadel muß geschützt untergebracht und einfach zu entnehmen sein. Das bedeutet, daß sie entweder gut sichtbar in einem weichen kleinen Nadelträger steckt (Abb. 1.**8**) oder daß sie in einer gut auffindbaren prägnanten Aussparung eines Fadenträgers eingestochen wird. Die erste Form wird meist mit lose verlegtem Faden angeboten, die zweite Variante trägt häufig aufgerollte Fäden.

Ideal für die Fadenentnahme sind sog. Longpacks für zwei oder mehrere Fäden; sie werden für Übungs- und Kurszwecke von verschiedenen Firmen bereits angeboten. Hier ist die Entnahme besonders schonend, die Fäden liegen lang ausgestreckt zwischen zwei Schaumgummistreifen. Die Nadeln sind frei oder ebenfalls leicht aufnehmbar in einen Streifen eingestochen. Für die klinische Verwendung sind solche Multipacks jedoch nicht kostengünstig, da sie in der Regel nicht resterilisierbar sind. Ein Sortiment mit jeweils zwei Fäden halten wir hingegen für ideal für die Mikrogefäßchirurgie. Wir bevorzugen Nahtmaterial der Stärke 8-0 und 9-0 an einer 5-mm- oder 6-mm-Nadel. Schwarzes Nylon hat sich am besten bewährt.

Knoten- und Anastomosetechniken

Knotentechnik
(Abb. 1.**9**–1.**19**)

Die Knoten werden unter dem Mikroskop grundsätzlich mit Instrumenten angelegt. Dazu benützt man normalerweise einen Nadelhalter und eine Mikropinzette, wobei sich besonders Plateaupinzetten eignen, da sie beim Knoten den Faden sicher fassen und dabei die Fadenoberfläche schonen. Bei Juwelierpinzetten kommt es

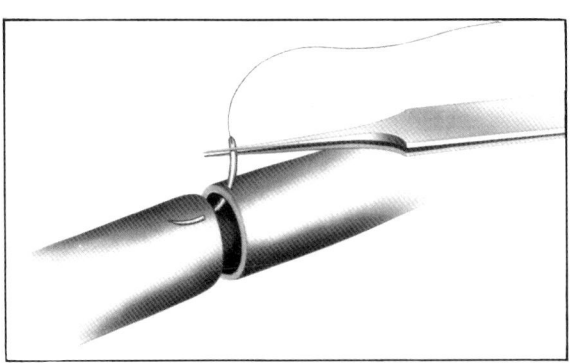

Abb. 1.**9** Einzelknopfnaht. Die Nadel wird knapp am Gefäßende durch sämtliche Wandschichten des Spender- und Empfängergefäßes mit einer Drehbewegung, die der Nadelkrümmung angepaßt ist, hindurchgestochen.

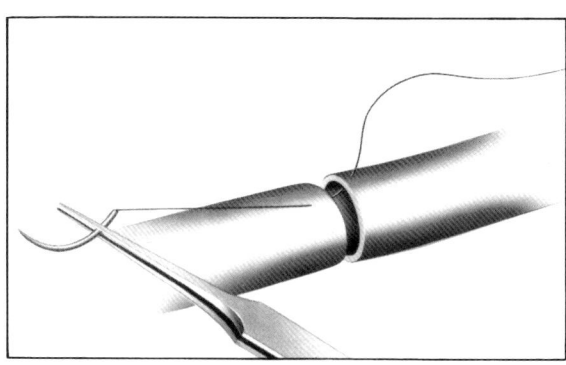

Abb. 1.**10** Der Faden wird an der Nadel durchgezogen, da der Zug am Faden selbst diesen beschädigen kann.

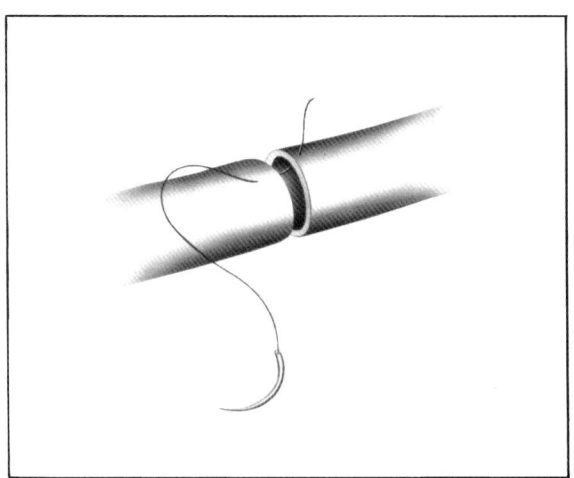

Abb. 1.**11** Nachdem der Faden bis auf ein kurzes Ende durchgezogen ist, wird die Nadel im Gesichtsfeld abgelegt, z.B. Einstich in die Muskulatur.

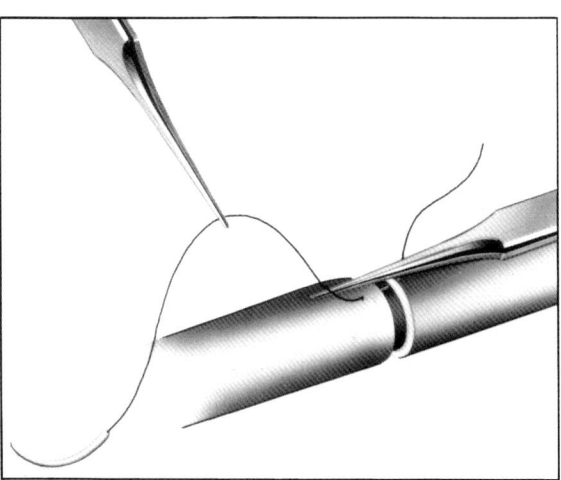

Abb. 1.**12** Der Faden wird mit der linken Pinzette ca. 1,5–2 cm von der Durchstichstelle entfernt aufgenommen und in einer Rechtsdrehung um die rechte Pinzette (Nadelhalter) herumgeführt.

12 1 Einführung

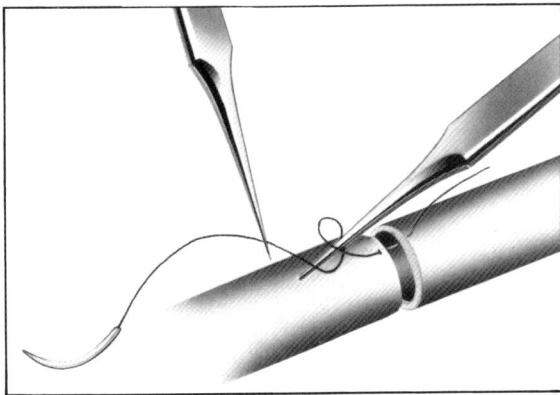

Abb. 1.13 Die rechte Pinzette (Nadelhalter) ergänzt die Bewegung.

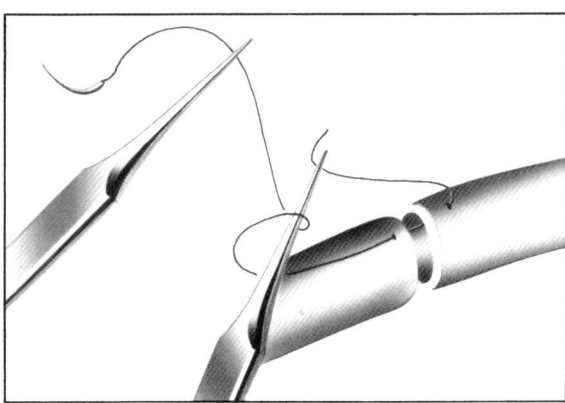

Abb. 1.14 Die rechte Pinzette ergreift das kurze Fadenende und beide Pinzetten (Nadelhalter) ziehen in entgegengesetzter Richtung entlang des Gefäßverlaufes. Somit ist der erste Knoten angelegt.

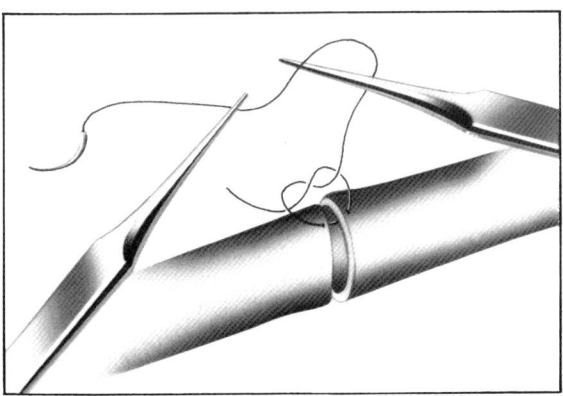

Abb. 1.15 Zum Anlegen eines gegenläufigen Knotens führt die linke Pinzette in einer Linksdrehung den Faden um die rechte Pinzette (Nadelhalter), die die Bewegung ergänzt.

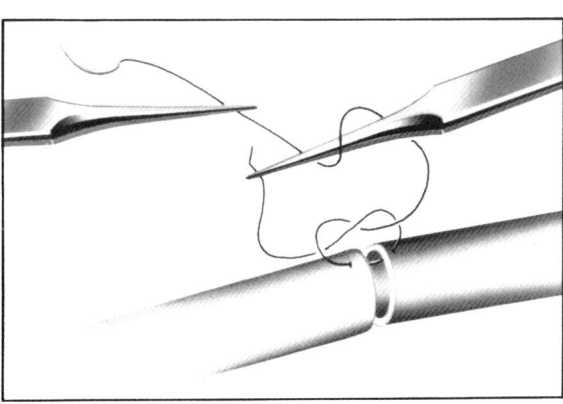

Abb. 1.16 Die rechte Pinzette ergreift das kurze Fadenende und beide Pinzetten ziehen in entgegengesetzter Richtung entlang des Gefäßverlaufes. Damit ist der zweite gegenläufige Knoten angelegt.

häufiger zu Beschädigungen des Fadens, der dann später an diesen Stellen reißen kann.

Prinzipiell sollten nur Standardknoten verwendet werden. Ein Knoten muß sicher und fest sein, d. h. der zweite gegenläufig zum ersten geknotet werden. Knoten sollten nicht unter Spannung angelegt werden; dies gelingt bei der Gefäßnaht durch optimales Approximieren der Gefäßstümpfe. Der Faden wird exakt rechtwinklig zur Anastomoselinie geknotet. Die Enden der Fäden müssen parallel zur Gefäßachse gezogen werden. Die Drehrichtung bei der zweiten Knotenlage wird um 180° verändert; dabei legt man zuerst einen doppelten Knoten an. Werden bei der Einzelknopfnaht ständig die gleichen Knotentechniken verwendet und die genannten Gesichtspunkte berücksichtigt, kommt es zur exakt gefäßparallelen Lage der Fadenenden. Dies hat den großen Vorteil, daß eventuell notwendige Nachstiche leicht möglich sind. Auch hier gilt ein Grundprinzip der Chirurgie, daß optisch saubere Arbeit häufig auch funktionell besser ist.

Im Gegensatz zur Makrochirurgie, in der beim Handknoten aus Sicherheitsgründen oft sechs bis acht Knoten gelegt werden, kann man sich dies in der Mikrochirurgie nicht erlauben. Es müssen deshalb exakt gegenläufige chirurgische Instrumentenknoten durchgeführt werden, die eine hohe Festigkeit nach zwei oder drei Knoten gewährleisten.

Knoten- und Anastomesetechniken 13

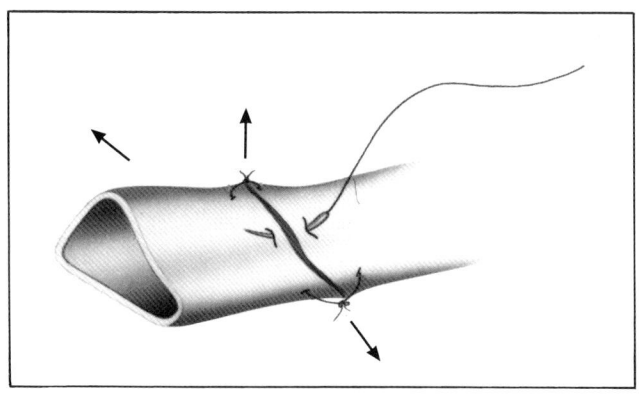 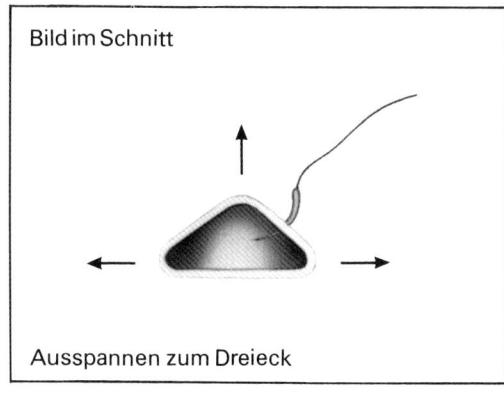

Abb. 1.**17** Bei der Einzelknopfnaht kann zur Erleichterung der Technik und um zu vermeiden, daß bei der Naht der Vorderwand die Hinterwand mit gefaßt wird, das Gefäß in Form eines Dreiecks aufgespannt werden.

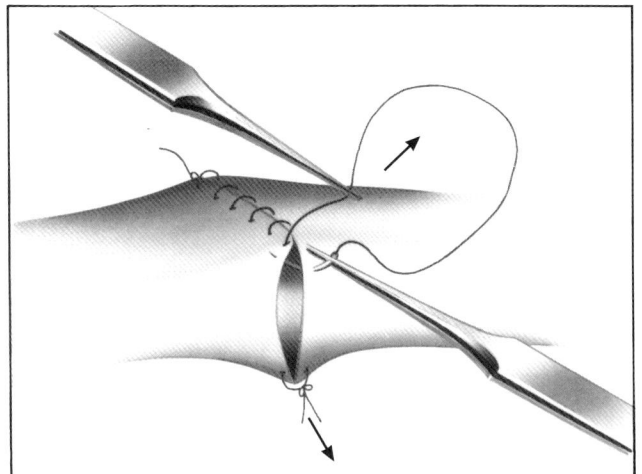 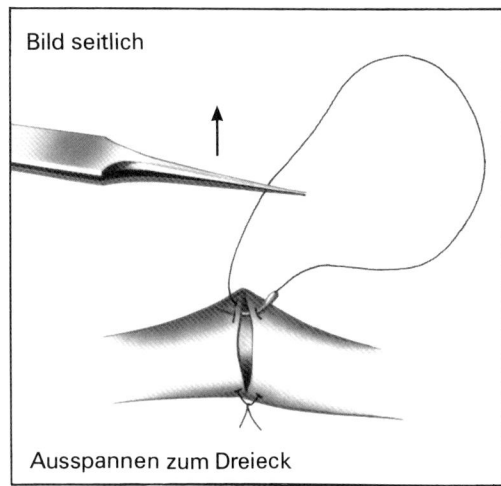

Abb. 1.**18** Auch bei der fortlaufenden Naht wird das Gefäß zum Dreieck ausgespannt, indem es ca. 1 cm von der Durchstichstelle entfernt am Faden hochgezogen wird. Um Beschädigungen des Fadens zu vermeiden, muß dies jedoch mit besonderer Vorsicht erfolgen.

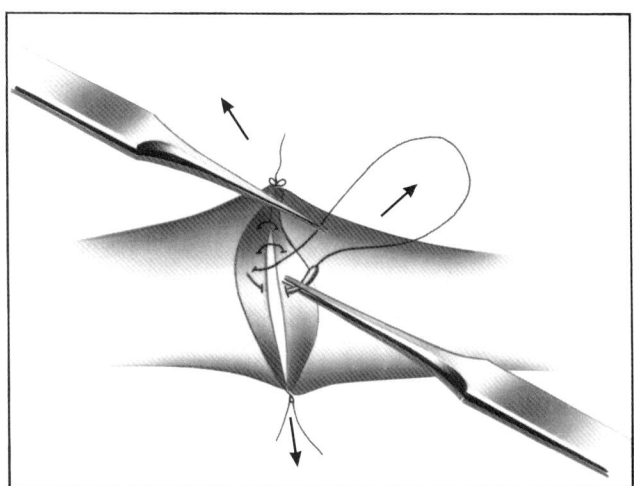 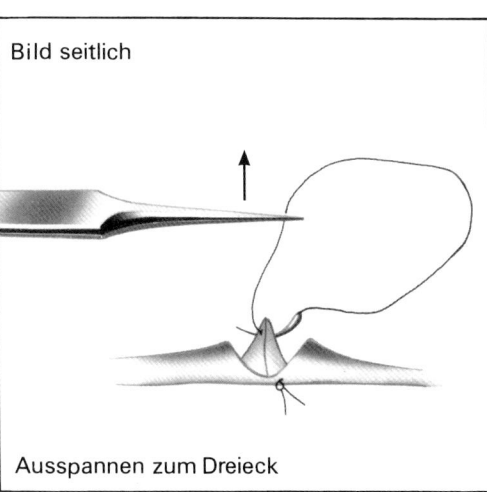

Abb. 1.**19** Die Hinterwand der Gefäße kann durch die noch offene Vorderwand in ähnlicher Weise genäht werden wie die fortlaufende Naht der Vorderwand. Die Ecknähte können in einem Rahmen, an einem Klemmchen oder durch Annähen an umgebendes Gewebe ausgespannt werden.

Anastomosetechniken

Für die End-zu-End- und die End-zu-Seit-Anastomose sind unterschiedliche Techniken möglich. Wir haben vier Basistechniken standardisiert, mit welchen sämtliche Situationen in der rekonstruktiven Mikrovaskularchirurgie beherrscht werden können.

Die durch den Operationssitus eingeschränkte Beweglichkeit des Operateurs und die dadurch bedingte verminderte Übersichtlichkeit machen besondere Nahttechniken notwendig. Für den Anfänger sind Einzelknopfnähte prinzipiell sicherer als fortlaufende Nähte. Bei der Standardisierung der Techniken wurde beachtet, daß Beugebewegungen in der Hand leichter durchgeführt werden können als Streckbewegungen. Nahtreihen, die zum Operateur hin angelegt werden, sind einfacher zu legen als in entgegengesetzter Richtung. Berücksichtigt wurde auch, daß Assistenz selten möglich ist und daß grundsätzlich beidhändig mit Mikroinstrumenten gearbeitet wird.

End-zu-End-Anastomose mit Einzelknopfnaht (Abb. 1.20–1.25)

Die wohl häufigste Anastomose, die vor allem bei Arterien angewendet wird, ist die End-zu-End-Anastomose. Die Anastomoselinie wird idealerweise in einem Winkel von 45° eingestellt. So versucht man, die bequemste Handstellung zur Stichrichtung zu finden; dies ist jedoch oft durch anatomische Gegebenheiten nicht möglich. Die beiden Gefäßenden werden approximiert. Dann beginnt man mit der unteren Ecknaht, bevor eine zweite obere Ecknaht, etwa 160–170° gegenüberliegend, angelegt wird. Es folgt schließlich eine Naht in der Mitte zwischen den beiden Ecknähten. Die Pinzette kann mit et-

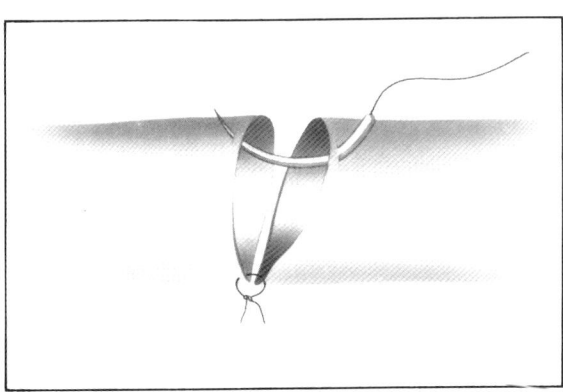

Abb. 1.**20** Nach einer unteren Ecknaht erfolgt die obere an der gegenüberliegenden Seite in einem Winkel von ca. 160–170° (vom Querschnitt des Gefäßes ausgehend nach unten gemessen), so daß die Vorderwand gegenüber der Hinterwand verkürzt ist.

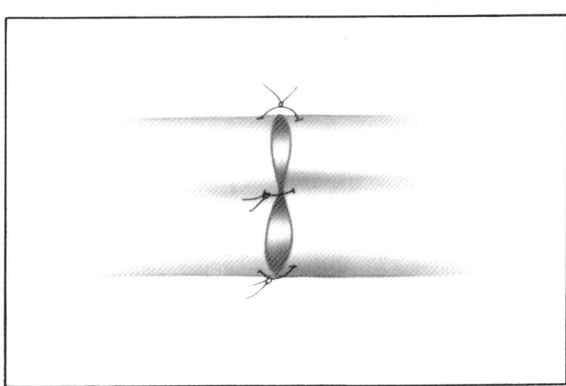

Abb. 1.**21** Die nächste Naht erfolgt in der Mitte zwischen den beiden Ecknähten.

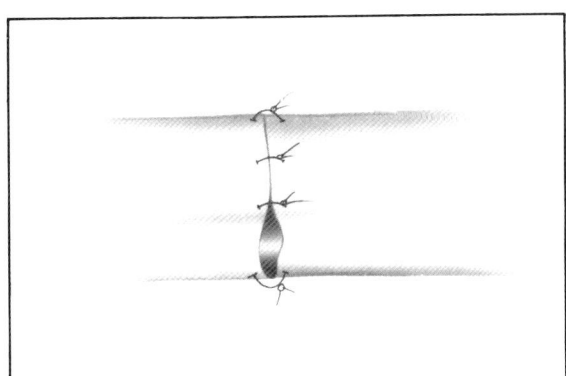

Abb. 1.**22** Zwei weitere Nähte werden jeweils zwischen der Mitte und den Ecknähten angelegt.

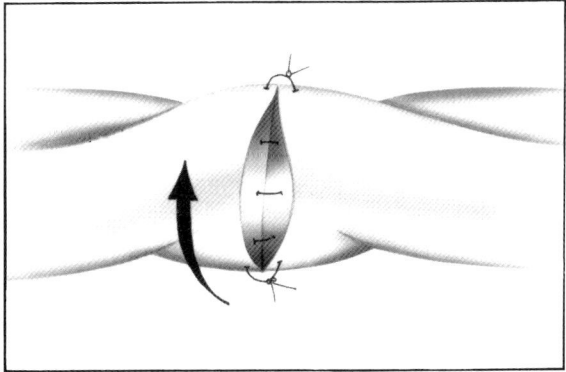

Abb. 1.**23** Wenden des Gefäßes im Anastomosebereich und Kontrolle der zuvor angelegten Nähte in der Vorderwand.

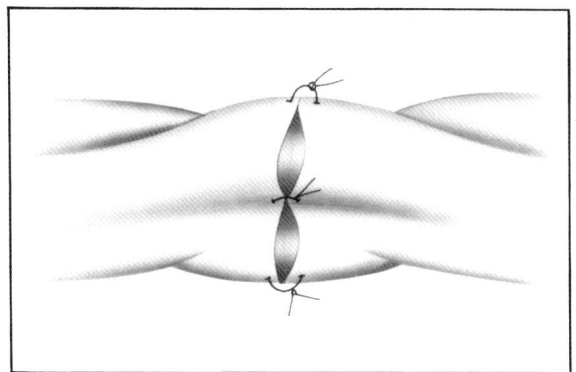

Abb. 1.24 Naht in der Mitte der Hinterwand.

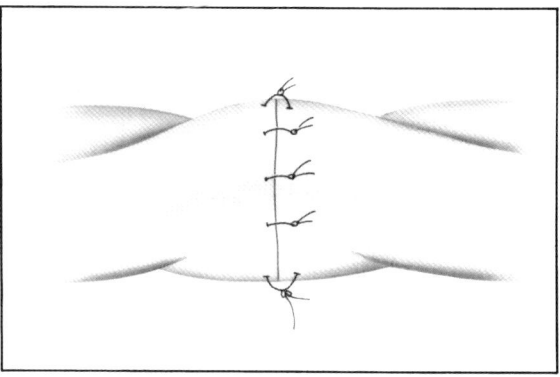

Abb. 1.25 Weitere Nähte zwischen Mitte und Ecknähten.

was geöffneten Branchen in das Gefäßlumen eingeführt werden, um die Gefäßwand leicht anzuheben und dadurch das Einstechen der Nadel zu erleichtern. Es darf jedoch nicht zu einer Intimaschädigung kommen. Die zwei weiteren Nähte werden jeweils zwischen den drei bereits liegenden Nähten angebracht. Nach Wenden der Gefäße, das mit dem Approximatorklemmchen nach Biemer-Müller besonders einfach gelingt, wird zuerst durch die noch offene Hinterwand die Nahtreihe der Vorderwand im Gefäßlumen kontrolliert. Die Fäden sollten parallel liegen mit ungefähr gleicher Stichbreite. Insbesondere muß darauf geachtet werden, daß sämtliche Wandschichten beim Nähen gefaßt werden. Der Faden darf auf keinen Fall zwischen Intima und Media verlaufen, da es dadurch beim Eintreten des Blutflusses zur Ablösung der Intima kommen kann. Die Hinterwand wird danach in gleicher Weise wie die Vorderwand geschlossen. Bei dieser Naht ist besonders darauf zu achten, daß nicht die Vorderwand versehentlich mit gefaßt wird, da eine spätere Kontrolle der einzelnen Nähte nicht mehr möglich ist.

End-zu-End-Anastomose mit fortlaufender Naht
(Abb. 1.26–1.31)

Die fortlaufende Naht erfolgt jeweils von außen, wenn die Gefäßenden in einem Approximatorklemmchen eingespannt sind, so daß sie gewendet werden können. Ist dies nicht der Fall, so wird die Hinterwand vom Gefäßinneren aus genäht. Es hat sich gezeigt, daß in der Mikrogefäßchirurgie im Gegensatz zur sonstigen Gefäßchirurgie die End-zu-End-Naht der Arterien in fortlaufender Technik nicht so günstig ist wie an Venen. Die Fäden sind bei dünnwandigen Venen vorsichtig zu knoten, um dort nicht die Gefahr der Stenosierung einzugehen. Wir pflegen deshalb den letzten Knoten erst dann anzulegen, wenn der Blutkreislauf geöffnet wurde; dabei weitet sich das Gefäß im Anastomosebereich auf. Zumindest öffnen wir den distalen Gefäßclip, was üblicherweise den Rückstrom des venösen Blutes zur Folge hat und die Anwendung von kontrolliertem Zug auf die Anastomose beim letzten Knoten ermöglicht. Falls das Gefäß nicht gewendet werden kann, wird die Hinterwand zuerst durch die noch offene Vorderwand genäht. Dabei werden zuerst die beiden Ecknähte angelegt. Dann erfolgt eine weitere Naht neben einer der Ecknähte, wobei das nadeltragende Fadenende nicht abgeschnitten wird. Die Nadel wird nun erneut von außen nach innen durch die Gefäßwand gestochen, der Faden mit der Pinzette ca. 2 cm vom Gefäß entfernt gegriffen und angespannt, so daß die Hinterwand beider Gefäßstümpfe durch die noch offene Vorderwand gezogen werden kann. Jetzt werden beide Gefäßwände knapp vom Schnittrand entfernt durchstochen, und danach wird der Faden erneut mit der Pinzette gefaßt und gespannt. Beim Erreichen der zweiten Ecknaht sticht man die Nadel von innen nach außen durch die Gefäßwand hindurch und verknotet das Fadenende mit einem lang gelassenen Ende der Ecknaht. Danach kann die Vorderwand in üblicher Weise fortlaufend genäht werden.

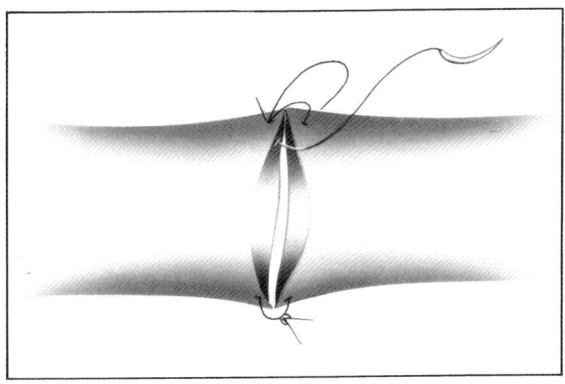

Abb. 1.**26** Nachdem eine obere und untere Ecknaht angelegt sind, wird die Nadel nahe der oberen Ecknaht von außen nach innen durchgestochen.

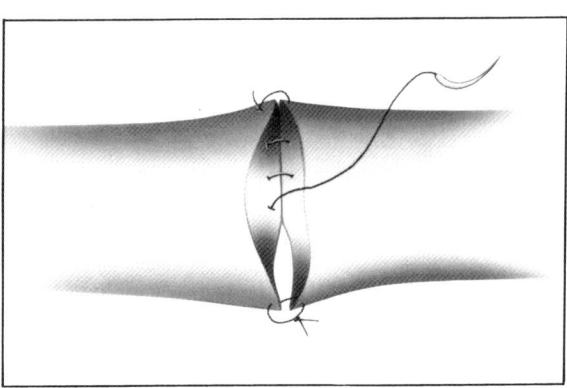

Abb. 1.**27** Die fortlaufende Naht der Hinterwand durch die offene Vorderwand erfolgt wie in Abb. 1.**19**.

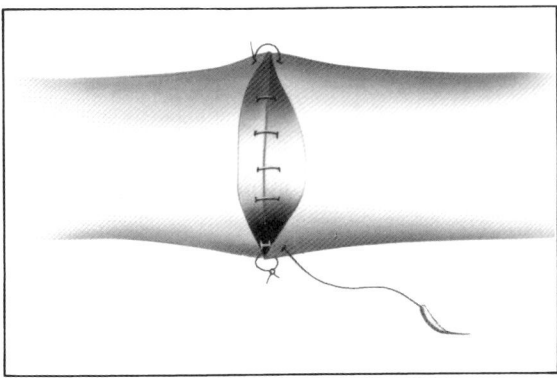

Abb. 1.**28** Ist die untere Ecknaht erreicht, so wird die Nadel von innen nach außen durchgestochen.

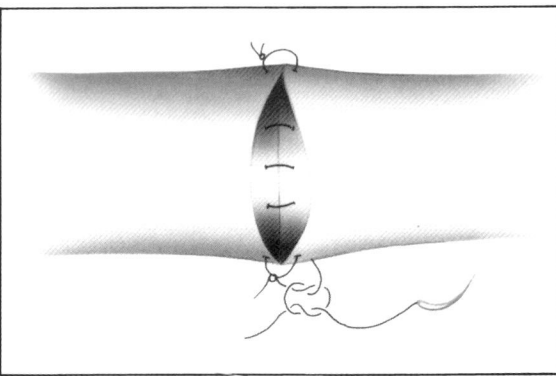

Abb. 1.**29** Verknoten des Fadens mit dem lang belassenen Ende der Ecknaht. Durch zu starken Zug kann es zu einer Verkürzung der Hinterwand kommen.

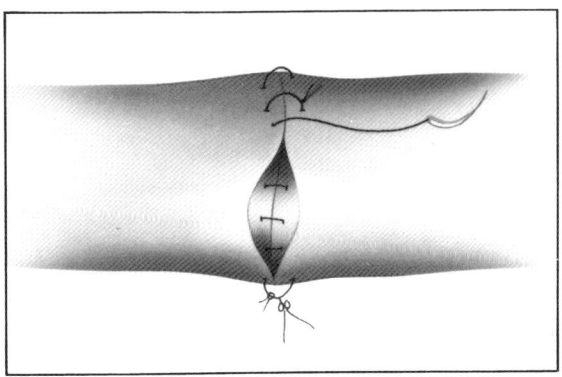

Abb. 1.**30** Die Naht der Vorderwand beginnt knapp an der oberen Ecknaht und erfolgt wie in Abb. 1.**18**.

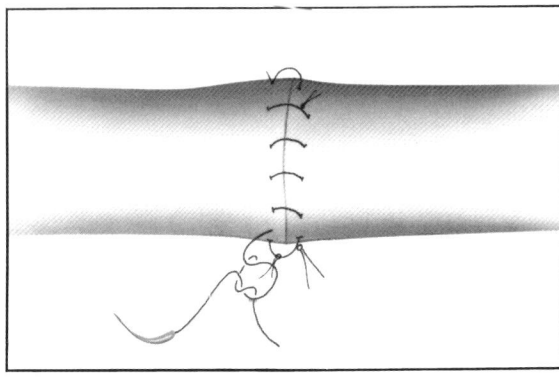

Abb. 1.**31** Ist die untere Ecknaht erreicht, so wird der Faden mit dem langen Ende der Ecknaht verknotet.

Knoten- und Anastomesetechniken 17

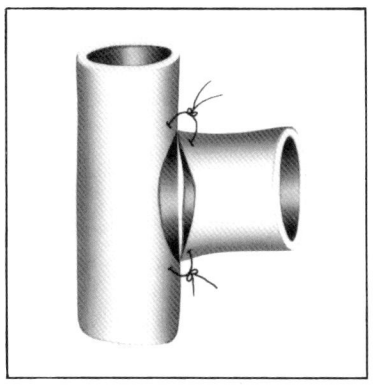

Abb. 1.**32** Nachdem im Empfängergefäß eine ausreichend große Öffnung angebracht wurde, beginnt man mit einer oberen und unteren Ecknaht.

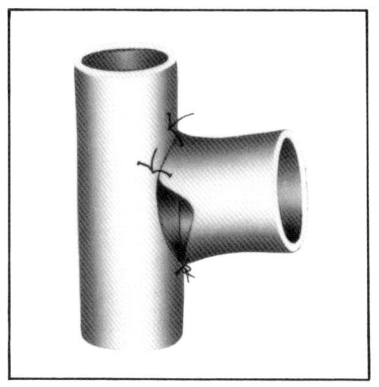

Abb. 1.**33** Im Gegensatz zur End-zu-End-Anastomose werden die nächsten Nähte jeweils neben den Ecknähten angelegt.

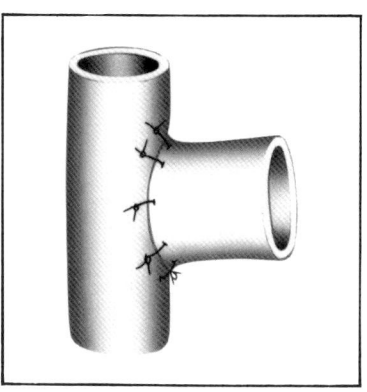

Abb. 1.**34** Naht in der Mitte der Vorderwand.

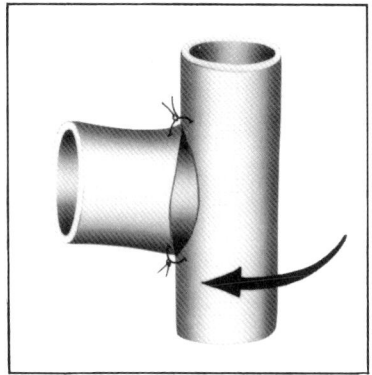

Abb. 1.**35** Wenden des Gefäßes.

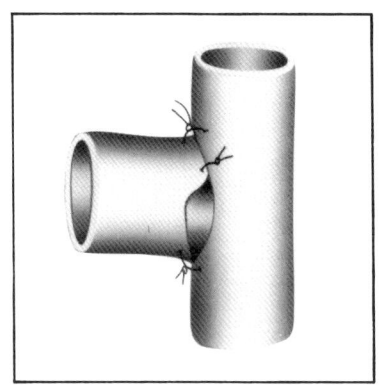

Abb. 1.**36** Nahe den Ecknähten werden zwei weitere Nähte angelegt.

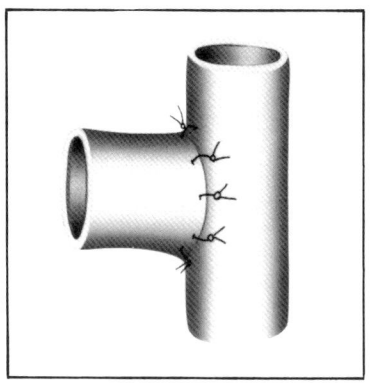

Abb. 1.**37** Die letzte Naht erfolgt in der Mitte der Hinterwand.

End-zu-Seit-Anastomose mit Einzelknopfnaht
(Abb. 1.**32**–1.**37**)

In der Reihenfolge der Nähte unterscheidet sich die End-zu-Seit-Anastomose dadurch von der End-zu-End-Anastomose, daß als dritte und vierte Naht jeweils die der Ecknaht am nächsten gelegenen Knoten durchgeführt werden. Die Hinterwand wird, wie bereits beschrieben, durch Umwenden der Gefäße eingestellt und in gleicher Art und Weise mit Einzelknopfnähten verschlossen. End-zu-Seit-Anastomosen in Einzelknopfnahttechnik werden hauptsächlich bei Arterien angewandt.

End-zu-Seit-Anastomose mit fortlaufender Naht
(Abb. 1.**38**–1.**43**)

Im Prinzip stellt die fortlaufende Naht der End-zu-Seit-Anastomose in der Abfolge keine Variation zur End-zu-End-Anastomose dar. Auch hier wird nach Anlegen der Ecknähte mit der fortlaufenden Naht der Hinterwand begonnen, wobei man den Faden von außen nach innen einsticht. Am Ende der Nahtreihe wird der Faden von innen nach außen durchstochen und hier mit der unteren Ecknaht verknotet, wie bereits bei der fortlaufenden End-zu-End-Anastomose beschrieben. Die Vorderwand wird ähnlich mit fortlaufend evertierenden Nähten von außen genäht. End-zu-Seit-Anastomosen in fortlaufender Nahttechnik finden hauptsächlich bei Venen Anwendung.

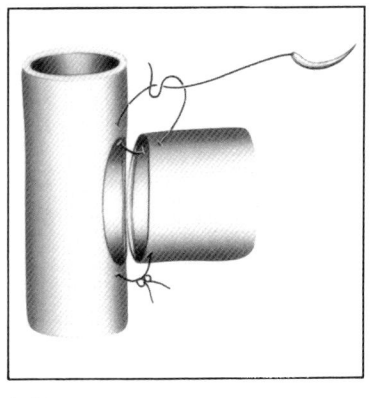
1.38

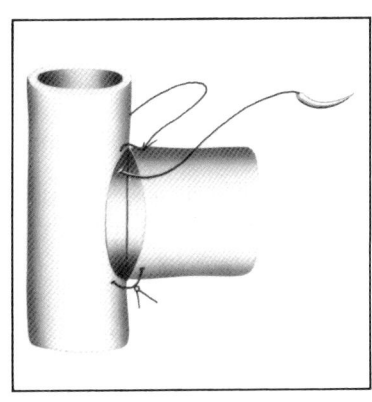
1.39

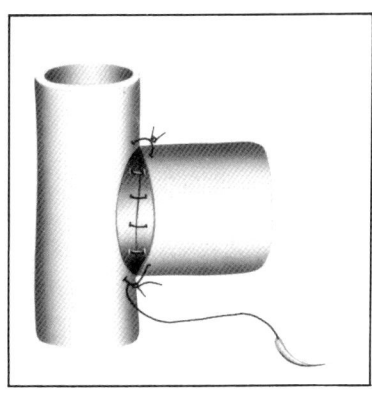
1.40

Abb. 1.38 Obere und untere Ecknaht.

Abb. 1.39 Nahe der oberen Ecknaht wird ein zweiter Knoten für die fortlaufende Naht angelegt.

Abb. 1.40 Die fortlaufende Naht der Hinterwand durch die noch offene Vorderwand erfolgt in der in Abb. 1.19 gezeigten Weise. An der unteren Ecknaht wird der Faden von innen nach außen durchgestochen und verknotet.

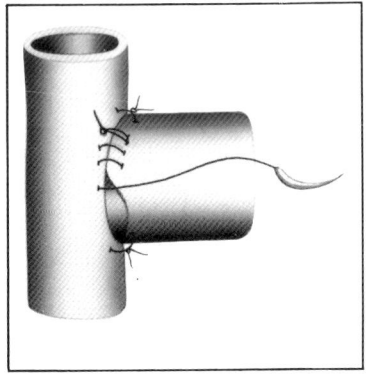
1.41

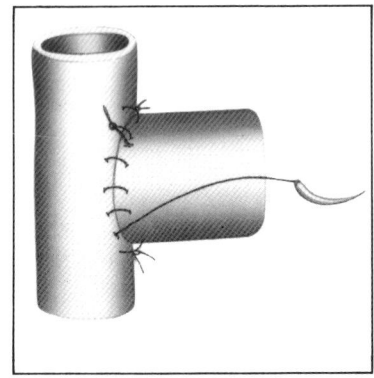
1.42

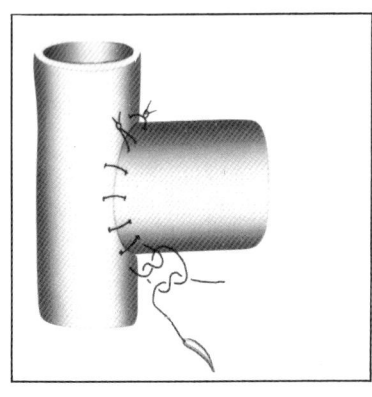
1.43

Abb. 1.41 Die Naht der Vorderwand beginnt nahe der oberen Ecknaht; dabei wird zuerst von außen nach innen, dann von innen nach außen gestochen.

Abb. 1.42 Die fortlaufende Naht wird bis an den unteren Eckfaden fortgeführt.

Abb. 1.43 Verknoten des Fadens mit dem lang belassenen Ende der Ecknaht.

Verschiedene Gewebearten und ihre Blutversorgung

Der Verlust von spezifischem Gewebe durch Traumata, Tumorresektionen, Bestrahlungsfolgen usw. verlangt eine adäquate Rekonstruktion mit Gewebe, das dem entnommenen am besten entspricht. Die mikrovaskuläre Gewebetransplantation besitzt dafür ideale Voraussetzungen, da von entfernten Körperregionen Haut, Muskel, Knochen usw. verwendet werden können. So eignet sich z.B. zur Rekonstruktion der Mundhöhle und des Oropharynx ein dünner fasziokutaner Lappen oder ein Dünndarmsegment; mehrschichtige Defekte mit Verlust eines Teils des Unterkiefers können mit einem muskulokutanen oder osteokutanen Transplantat versorgt werden. Bei der Wahl des geeigneten Gewebes sollte berücksichtigt werden, daß es von besonderem Vorteil ist, wenn sich das zu entnehmende Gewebe weit vom Kopf-Hals-Bereich entfernt befindet. Dies ermöglicht ein paralleles Operieren in der Entnahme- und in der Empfängerregion, und zwar bei allen im folgenden beschriebenen Lappen außer dem Skapulalappen.

In der klinischen Praxis haben sich zur Rekonstruktion im Kopf-Hals-Bereich folgende Transplantate bewährt:

- freie kutane bzw. fasziokutane Lappen:
  - Unterarmlappen,
  - Dorsalis-pedis-Lappen,
  - Skapula- und Paraskapulalappen;
- freie Muskel- und/oder muskulokutane Lappen:
  - Latissimus-dorsi-Lappen,
  - Rectus-abdominis-Lappen;
- freie Knochentransplantate, osteokutane und osteomyokutane Lappen:
  - Beckenkamm,
  - Skapula- und Paraskapulalappen;
- Jejunum und Omentum.

Mc Gregor u. Morgan (1973) haben zwei unterschiedliche Arten von Lappen definiert, die als gestielte Lappen Verwendung fanden. Sie unterscheiden den „axial pattern flap" (Abb. 1.**44**) vom „random pattern flap" (Abb. 1.**45**). Der erste Lappen besitzt ein anatomisch definiertes arteriovenöses System, das sich entlang seiner Achse erstreckt, dem zweiten fehlt dies. Die „axial pattern flaps" nehmen also nicht nur eine Sonderstellung bei den gestielten Lappen ein, sondern viele von ihnen eignen sich auch zur mikrovaskularisierten Gewebetransplantation. Die ersten so definierten Lappen waren der Deltopektoral-, der hypogastrische und der Leistenlappen.

Jedes Gewebe, das einen abgeschlossenen arteriovenösen Kreislauf besitzt, ist für die freie Transplantation geeignet. Für die klinische Anwendung gelten folgende Voraussetzungen an das zu transplantierende Gewebe:

- Der Gefäßstiel, der das zu transferierende Gewebe versorgt, muß mindestens aus einer Arterie und 1–2 Venen bestehen. Diese müssen für eine Mikrovaskularanastomose einen ausreichenden Durchmesser besitzen (> 0,8 mm).
- Die Gefäße müssen durch eine ausreichend weite Verzweigung in der Lage sein, den gesamten Lappen zu versorgen.
- Die anatomische Variationsbreite des Gefäßverlaufes sollte minimal sein.
- In der Entnahmeregion dürfen durch die Lappenhebung keine besonderen funktionellen Störungen auftreten.

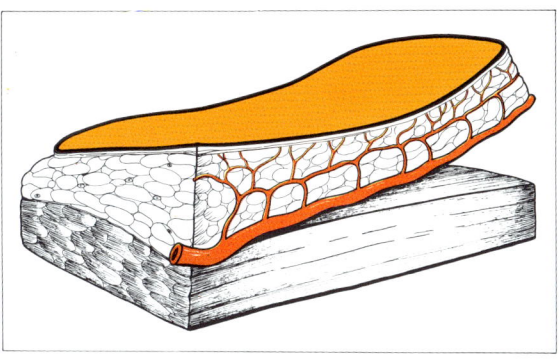

Abb. 1.**44** Der „axial pattern flap" besitzt ein anatomisch definiertes arteriovenöses System, das sich entlang der Lappenachse erstreckt. Er eignet sich daher zum freien Gewebetransfer, wobei jedoch darauf geachtet werden muß, daß die Gefäße einen für die Mikrovaskularanastomose ausreichenden Durchmesser besitzen (> 0,8 mm).

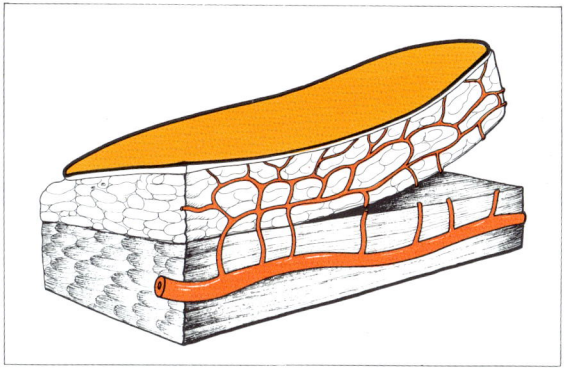

Abb. 1.**45** Der „random pattern flap" erhält seine Blutversorgung über kleine Perforansgefäße aus einem in einer tieferen Schicht liegenden Gefäß. Dieser Lappen findet als Verschiebe-, Rotations- und Schwenklappen Anwendung, eignet sich jedoch für den freien Gewebetransfer nicht.

Die Haut wird durch zwei verschiedene Systeme von Blutgefäßen versorgt, direkte kutane Arterien und muskulokutane Arterien. Die muskulokutanen Arterien sind kleine Gefäße, die aus einer größeren segmentalen Muskelarterie entspringen, fächerförmig in die Haut ausstrahlen und diese und den Muskel versorgen. Ein Beispiel für diese Art der Blutversorgung ist der Latissimus-dorsi-Lappen (Abb. 1.**46**).

Kutane Arterien verlaufen, wie z.B. beim Unterarmlappen (Abb. 1.**47**), oberhalb der tiefen Faszie, um größere Hautbezirke zu perfundieren. Die venöse Drainage erfolgt durch ein oberflächliches und ein tiefes Venensystem, die durch eine Schicht an subkutanem Fettgewebe voneinander

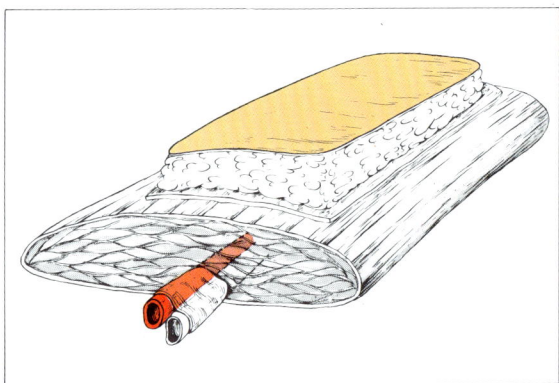

Abb. 1.**46** Der myokutane Lappen besteht aus Muskulatur mit einer darüber befindlichen Hautinsel. Die Hauptgefäßachse verläuft im Muskel. Von dort ziehen Perforansgefäße durch die Muskulatur nach oben in die Haut. Wird zur Rekonstruktion vor allem Haut benötigt, so kann diese nur zusammen mit der darunterliegenden Muskulatur entnommen werden. Der Muskel kann allerdings in den meisten Fällen wesentlich schmaler gewählt werden als die darüberliegende Haut.

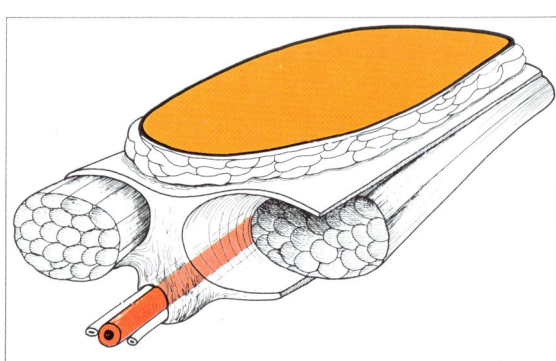

Abb. 1.**47** Der fasziokutane Lappen, z.B. der Unterarmlappen, ist ein Hauttransplantat, das zusammen mit der darunterliegenden Faszie entnommen wird. Der Gefäßstiel läuft in einer intermuskulären Faszie und befindet sich somit in einer Ebene unterhalb des eigentlichen Hautlappens; diese Entfernung kann beim Unterarmlappen bis zu 3 cm betragen. Das Hautareal wird durch kleine Perforansgefäße, die vom Hauptgefäßstiel abgehen, versorgt.

getrennt sind. Das oberflächliche Venensystem ist ein Geflecht von Gefäßen, die in größere Venen zusammenlaufen und im Verlauf keinen Zusammenhang mit der Arterie haben. Das tiefe Venensystem ist in Form einer Strickleiter angeordnet und begleitet die Arterie (Vv. comitantes).

In der Praxis sind diese anatomischen Kenntnisse bezüglich der Lappenplanung und der Dissektion von Bedeutung. Die Präparation des Lappens darf nicht über das Versorgungsgebiet seines Gefäßstiels hinausreichen, da es sonst zu Randnekrosen kommen kann. Dazu gibt es in der Literatur für fast jeden Lappen genaue Angaben, die auf anatomischen Studien der Gefäßversorgung beruhen.

Literatur

Bakamjian, V. Y.: A two-stage method for pharyngo-oesophageal reconstruction with a primary pectoral skin flap. Plast. reconstr. Surg. 36 (1965) 173–184

McCraw, J. B., P. G. Arnold: McCraw and Arnold's Atlas of Muscle and Musculocutaneous Flaps. Hampton Press, Norfolk/Va. 1986

Mc Gregor, I. A., I. T. Jackson: The groin flap. Brit. J. plast. Surg. 25 (1972) 3–16

Mc Gregor, I., G. Morgan: Axial and random pattern flaps. Brit. J. plast. Surg. 26 (1973) 202–213

Rollin, K. D., H. B. Williams: The free transfer of skin flaps by microvascular anastomoses. An experimental study and a reappraisal. Plast. reconstr. Surg. 52 (1973) 16–31

Shaw, D. T., R. L. Payne: One stage tubed abdominal flaps. Surg. Gynecol. Obstet. 83 (1946) 205–209

Smith, P. J.: The vascular basis of axial pattern flaps. Brit. J. plast. Surg. 26 (1973) 150

Taylor, G. I., K. D. Rollin: The anatomy of several free flap donor sites. Plast. reconstr. Surg. 56 (1975) 243–253

Timmons, M. J.: Landmarks in the anatomical study of the blood supply of the skin. Brit. J. plast. Surg. 38 (1985) 197–202

2 Lappenentnahmetechniken

Unterarmlappen

Der Unterarmlappen wurde erstmals 1978 in China von Yang Guofan und Mitarbeitern entnommen. Er wird deshalb in der angloamerikanischen Literatur bisweilen als „chinese flap" bezeichnet. Mühlbauer und Mitarbeiter verbreiteten die Methode auch außerhalb Chinas.

Es handelt sich um ein fasziokutanes Transplantat, das zur Rekonstruktion oberflächlicher Defekte im gesamten Kopf-Hals-Bereich besonders geeignet ist. Aufgrund der guten Modellierbarkeit ist die Verwendung des Unterarmlappens sowohl zur Rekonstruktion des Pharynx und der Mundhöhle als auch am äußeren Hals möglich. Die Entnahme des Lappens kann parallel zur Tumorexzision bzw. zur Vorbereitung des Empfängerbereiches durchgeführt und der Patient schnell wieder mobilisiert werden, da der Entnahmedefekt am Unterarm nur wenig beeinträchtigend ist.

Der Lappen besteht aus einem in seiner Größe variablen Hautareal der volaren Unterarmfläche mit der darunterliegenden Unterarmfaszie. Zusammen mit einem Radiussegment ist es auch möglich, den Unterarmlappen als osteokutanes Transplantat zu entnehmen. Dessen Anwendung ist im Kopf-Hals-Bereich jedoch nicht sehr verbreitet, da zur Rekonstruktion des Unterkiefers geeignetere Transplantate zur Verfügung stehen.

Als ernährendes Gefäß kann für den Unterarmlappen sowohl die A. radialis als auch die A. ulnaris dienen. Von manchen Autoren wird der Lappen an der A. ulnaris gestielt beschrieben und gegenüber dem radialen Unterarmlappen bevorzugt. Die Präparation ist jedoch schwieriger als bei der A. radialis, die einen konstanten Verlauf besitzt.

Gefäßanatomie

Die A. radialis (Abb. 2.1) befindet sich in der radialen Gefäß-Nerven-Straße zusammen mit dem lateral gelegenen R. superficialis n. radialis, der

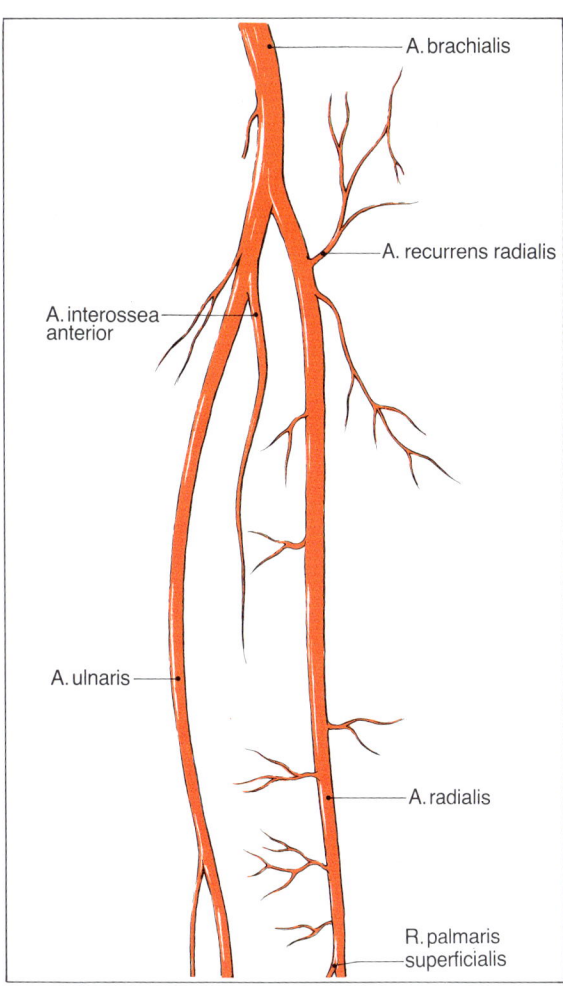

Abb. 2.1 Die A. radialis setzt am Unterarm die Verlaufsrichtung der A. brachialis fort, aus der im Bereich der Ellenbeuge die A. ulnaris entspringt. Aus der A. ulnaris geht die A. interossea hervor. Im Bereich des Lig. carpi palmare zweigt der R. palmaris superficialis ab. Auf der gesamten Gefäßlänge laufen in regelmäßigen Abständen Gefäße zur Haut und zur Muskulatur.

sich im distalen Drittel von den Gefäßen trennt und sich unter der Brachioradialissehne zum Handrücken wendet. In der ganzen Länge des Unterarmes liegt die A. radialis oberflächlich, im proximalen Drittel zwischen dem M. brachiora-

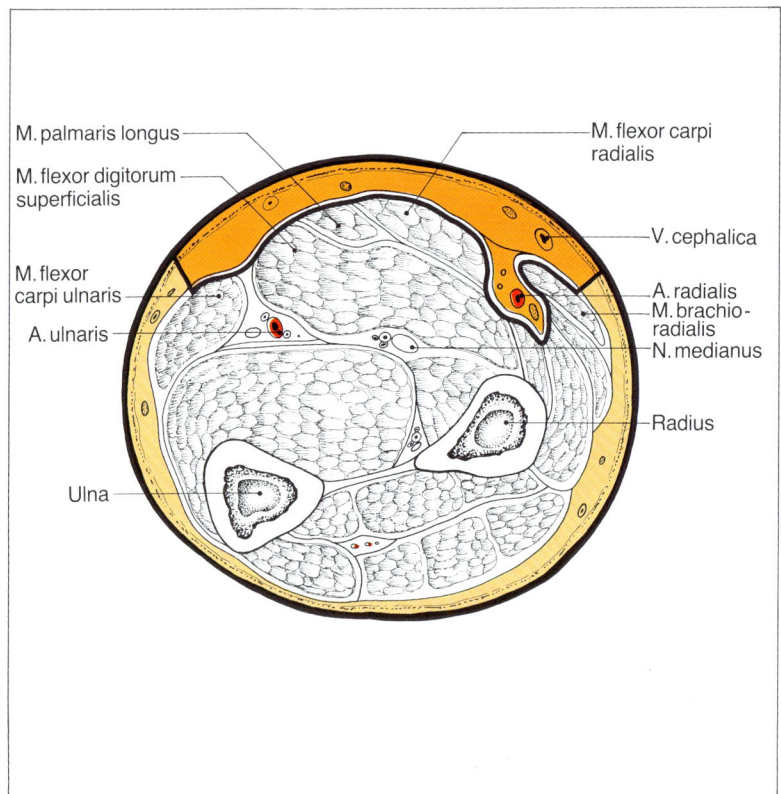

Abb. 2.2 Querschnitt durch den distalen Unterarm. Die Gefäß-Nerven-Straße (A. radialis, Vv. comitantes und R. superficialis n. radialis) befindet sich in der intermuskulären Faszie zwischen M. flexor carpi radialis und M. brachioradialis.

dialis und dem M. pronator teres, in den distalen Zweidritteln zwischen dem M. brachioradialis und dem M. flexor carpi radialis bzw. zwischen deren Sehnen (Abb. 2.2, 2.3). Nach dem Abgang der A. recurrens radialis hat die A. radialis bis zum R. palmaris superficialis a. radialis keine weiteren größeren Abzweigungen mehr. Über den Arcus palmaris besteht eine Verbindung der A. radialis zur A. ulnaris. Die A. radialis versorgt die gesamte volare und einen Teil der dorsoradialen Unterarmhaut über kutane Gefäßäste, die distal dichter gelegen sind als proximal. Die venöse Drainage kann sowohl über die Begleitvenen der A. radialis als auch über oberflächliche Venen erfolgen. Als subkutane Venen stehen die V. basilica, die V. cephalica und die V. mediana zur Verfügung. Die V. mediana ist jedoch meist zu klein und für eine Gefäßanastomose unsicher, die V. basilica liegt zu weit ulnarwärts, so daß zur venösen Drainage nur die V. cephalica oder die Vv. comitantes geeignet sind. Zwischen den oberflächlichen Venen und den Vv. comitantes bestehen Verbindungen, weswegen es zwar keinen großen Unterschied macht, welches Venensystem zur Anastomosierung herangezogen wird, wobei wir aber das tiefe bevorzugen.

Lappenplanung

Die Hebung des Lappens kann sowohl vom distalen (Abb. 2.4a) als auch vom proximalen (Abb. 2.4b) Unterarm erfolgen; es ist sogar möglich, die gesamte volare Unterarmfläche einzubeziehen. Der Lappen wird von distal nach proximal durch die Zunahme an subkutanem Fettgewebe dicker, sein Gefäßstiel naturgemäß kürzer. Im proximalen Unterarmbereich befindet sich die A. radialis in einer oft tiefen intermuskulären Faszie, wodurch die Präparation erheblich erschwert sein kann (Abb. 2.4c). Bei der distalen Lappenentnahme entsteht ein Hebedefekt, der viele Sehnen hinterläßt, im Gegensatz zum mittleren oder proximalen Lappen, bei dem mehr Muskelbäuche vorliegen.

Bereits vor der Präparation des Lappens muß man sich über dessen Größe und Lokalisation im klaren sein und dabei berücksichtigen, daß er etwa um ein Viertel seiner Fläche schrumpfen wird. Die Lokalisation des zu entnehmenden Hautareals wird danach bestimmt, wie dick und groß der Lappen, wie lang der Gefäßstiel sein soll und ob im betreffenden Areal Haare vorhanden sind. Vor Beginn der Dissektion zeichnet man zunächst die Größe des Lappens auf der volaren Unterarmseite ein und markiert den Verlauf der A. radialis (Abb. 2.5).

Mit Hilfe des Allen-Tests, der Doppler-Sonographie, der Pulsoxymetrie oder der Angiographie muß vor der Lappenentnahme festgestellt werden, ob die gesamte Hand allein über die A. ulnaris versorgt werden kann. Beim Allen-Test wird der Patient aufgefordert, zehnmal hintereinander die Hand zur Faust zu schließen und sie dann beim zehnten Mal geschlossen zu halten. Nach Kompression sowohl der A. radialis als auch der A. ulnaris öffnet der Patient die Faust, wonach die A. ulnaris freigelassen wird. Kommt es rasch zu einer Rekapillarisation der gesamten Hand, ist der Test positiv und die A. ulnaris ausreichend zur Blutversorgung der gesamten Hand. In Zweifelsfällen kann die A. radialis mit einem Veneninterponat überbrückt werden; dies ist jedoch nur sehr selten notwendig. Der Lappen sollte von der nichtdominanten Hand entnommen werden.

Eine Angiographie ist nur äußerst selten notwendig.

Lappenentnahme

Die Präparation des Lappens führen wir nicht in Blutleere durch, um seine Perfusion während der gesamten Dissektion beobachten zu können. Nach S-förmiger Hautinzision von distal der Ellenbeuge bis zum proximalen Lappenrand wird die Unterarmfaszie durchtrennt, wobei auf oberflächliche Venen zu achten ist, die meist mit der bipolaren Pinzette koaguliert werden können. Sowohl der M. carpi radialis als auch der M. brachioradialis sind danach darzustellen; beide Muskelbäuche sind auseinanderzupräparieren, indem man die intermuskuläre Faszie durchtrennt (Abb. 2.6). Diese ist als weißliches Band zwischen beiden Muskelbäuchen zu erkennen. Dabei können bereits kleine Arterien, die meist von zwei Venen begleitet werden, auf die Nähe des Gefäßstiels der A. radialis mit Vv. comitantes, der sich zwischen den Muskelbäuchen auf der Faszie des M. flexor digitorum superficialis befindet, hinweisen. Der Gefäßstiel wird nur so weit freigelegt, daß er noch mit dieser Faszie in Verbindung bleibt. Die primäre Darstellung des Gefäßstiels hat das Ziel, zu beurteilen, ob die Begleitvenen der A. radialis in ihrem Durchmesser für eine Mikrogefäßanastomose ausreichend sind. Ist dies der Fall, so kann auf die Dissektion einer oberflächlichen Vene verzichtet werden. Erscheinen die Venen jedoch zu klein, kann eine

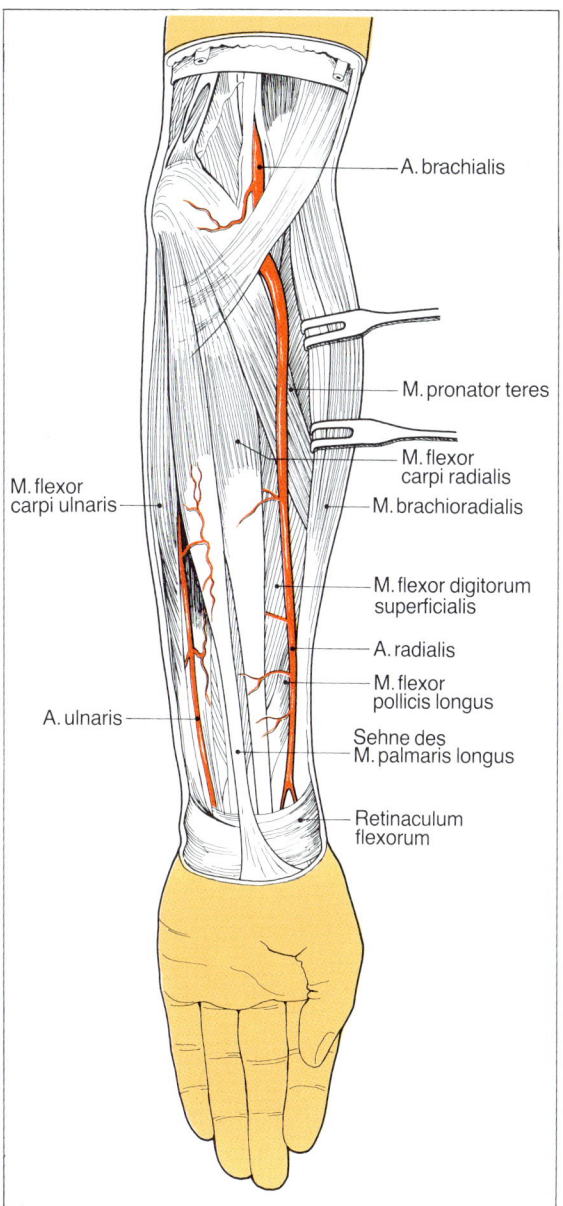

Abb. 2.3 Die A. radialis verläuft zunächst in der Tiefe zwischen M. pronator teres und M. brachioradialis, dann oberflächlich zwischen den Sehnen der Mm. flexor carpi radialis und brachioradialis zur Handwurzel hin. Im proximalen Bereich des Unterarms befinden sich hauptsächlich Muskelbäuche, die nach distal in ihre Sehnen übergehen.

oberflächliche Vene ins Präparat einbezogen werden. Bei den distalen Lappen liegt die V. cephalica zu weit lateral, so daß dann eine mittlere oberflächliche Vene verwendet werden sollte. Bei mittleren bzw. proximalen Lappen wird die V. cephalica bevorzugt, die sich radial von der A. radialis oberhalb der oberflächlichen Faszie und über dem M. brachioradialis erstreckt. Die

2 Lappenentnahmetechniken

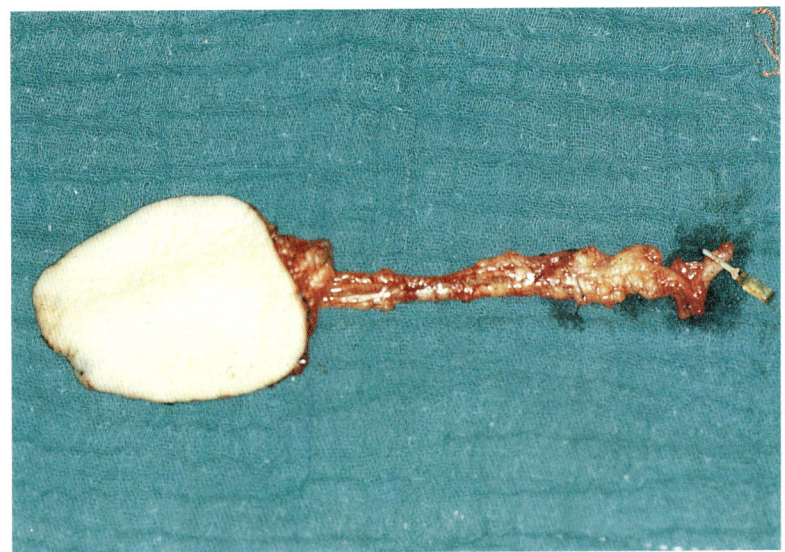

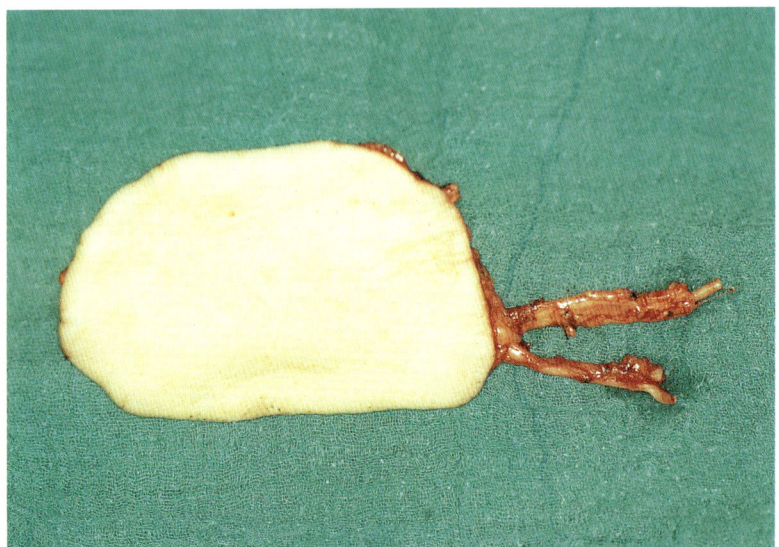

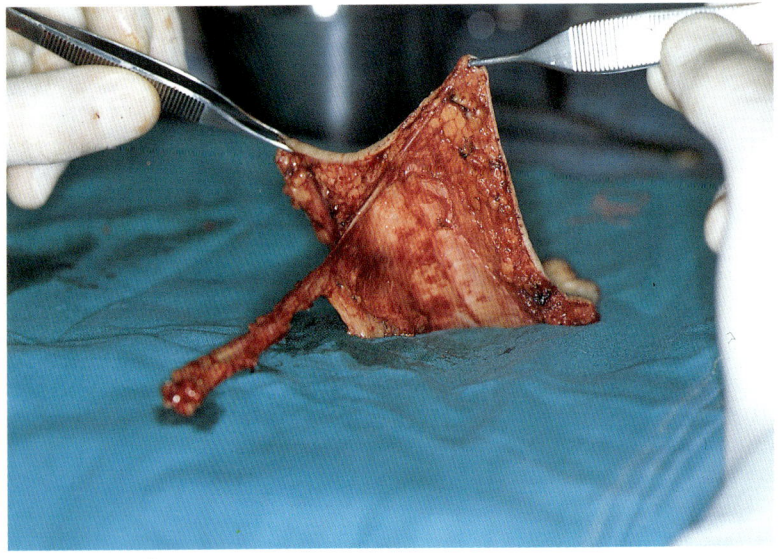

Abb. 2.4 **a** Distal entnommener kleiner Lappen, **b** aus dem mittleren Drittel entnommener großer Lappen, beide mit A. radialis und Begleitvenen; bei **b** wurde zusätzlich die V. cephalica in die Dissektion einbezogen. **c** Im proximalen Entnahmebereich kann der Gefäßstiel in einer tiefen intermuskulären Faszie verlaufen, wodurch die Präparation erheblich erschwert wird.

Unterarmlappen

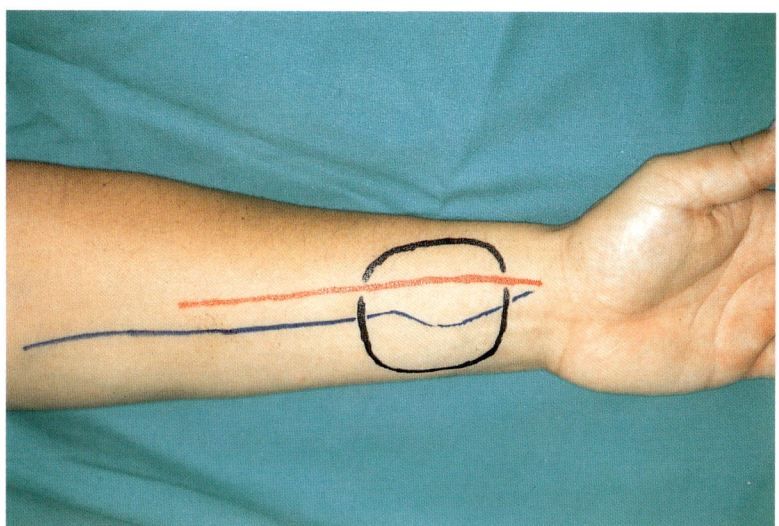

Abb. 2.5 Lappenplanung auf der volaren Unterarmseite. Der kleine, distale Lappen ist dünn, dadurch gut modellierbar, und besitzt einen langen Gefäßstiel.

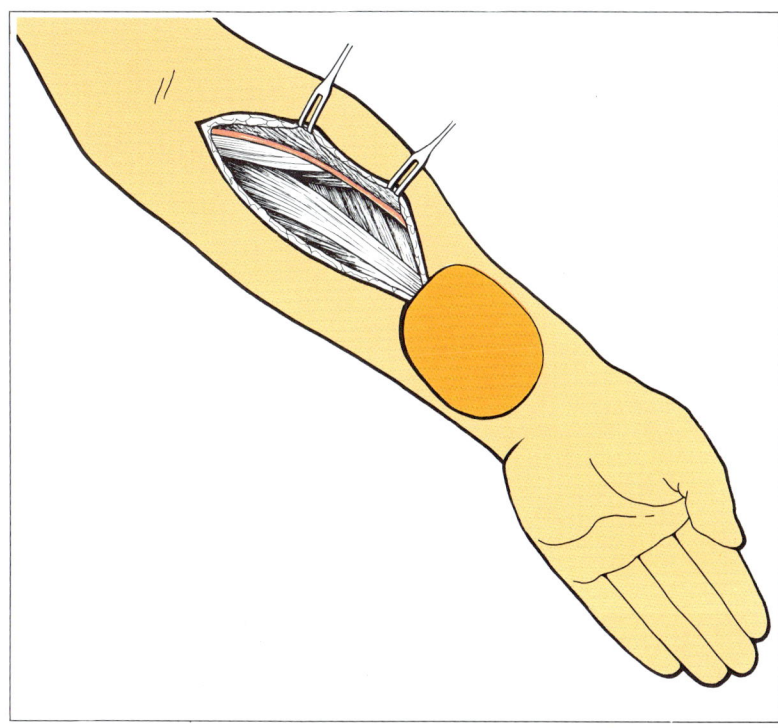

Abb. 2.6 Als erster operativer Schritt wird der Gefäßstiel dargestellt, wobei im proximalen bzw. mittleren Drittel des Unterarms zuerst die Fascia antebrachii zwischen dem M. flexor carpi radialis und dem M. brachioradialis durchtrennt werden muß. Die A. radialis wird bedeckt vom M. brachioradialis, der nach radial weggehalten werden muß, um den Gefäßstiel darzustellen. Mehrere Gefäße, die in die Muskulatur ziehen, müssen bei der Präparation des Gefäßstiels durchtrennt werden.

Begleitvenen sind zwar immer dünner als die A. radialis, verfolgt man jedoch diese und die Begleitvenen in die Ellenbeuge, so findet sich dort ein Venenkollektor als Vereinigung der Vv. comitantes mit dem tiefen Venensystem der Vv. brachiales. Ein kurzes Segment dieses Venenkollektors kann als Anschlußgefäß verwendet werden. Mit einem Durchmesser von meist über 2 mm ist es deutlich größer als die Vv. comitantes. Der gesamte Gefäßstiel wird erst, nachdem der Lappen gehoben ist, zusammen mit diesem nach proximal dissektiert und vollständig von seiner Unterlage, der Faszie des M. flexor digitorum superficialis, getrennt.

Im nächsten Schritt (Abb. 2.7) umschneidet man den Lappen, wobei die Muskelfaszie des M. flexor digitorum superficialis am ulnaren Rand durchtrennt und der Lappen zusammen mit der Muskelfaszie von ulnar nach radial präpariert wird. Wenn die Dissektion im mittleren Drittel des Unterarms erfolgt, ist daran zu denken, daß

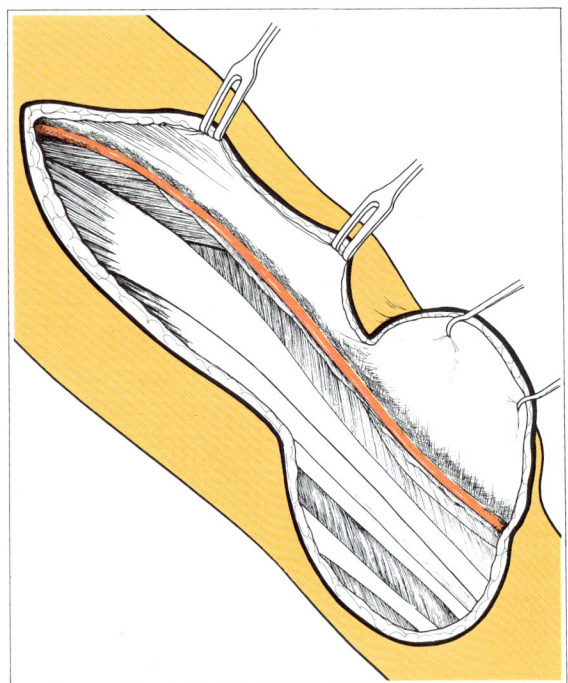

Abb. 2.7 Nach der Umschneidung des Lappens wird die Faszie des M. flexor digitorum superficialis am ulnaren Rand durchtrennt und der Lappen zusammen mit der Muskelfaszie von ulnar nach radial von der darunterliegenden Muskulatur bzw. den Sehnen sorgfältig präpariert, um das peritendinöse Gewebe nicht zu verletzen. Nachdem der Gefäßstiel vom M. flexor digitorum superficialis bzw. vom M. flexor pollicis longus abgehoben wurde, muß er von der Sehne des M. brachioradialis präpariert werden. Auch hier ist zu berücksichtigen, daß mehrere kleine Gefäße vom Gefäßstiel abzweigen.

dort bereits die Muskelbäuche in die Sehnen (M. flexor digitorum superficialis, M. palmaris longus, M. flexor carpi radialis) übergehen. Die Präparation über den Sehnen sollte mit größter Sorgfalt vorgenommen werden, um das peritendinöse Gewebe nicht zu verletzen. Im distalen Bereich muß bei der Präparation auf die A. ulnaris geachtet werden, die dort einen atypischen Verlauf aufweisen kann. Sie kann über den M. flexor digitorum superficialis nach medial bis an den ulnaren Rand der Sehne des M. flexor carpi radialis ziehen und dort verletzt werden. Es ist wichtig, die A. ulnaris zu schonen, die distal oberflächlich und im Vergleich zur A. radialis unregelmäßig verlaufen kann. Bei 70 Fällen haben wir drei atypische Verläufe beobachtet. In der weiteren Präparation wird der Lappen von der Sehne des M. palmaris longus – sofern diese vorhanden ist – und der Sehne des M. flexor carpi radialis abgehoben. Intermuskuläre Septen, die von der oberflächlichen Faszie zwischen die Muskelbäuche bzw. deren Sehnen ziehen, müssen dort durchtrennt werden.

Beim Durchtrennen des Lappens im distalen Bereich muß man meist mehrere oberflächliche Venen ligieren. Die Präparation sollte nicht zu weit nach distal vorgenommen werden, um das Retinaculum extensorum, mit dem die Haut fest verwachsen ist, nicht zu verletzen.

Unmittelbar lateral der Sehne des M. flexor carpi radialis befindet sich der Gefäßstiel, der im distalen Bereich dem M. flexor pollicis longus aufliegt. Er wird aus der lockeren Bindegewebsschicht zwischen Gefäß und Muskel herauspräpariert. Dabei ist besonders auf z. T. große Gefäße zu achten, die von der A. radialis in die Muskulatur ziehen. Nach radial ist der Gefäßstiel direkt der Sehne des M. brachioradialis benachbart. Die A. radialis wird am distalen Lappenrand aufgesucht und zusammen mit den Vv. comitantes durchtrennt und unterbunden. Es empfiehlt sich, die Arterie mit einer Naht am distalen Lappenrand zu fixieren, damit sie beim weiteren Vorgehen nicht abgeschert wird. Nun präpariert man den Lappen von radial und dissektiert die Haut zusammen mit der Faszie bis auf den M. abductor pollicis longus und nach medial bis zur Sehne des M. brachioradialis. Dabei ist darauf zu achten, daß der R. superficialis des N. radialis geschont wird. Um ein schlechtes kosmetisches Ergebnis im Entnahmebereich zu vermeiden, sollte die Präparation nicht zu weit nach radial erfolgen. Der Gefäßstiel wird jetzt von der Sehne des M. brachioradialis abpräpariert, wobei besonders auf kleine Gefäße zu achten ist, die aus dem Gefäßstiel stammen. Danach wird das bindegewebige Septum, die Fascia intermuscularis, durchtrennt, die den Gefäßstiel mit dem Radius verbindet. In dieser Faszie befinden sich mehrere kleine Gefäße, die teils koaguliert, teils unterbunden werden müssen.

Die weitere Präparation erfolgt entlang des Gefäßstiels (Abb. 2.8). Jetzt muß man entscheiden, ob als oberflächliche Vene die V. cephalica darzustellen ist, was unproblematisch erscheint, da sie in eine lockere Bindegewebsschicht eingebettet ist und auf eine lange Strecke proximal des Lappens nur sehr wenige Zuflüsse besitzt.

Der Gefäßstiel wird zusammen mit der Faszie des M. flexor digitorum superficialis von distal nach proximal präpariert; mehrere teils größere Gefäße ziehen in die Muskulatur und müssen unterbunden, kleinere Gefäße können koaguliert

Unterarmlappen

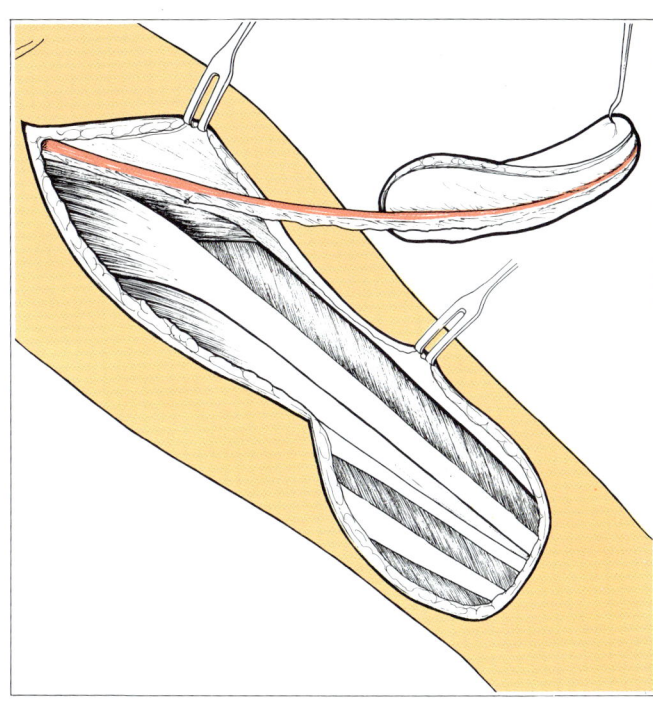

Abb. 2.**8** Nachdem der Lappen von seiner Unterlage abgehoben ist, wird er zusammen mit dem Gefäßstiel bis zum proximalen Absetzungsrand präpariert. Die A. radialis mit Begleitvenen wird zusammen mit der Faszie des M. flexor digitorum superficialis entnommen.

werden. Bis an den proximalen Schnittrand wird der Gefäßstiel schließlich dissektiert, die A. radialis zuerst, dann werden die Begleitvenen oder eine tiefe Vene, in die sie einmünden, unterbunden und durchtrennt.

Für die Unterkieferrekonstruktion kann der Unterarmlappen zusammen mit einem bis zu 10 cm langen Radiussegment entnommen werden. Da jedoch postoperativ erhebliche kosmetische Defekte im Entnahmebereich entstehen und sogar spontane Frakturen auftreten können, raten wir von der Anwendung dieses osteokutanen Lappens ab.

Soll ein Radiussegment dennoch in die Lappenhebung mit eingeschlossen werden, so muß das intermuskuläre Septum, das von der tiefen Unterarmfaszie auf den Radius übergeht und die ernährenden Gefäße beinhaltet, erhalten bleiben. Die Präparation des Lappens von ulnar nach radial ist identisch mit der oben beschriebenen. Bevor der Gefäßstiel von ulnar erreicht wird, durchtrennt man die Mm. flexor pollicis longus, flexor digitorum superficialis und pronator quadratus bis auf den Radius. Dadurch bleiben die muskuloperiostalen Gefäße intakt, die von der A. radialis in den Knochen ziehen. Das Radiussegment, das sich zwischen den Ansätzen der Mm. pronator teres und brachioradialis erstreckt, kann entnommen werden; so gelingt es, ein Knochenstück mit bis zu ca. 10 cm Länge zu gewinnen. Auf der anderen, der lateralen Seite wird der Radius durch Anheben des M. brachioradialis und der Mm. extensores carpi radiales brevis und longus freigelegt. Danach kann der Radius der Länge nach mit Hilfe einer Säge gespalten werden.

Verschluß des Entnahmedefekts

Ein primärer Verschluß des Entnahmedefekts ist nur bei kleinen distalen Lappen möglich. Dabei muß man zur Dissektion des Gefäßstiels den Hautschnitt weit nach radial ausführen, um einen Lappen mit ulnarer Basis nach distal zu verschieben (Soutar u. Mitarb. 1983).

Wir decken den Entnahmedefekt mit Spalthaut vom Oberschenkel (Abb. 2.**9a**). Der Umfang des Hautstückchens wird kleiner gewählt als der Defekt, so daß es durch Spannung zu einer breitflächigen Auflage auf der Muskulatur und den Sehnen kommt. Besonders kritisch gestaltet sich die Wundheilung über den Sehnen. Das peritendinöse Gewebe sollte bei der Lappenentnahme unverletzt bleiben, da die Spalthaut sonst darauf nicht anheilt und die Sehne exponiert wird. Zur Immobilisation der Hand legt man abschließend am Unterarm dorsal eine Kramer-Schiene an, die 10 Tage lang verbleibt, damit die Spalthaut ungestört einheilen kann (Abb. 2.**9b**).

Die häufigste Komplikation an der Entnahmestelle ist die Exposition der Beugesehnen. Sie tritt auf, wenn bei der Präparation das peritendinöse

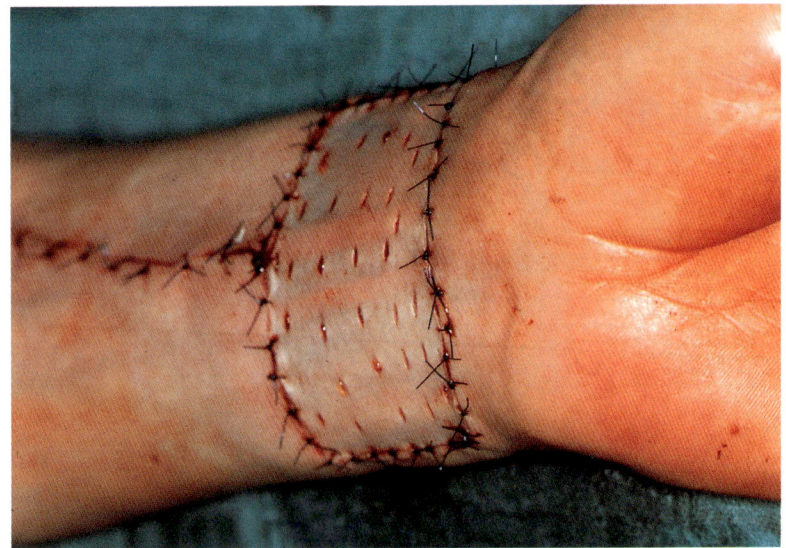

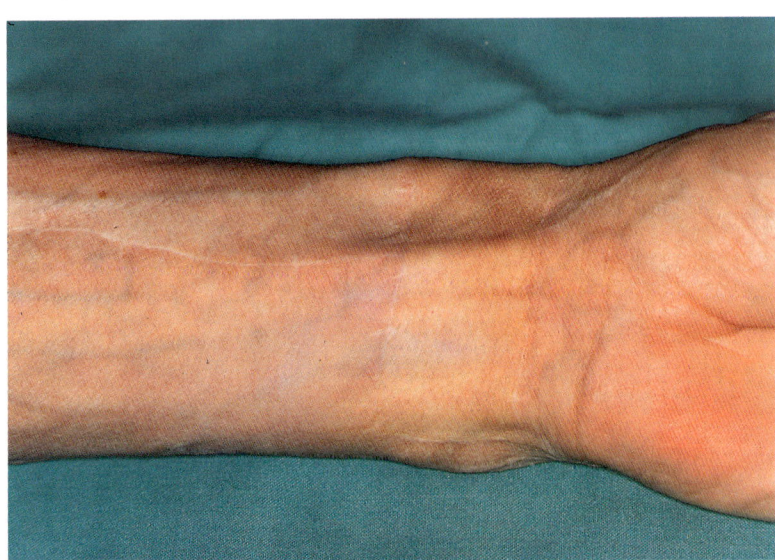

Abb. 2.9 Verschluß des Entnahmedefekts mit Spalthaut vom Oberschenkel. **a** Das Dermatom wird auf eine Dicke von 0,5 bis 0,6 mm eingestellt. Um eine Hämatombildung zu vermeiden, wird die Spalthaut eingeritzt. **b** Eingeheilte Spalthaut, 6 Monate postoperativ.

Gewebe verletzt oder die Hand postoperativ nicht ruhiggestellt wurde. Die Spalthaut kann dann im Bereich der Sehnen nicht einheilen; meist ist es aber möglich, durch eine erneute Spalthautauflage den Defekt zu decken. Lateral der A. radialis kann der R. superficialis des N. radialis geschädigt werden mit der Folge von Sensibilitätsstörungen im Bereich über dem Daumengrundgelenk. Treten Wundheilungsstörungen an der Entnahmestelle auf, so sind spätere Vernarbungen und Kontrakturen nicht auszuschließen.

Literatur

Chicarilli, Z. N., S. Ariyan, C. B. Cuono: Free radial forearm flap versatility for the head and neck and lower extremity. J. reconstr. Microsurg. 2 (1986) 221–228

Fatah, M. F., J. D. Nacarrow, D. S. Murray: Raising the radial artery forearm flap: the superficial ulnar artery „trap". Brit. J. plast. Surg. 38 (1985) 394–397

Lovie, M. J., G. M. Duncan, D. W. Glasson: Ulnar artery forearm free flap. Brit. J. plast. Surg. 37 (1984) 486

McGregor, A. D.: The free radial forearm flap – the management of the secondary defect. Brit. J. plast. Surg. 40 (1987) 83–85

Mühlbauer, W., E. Herndel, W. Stock: The forearm flap. Plast. reconstr. Surg. 70 (1982) 336–342

Soutar, D. S., L. R. Scheker, N. S. B. Tanner, I. A. McGregor: The radial forearm flap: a versatile method for intra-oral reconstruction. Brit. J. plast. Surg. 36 (1983) 1–8

Timmons, M. J.: The vascular basis of the radial forearm flap. Plast. reconstr. Surg. 77 (1986) 80–92

Yang, G., B. Chen, Y. Gao, X. Liu, J. Li, S. Jiang, S. He: Forearm free skin flap transplantation. Nat. med. J. China 61 (1981) 139

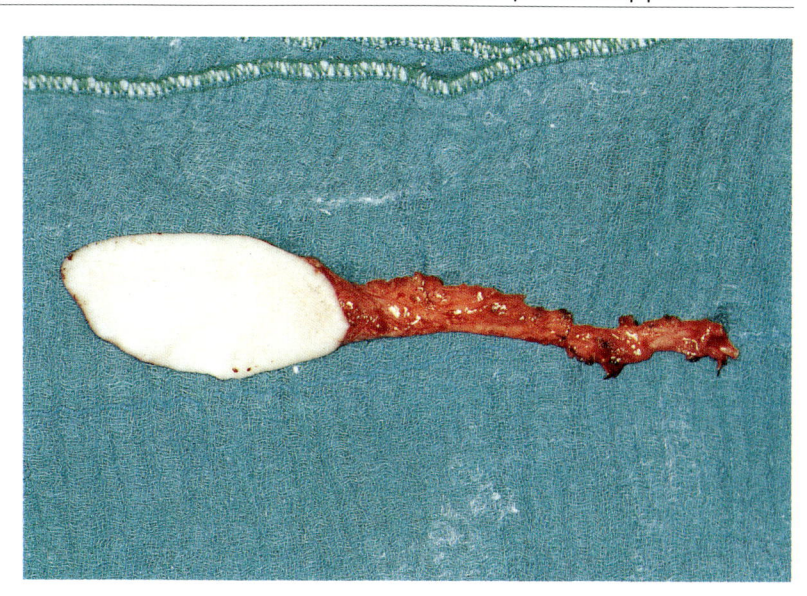

Abb. 2.10 Kleiner Dorsalis-pedis-Lappen an der A. dorsalis pedis mit Begleitvenen entnommen.

Dorsalis-pedis-Lappen

Der Dorsalis-pedis-Lappen (Abb. 2.10) ist ein fasziokutanes Transplantat, das ähnlich wie der Unterarmlappen zur Rekonstruktion oberflächlicher Defekte im Kopf-Hals-Bereich besonders geeignet ist. Im Gegensatz zum Unterarmlappen ist seine Größe begrenzt auf ca. 7 × 10 cm, weswegen größere Defekte mit diesem Lappen nicht gedeckt werden können. Die Anwendung des Dorsalis-pedis-Lappens ist zugunsten des Unterarmlappens in den Hintergrund getreten. Er findet dann seinen Einsatz, wenn ein Unterarmlappen aus irgendwelchen Gründen nicht gehoben werden kann oder dies vom Patienten abgelehnt wird. Da die subkutane Schicht sehr dünn ist, kann ein Hautlappen aus dieser Region ideal modelliert werden und steht somit besonders zu Rekonstruktionen im Bereich der Mundhöhle und des Pharynx zur Verfügung. Als Transplantat kann praktisch die komplette Fußrückenhaut an einer hauptversorgenden Arterie, der A. dorsalis pedis, entnommen werden. Die Blutversorgung des Lappens selbst erfolgt über die erste dorsale Metatarsalarterie, die aus der A. dorsalis pedis hervorgeht. Die Haut des Fußrückens ist sehr gut durchblutet. Der venöse Anschluß kann entweder allein über die meist paarigen Begleitvenen der A. dorsalis pedis und/oder über die in die V. saphena magna drainierenden Hautvenen erfolgen. Wir haben die Verwendung der tiefen Venen bislang bevorzugt. Der Dorsalis-pedis-Lappen kann als kleiner fasziokutaner Lappen, aber auch als Compositgraft mit Muskel und Knochen, z. B. einem Teil des Metatarsale II, entnommen werden. Die Möglichkeit der Entnahme der zweiten Zehe mit Sehnen und Nerven zur Handrekonstruktion sei hier nur am Rande erwähnt.

Gefäßanatomie

Die A. dorsalis pedis, die aus der A. tibialis anterior hervorgeht, ist ein kräftiges Gefäß mit ca. 2–3 mm Durchmesser in der Höhe des oberen Sprunggelenks (Abb. 2.11). In der Gegend des oberen Sprunggelenks ziehen nach medial und lateral verschiedene kleinere Arterien (Aa. malleolares anteriores medialis und lateralis). Die A. dorsalis pedis ist auf dem Fußrücken nur von Haut, Unterhautgewebe und Faszie bedeckt. Sie verläuft nach Überkreuzung durch die Sehne des M. extensor hallucis brevis an der lateralen Seite der Sehne des M. extensor hallucis longus (Abb. 2.12). In diesem Bereich kann der Puls über dem Os naviculare oder Os cuneiforme intermedium getastet werden. In Höhe des Tarsometatarsalgelenks entspringt die A. arcuata, die sich bogenförmig nach lateral abwendet, bedeckt vom M. extensor digitorum brevis. Aus der A. arcuata entspringen die Aa. metatarsales dorsales, die in den Zwischenknochenräumen II–IV auf den Mm. interossei dorsales nach distal verlaufen. Je nach Größe des geplanten fasziokutanen Lappens muß die A. arcuata erhalten werden. Zwischen Metatarsale I und II geht in Höhe des Grundgelenks die A. dorsalis pedis in die nach plantar ziehende A. plantaris profunda über. Dorsal mündet an dieser Stelle die A. dorsalis pedis in die A. metatarsalis I und verläuft

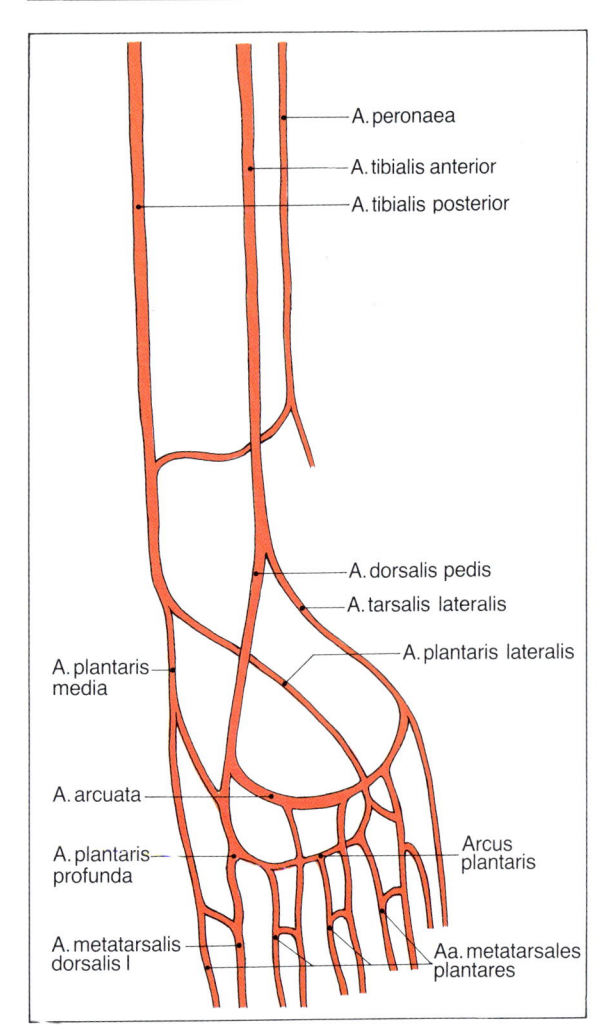

Abb. 2.11 Die A. tibialis anterior läuft distal der Retinacula extensorum in die A. dorsalis pedis aus. Im Bereich des Sprunggelenks gibt sie die Aa. malleolares anteriores medialis und lateralis ab. Distal davon zweigen die A. tarsalis lateralis nach lateral und die Aa. tarsales mediales nach medial ab. Weiter distal entspringt die A. arcuata, die über die Basen der Metatarsalia hinweg zum seitlichen Fußrand zieht, wo sie mit der A. tarsalis lateralis anastomosiert. Über dem Spatium interosseum metatarsi I teilt sich die A. dorsalis pedis in ihre Endäste, die A. metatarsalis dorsalis I und die A. plantaris profunda.

auf dem M. interosseus dorsalis I weiter zur Großzehe, an der sie sich in zwei Aa. digitales dorsales aufteilt. Die A. metatarsalis I liegt nach Gilbert in 75% der Fälle entweder subkutan oder eingebettet in der oberen Schicht des M. interosseus dorsalis I. In diesen Fällen ist eine adäquate Blutversorgung der darüber befindlichen Haut gewährleistet. Seltener (25% der Fälle) verläuft die A. metatarsalis dorsalis in der untersten Schicht des Interdigitalmuskels; dann ist die Gefäßversorgung der Haut nur gewährleistet, wenn das gesamte interossäre Gewebe in die Dissektion mit einbezogen wird. Kleine Gefäßäste, die zur Haut ziehen, entspringen im proximalen und distalen Bereich der A. metatarsalis dorsalis. Diese kann immer distal zwischen der Großzehe und der zweiten Zehe subkutan in der Interdigitalfalte dargestellt werden. Die retrograde Hebung des Lappens ist deshalb von diesem Punkt aus einfach. Das Arteriennetz auf dem Fußrükken variiert, wie oben beschrieben, stark und muß bei der Lappenentnahme berücksichtigt werden. Dies betrifft vor allem die A. arcuata und die Aa. metatarsales dorsales.

Die bestdurchblutete Region des fasziokutanen Lappens ist die über den Metatarsalia I und II. Je länger der Gefäßstiel geplant ist, desto weiter distal sollte der Lappen gehoben werden.

Der venöse Rückfluß erfolgt über das tiefe Venensystem der die A. dorsalis pedis begleitenden Vv. comitantes, die eine ausreichende Drainage gewährleisten. Zusätzlich kann die V. saphena magna, die das Blut aus den im lockeren subkutanen Gewebe des Fußrückens liegenden epifaszialen Venen sammelt, präpariert werden. Sie verläuft am medialen Fußrand vor dem medialen Knöchel. Medial der A. dorsalis pedis erstreckt sich der N. peronaeus profundus über den Fußrücken und zieht mit seinen Endästen in den ersten Zwischenknochenraum, wo er sich in die Nn. digitales dorsales pedis aufteilt und die Haut der einander zugekehrten Seiten der Großzehe und der zweiten Zehe innerviert.

Lappenplanung

Bei der präoperativen Planung muß zuerst ein Gefäßstatus des betreffenden Beines bzw. Fußes erhoben werden. Eine arterielle Verschlußkrankheit bzw. Claudicatio intermittens bedeutet eine Kontraindikation für die Lappenentnahme. Es muß ferner gewährleistet sein, daß für die Durchblutung des Fußes bei der Entnahme der A. dorsalis pedis die A. tibialis posterior oder die A. peronaea ausreicht. Allein ein tastbarer Puls über der A. tibialis posterior und der A. dorsalis pedis genügt nicht für die Annahme der Durchgängigkeit beider Gefäße, da bei höher gelegener Stenose oder Verschluß im Unterschenkelbereich eine retrograde Durchblutung des betreffenden Gefäßes vorliegen kann. Es muß also bei komprimierter A. tibialis posterior der Puls über der A. dorsalis pedis, bei komprimierter A. dorsalis

Dorsalis-pedis-Lappen 31

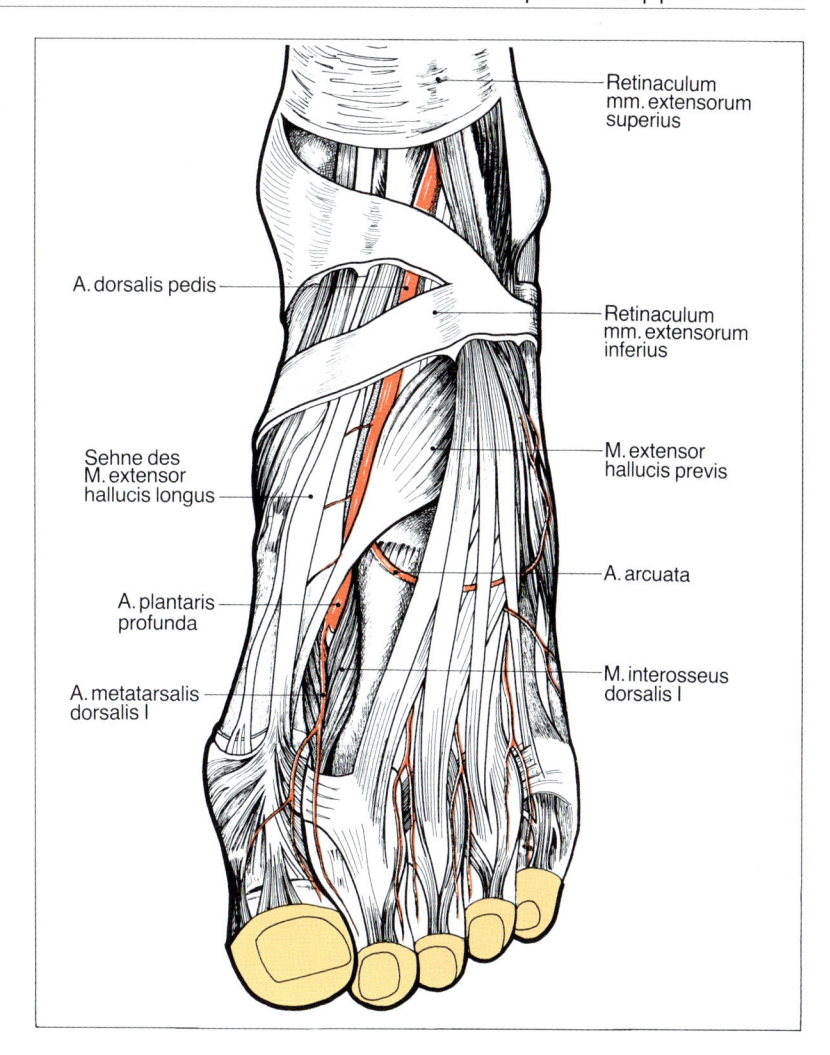

Abb. 2.12 Auf Höhe des Sprunggelenks verläuft die A. dorsalis pedis unter dem Retinaculum extensorum hindurch. Im weiteren Verlauf unterkreuzt sie die Sehne des M. extensor hallucis previs und zweigt sich distal davon in die A. metatarsalis dorsalis I und die A. plantaris profunda auf, die zur Fußsohle zieht. Die A. plantaris profunda tritt zwischen den beiden Köpfen des M. interosseus dorsalis I zum Arcus plantaris der A. plantaris lateralis hindurch.

pedis der Puls über der A. tibialis posterior zu tasten sein. Erst wenn bei Kompression eines der Gefäße noch ein Puls im jeweils anderen zu tasten ist, kann man davon ausgehen, daß beide Gefäße orthograd durchgängig sind. In Zweifelsfällen ist eine Doppler-Sonographie oder Arteriographie angezeigt, um die Durchblutungssituation zu klären.

Der Verlauf der A. dorsalis pedis wird nach dem Tastbefund eingezeichnet (Abb. 2.13), gegebenenfalls auch die proximalen Hautvenen, d. h. die Zuflüsse zur V. saphena magna. Da der Lappen sehr dünn ist, kann die nötige Lappengröße präoperativ exakt eingeschätzt und entsprechend geschnitten werden; dabei muß mit einer

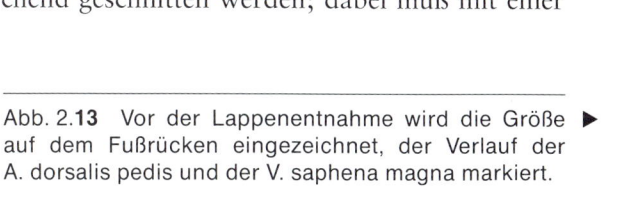

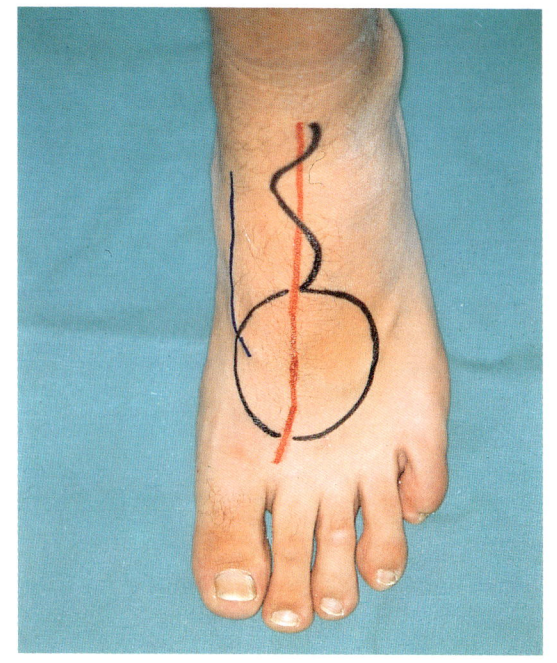

Abb. 2.13 Vor der Lappenentnahme wird die Größe ▶ auf dem Fußrücken eingezeichnet, der Verlauf der A. dorsalis pedis und der V. saphena magna markiert.

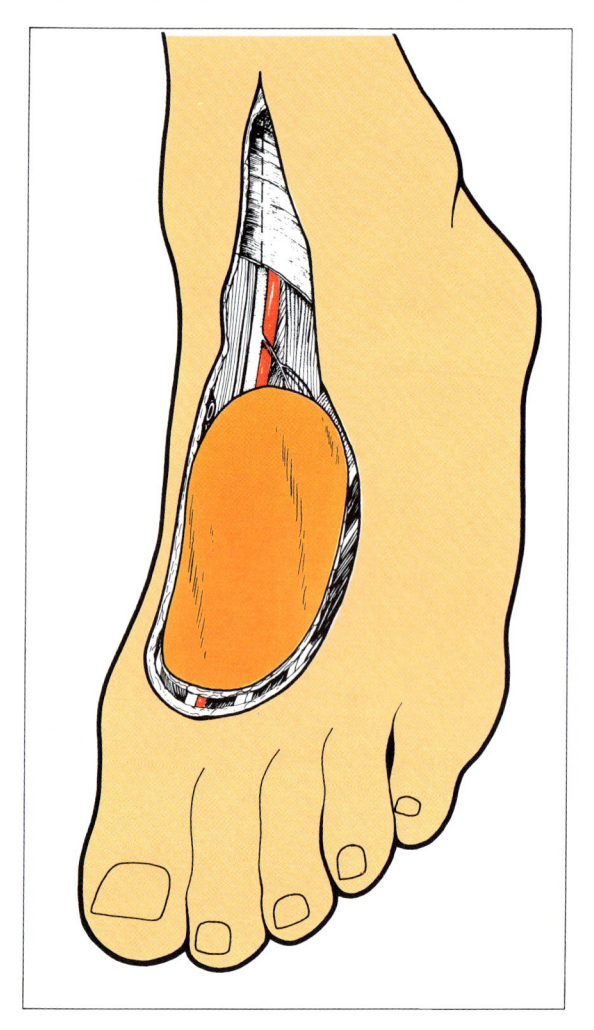

Abb. 2.14 Der Lappen wird zunächst umschnitten mit Schnittführung nach kranial über das Retinaculum extensorum hinaus, das bei der späteren Präparation durchtrennt wird (gestrichelte Linie). Im distalen Lappenbereich ist zwischen der Großzehe und der zweiten Zehe im subkutanen Gewebe der Interdigitalfalte die A. metatarsalis I darzustellen.

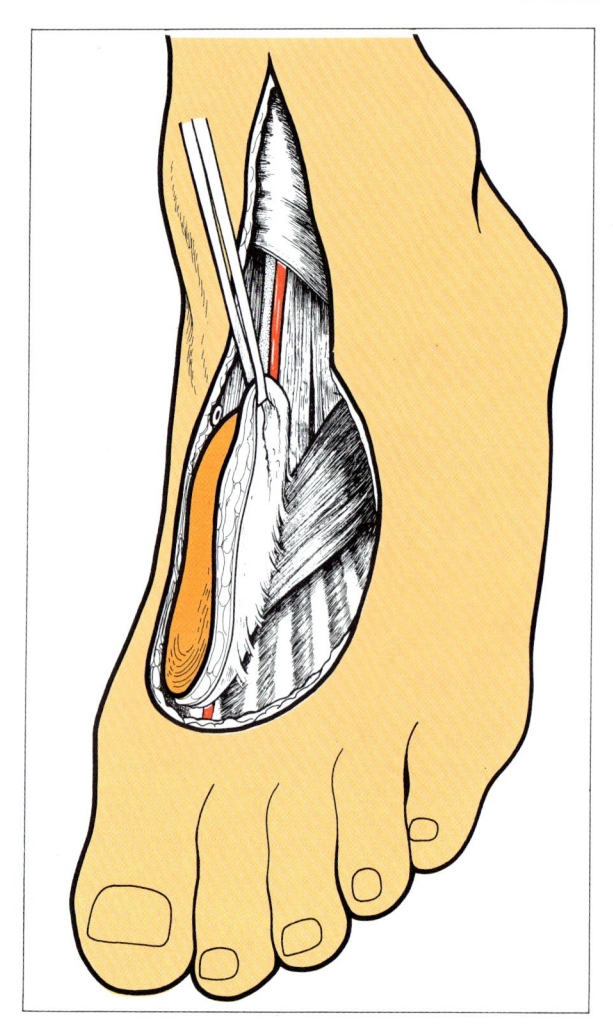

Abb. 2.15 Die Präparation des Lappens erfolgt von lateral nach medial, wobei bis auf das Paratenon der Strecksehnen inzidiert wird. Der Lappen wird bis auf die Sehne des M. extensor digitorum longus der zweiten Zehe gehoben. Nachdem der Lappen zurückgeklappt ist, wird weiter von distal nach proximal präpariert.

Schrumpfung von bis zu einem Fünftel der Lappenfläche gerechnet werden. Es hat sich gezeigt, daß die Präparation von lateral nach medial und von distal nach proximal am günstigsten ist. Die Lappengröße wird auf dem Fußrücken so eingezeichnet (Abb. 2.13), daß die Achse über dem Metatarsale II liegt.

Lappenentnahme

Der Lappen wird im eingezeichneten Bereich umschnitten; dann beginnt die Präparation von lateral nach medial (Abb. 2.14, 2.15). Die Inzision erfolgt bis auf das Paratenon der Strecksehnen, das sorgfältig geschont werden muß. Der Lappen wird bis zur Sehne des M. extensor digitorum longus der zweiten Zehe gehoben. Danach präpariert man ihn vom distalen Rand, indem die A. metatarsale dorsalis I am distalen Lappenrand, wo sie oberflächlich auf der interossären Muskulatur aufliegt, aufgesucht und durchtrennt wird (Abb. 2.16). Damit sich die Arterie nicht vom Lappen löst und dadurch die Durchblutung gefährdet wird, näht man den distalen Stumpf ans Subkutangewebe an. Verläuft die A. metatarsale dorsalis I im M. interosseus dorsalis I, so wird dieser mit dem Lappen entnommen. Der Lappen muß jetzt von medial bis zur Sehne des M. extensor hallucis longus gehoben werden (Abb. 2.17). Die Präparation erfolgt

Dorsalis-pedis-Lappen 33

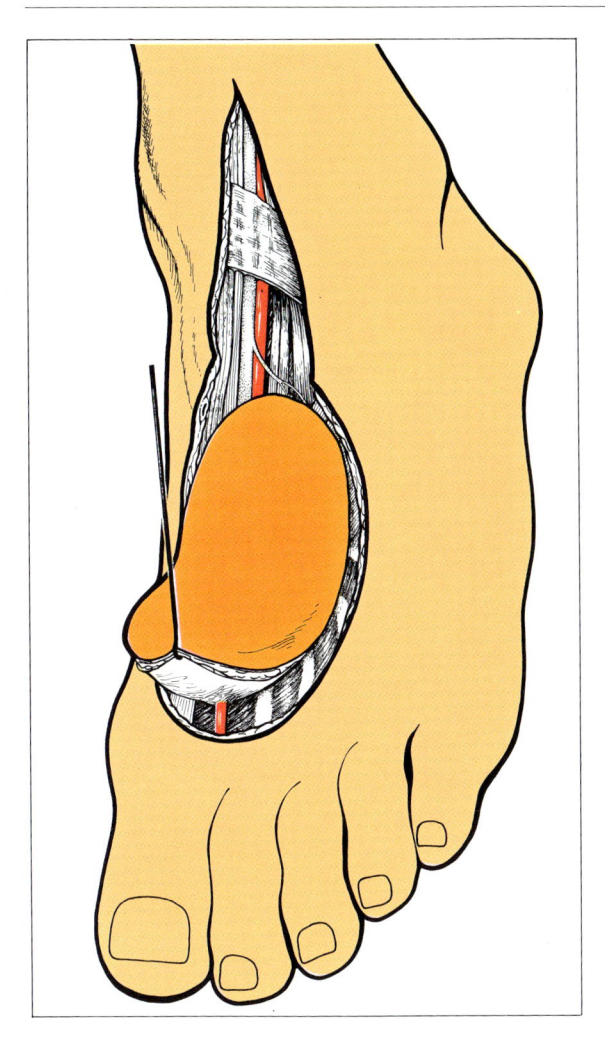

Abb. 2.**16** Die A. metatarsale dorsalis I wird am distalen Lappenrand, auf der interossären Muskulatur, aufgesucht und durchtrennt. Verläuft sie im M. interosseus dorsalis I, so wird dieser mit entnommen.

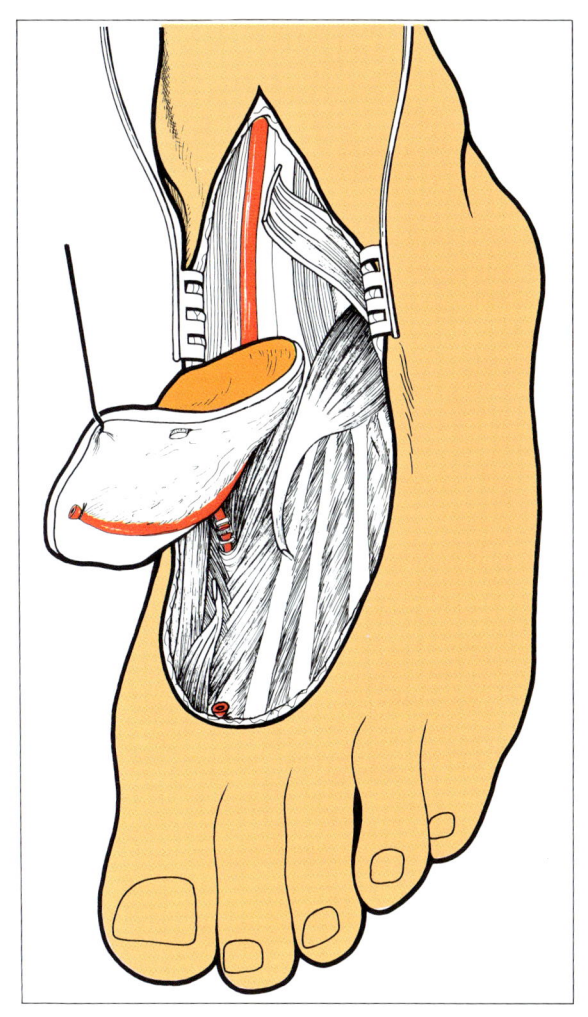

Abb. 2.**17** Die weitere Präparation erfolgt von medial bis zur Sehne des M. extensor hallucis longus, dann entlang der A. metatarsale dorsalis I bis zum Abgang der A. plantaris profunda aus der A. dorsalis pedis. Nach der Unterbindung der A. plantaris profunda läßt sich der Gefäßstiel nach proximal einfach entwickeln, nachdem die Sehne des M. extensor hallucis previs durchtrennt wurde. Da der Gefäßstiel proximal das Retinaculum extensorum unterkreuzt, muß dieses durchtrennt werden.

danach entlang der A. metatarsale dorsalis I bis zum Abgang der A. plantaris profunda aus der A. dorsalis pedis. Ist der Abgang der A. plantaris profunda zur plantaren arteriellen Versorgung identifiziert, läßt sich der weitere Gefäßstiel, der als Leitlinie für die Dissektion des Lappens bis in die Interdigitalfalten I und II herangezogen wird, nach proximal einfach entwickeln. Es ist stets zu bedenken, daß die zarten, parallel verlaufenden Vv. comitantes nicht verletzt werden dürfen. Abgehende Äste sind so zu ligieren, daß die Ligaturen die Vv. comitantes nicht einengen. Die Verwendung von Gefäßclips kann das Vorgehen sehr beschleunigen. Bei der Präparation des Lappens muß immer die Sehne des M. extensor hallucis brevis, der über die A. dorsalis pedis proximal des Abgangs der A. plantaris profunda hinwegzieht, durchtrennt werden. Dies ist jedoch ohne Spätfolgen möglich, da diese Sehne keine wesentliche Funktion besitzt. Danach kann der Gefäßstiel problemlos nach proximal weiterverfolgt werden. In Höhe des Sprunggelenks werden die Retinacula der Streckersehnen durchtrennt. Sie müssen jedoch beim Defektverschluß nach Entnahme des Lappens wieder zusammengenäht werden. Ist der Gefäßstiel besonders lang zu entnehmen, so wählen wir S-förmig verlaufende Hautschnitte an der Ventralseite des dista-

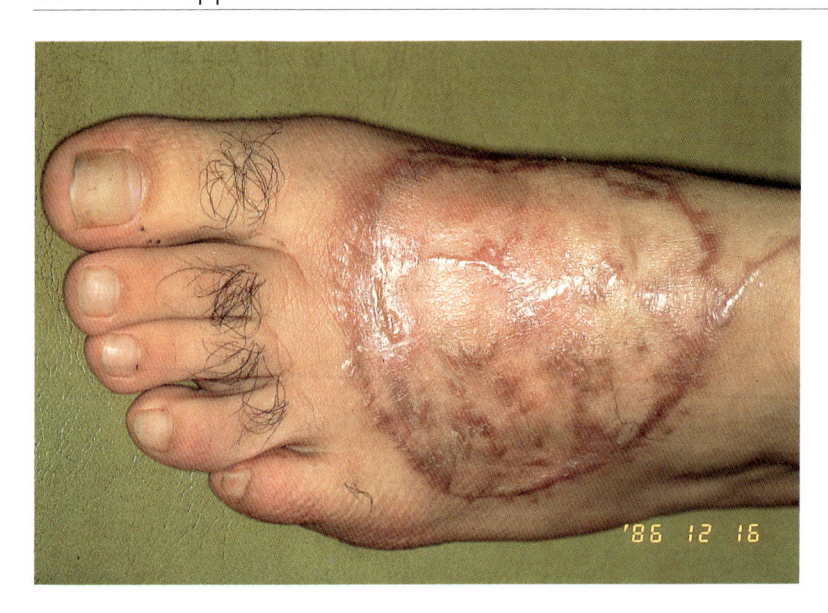

Abb. 2.18 Verschluß der Entnahmestelle mit Spalthaut, 3 Monate postoperativ.

len Unterschenkels. Wenn der Dorsalis-pedis-Lappen mit sensiblem Anschluß verwendet werden soll, ist dies unter Einbeziehung eines R. superficialis des N. peronaeus möglich. Dieser zieht von lateral in Höhe des Malleolus lateralis nach medial oberhalb der oberflächlichen Faszie und versorgt die Haut des Fußrückens bis zu den proximalen Bereichen der Zehen. Der tiefe Ast des N. peronaeus verläuft zusammen mit der A. dorsalis pedis und versorgt die Haut des ersten Interdigitalraumes.

Verschluß des Entnahmedefekts

Prinzipiell muß bei der Lappenentnahme darauf geachtet werden, daß das peritendinöse Gewebe geschont wird, um Schädigungen der Strecksehnen zu vermeiden, aber auch um das Anheilen der Spalthaut zu gewährleisten (Abb. 2.18).

Zum Verschluß der Entnahmestelle verwenden wir exakt eingepaßte Spalthaut mit einer Dicke von 0,4–0,6 mm unter einem Bolusverband, der einen guten Kontakt zwischen Transplantat und Wundgrund gewährleistet, da insbesondere der Raum zwischen Metatarsale I und II nach der Lappenhebung tief ist. Eine sorgfältige Hämostase vor Auflage der Spalthauttransplantate ist erforderlich, um subkutane Hämatome zu vermeiden. Wir setzen bei der Lappenhebung keine Blutsperren ein, um die Hämostase bereits bei der Präparation vornehmen zu können.

Der größte Nachteil des Dorsalis-pedis-Lappens ist der Hebedefekt, der zur Immobilisierung des Patienten führt und so einem Heilungsverlauf vor allem bei Risikopatienten abträglich sein kann (Lungenfunktion, Thromboserisiken). Die Spenderextremität kann 14 Tage lang nicht belastet werden; für 5 Tage verordnen wir sogar absolute Bettruhe, danach wird erstmals der Bolusverband entfernt. Ist die Haut reizlos angeheilt, beginnen wir mit den ersten passiven Bewegungsübungen im Bett. Ab dem 14. Tag kann der Patient voll mobilisiert werden.

Literatur

Gilbert, A.: Composite tissue transfers from the foot: anatomic basis and surgical technique. In Daniller, A., B. Strauch: Symposium on Microsurgery, Vol. 15. Mosby, St. Louis 1976

Huber, J. F.: The arterial network supplying the dorsum of the foot. Anat. Rec. 80 (1941) 343

Man, D., R. D. Acland: The microarterial anatomy of the dorsalis pedis flap and its clinical application. Plast. reconstr. Surg. 65 (1980) 419

McCraw, J. B., L. T. Furlow jr.: The dorsalis pedis arterialized flap. A clinical study. Plast. reconstr. Surg. 55 (1975) 177

Morrison, W. A., B. McC. O'Brien, A. M. MacLeod: The foot as a donor site in reconstructive microsurgery. Wld J. Surg. 3 (1979) 43–52

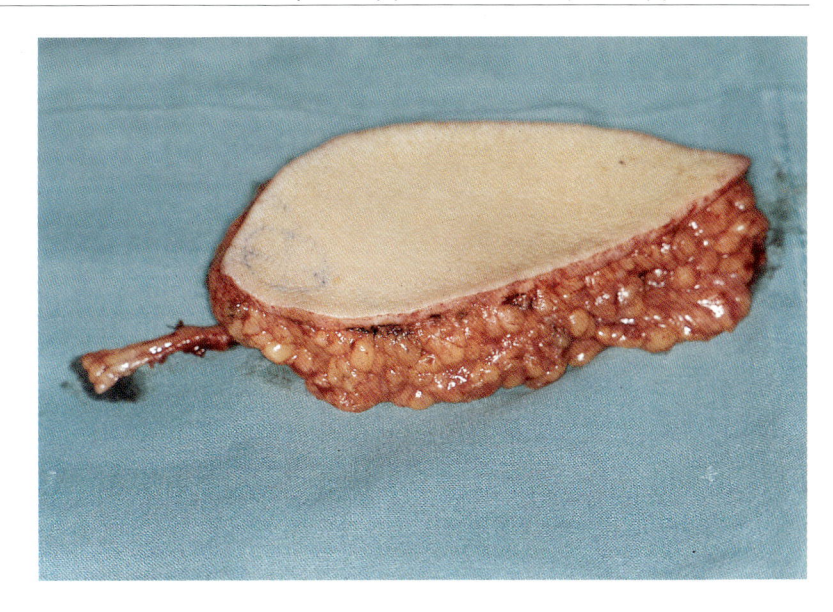

Abb. 2.**19** Skapulalappen mit kurzem Gefäßstiel, der durch eine alleinige Präparation zwischen M. teres major und M. teres minor entnommen wurde.

Skapulalappen, Paraskapulalappen

Der Skapulalappen (Abb. 2.**19**) wurde 1980 von Dos Santos beschrieben. Als kutanes Transplantat erfreut er sich wegen seines zuverlässigen Gefäßstiels großer Beliebtheit. Die A. circumflexa scapulae mit Begleitvenen stellt ein großkalibriges Gefäß dar, das ideale Voraussetzungen für eine Mikrogefäßanastomose bietet. Der Gefäßstiel kann bis zu 10 cm lang gewählt werden, wenn die A. subscapularis mit einbezogen wird. Die Dicke des Lappens ist individuell sehr unterschiedlich, jedoch ist er meist dünner als der Leistenlappen. Der Skapulalappen kann sowohl zur Augmentation im Gesichtsbereich als auch zur Rekonstruktion nach Exzision größerer Tumoren im äußeren Kopf-Hals-Bereich verwendet werden. Zusammen mit einem Knochensegment dient er zur Rekonstruktion des Unterkiefers. In fast allen Fällen ist es möglich, den Entnahmedefekt primär zu verschließen. Da jedoch, je nach der Spannung, die auf der Naht liegt, sehr breite Narben entstehen können, ist vor allem für Frauen das kosmetische Ergebnis des Entnahmedefekts oft nicht ganz befriedigend.

Gefäßanatomie

Die A. subscapularis, die aus der A. axillaris hervorgeht, teilt sich in die A. thoracodorsalis und die A. circumflexa scapulae (Abb. 2.**20**). Die A. circumflexa scapulae zieht durch die Muskellücke zwischen M. teres major und M. teres minor hindurch zur Haut über dem Schulterblatt

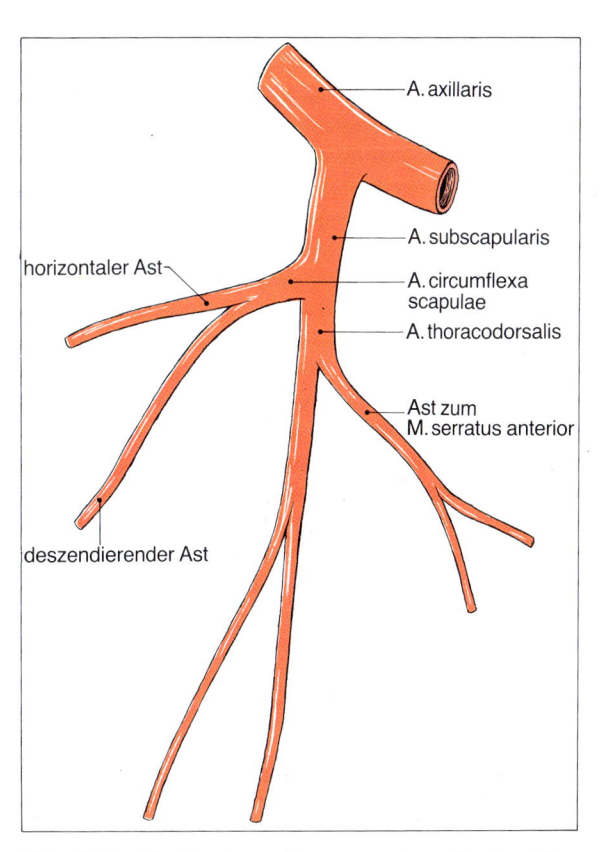

Abb. 2.**20** Die A. circumflexa scapulae, die den Skapula- bzw. den Paraskapulalappen versorgt, geht aus der A. subscapularis hervor, ungefähr 2–4 cm distal der A. axillaris.

(Abb. 2.**21**). Sie läuft dabei über den lateralen Skapularand und gibt Äste zum Knochen ab. Die A. circumflexa scapulae verzweigt sich in zwei

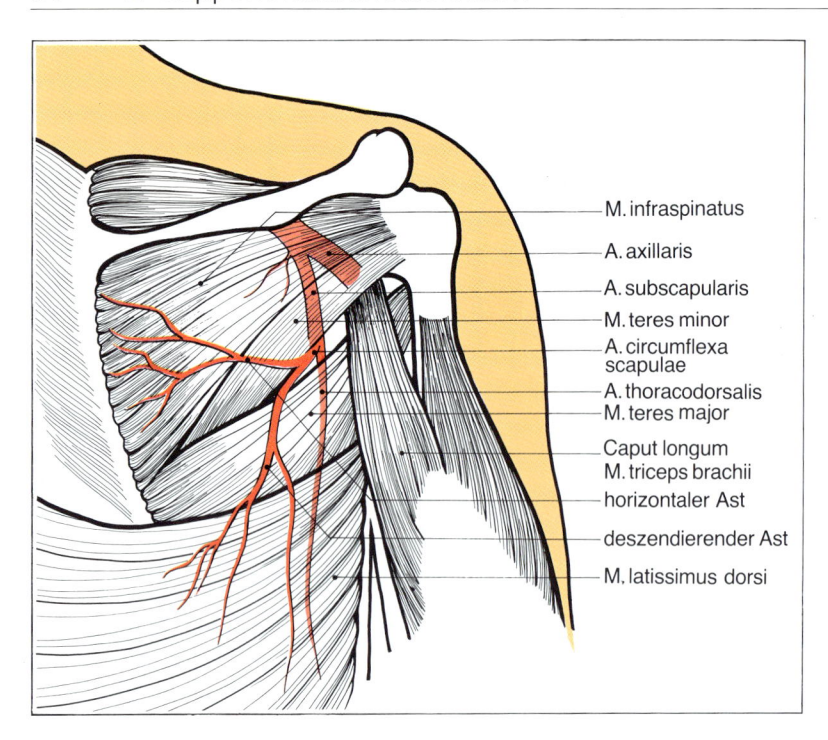

Abb. 2.21 Die A. circumflexa scapulae zieht durch die Muskellücke zwischen M. teres major und M. teres minor hindurch über den lateralen Skapularand in das Subkutangewebe der Haut über dem Schulterblatt. Sie teilt sich kurz nach diesem Durchtritt in einen horizontal verlaufenden und einen deszendierenden Ast auf.

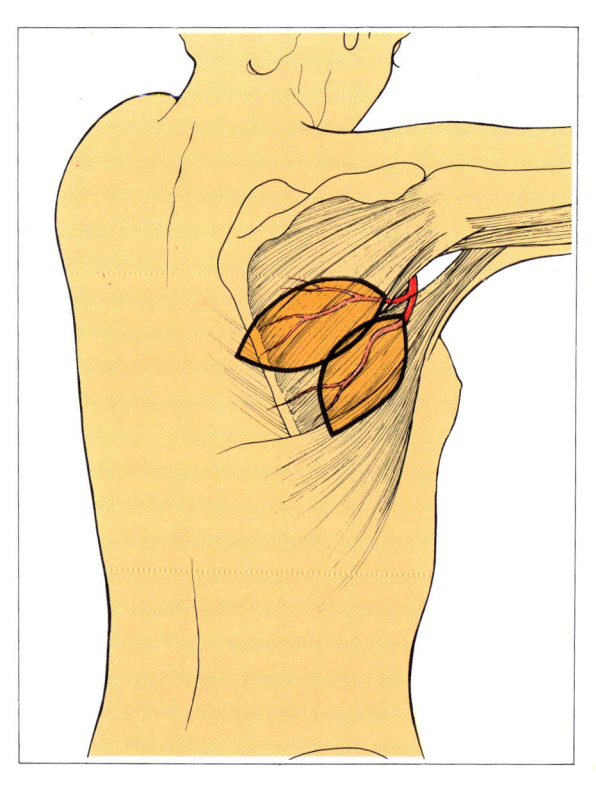

Abb. 2.22 Der Lappen kann als Skapulalappen mit einer Hautinsel, deren Achse parallel zur Spina scapulae verläuft und vom horizontalen Ast der A. circumflexa scapulae versorgt wird, gehoben werden. Die Achse des Paraskapulalappens verläuft parallel zum lateralen Skapularand und wird vom deszendierenden Ast der A. circumflexa scapulae versorgt.

weitere Gefäßäste, einen schräg horizontal und einen schräg vertikal verlaufenden Ast. Die beiden Äste sind die ernährenden Gefäße des Skapula- bzw. des Paraskapulalappens. Die A. subscapularis hat einen Durchmesser von ca. 3 bis 4 mm, die A. circumflexa scapulae von 2–3 mm.

Lappenplanung

Die Entnahme des Lappens erfolgt in Seitenlage des Patienten. Der Arm sollte dabei in Abduktionsstellung gebracht werden.

Zuerst werden die anatomischen Leitstrukturen eingezeichnet (Abb. 2.22, 2.23), und zwar die Spina scapulae, der Angulus inferior und der laterale Skapularand. Die Muskellücke zwischen den Mm. teres minor und major, die am lateralen Skapularand getastet werden kann, wird ebenso markiert. Durch diese Muskellücke, die nach kranial zusätzlich noch durch den langen Kopf des M. triceps begrenzt wird, tritt der Gefäßstiel aus. Dort ist der Punkt, durch den die Achse sowohl des Skapula- als auch des Paraskapulalappens läuft. Die Achse des Skapulalappens findet sich parallel zur Spina scapulae, die des Paraskapulalappens parallel zur lateralen Kante der Skapula. Die Form des Lappens sollte so gewählt werden, daß die Enden spitz zusammentreffen, damit der Entnahmedefekt wieder direkt verschlossen werden kann.

Skapulalappen, Paraskapulalappen

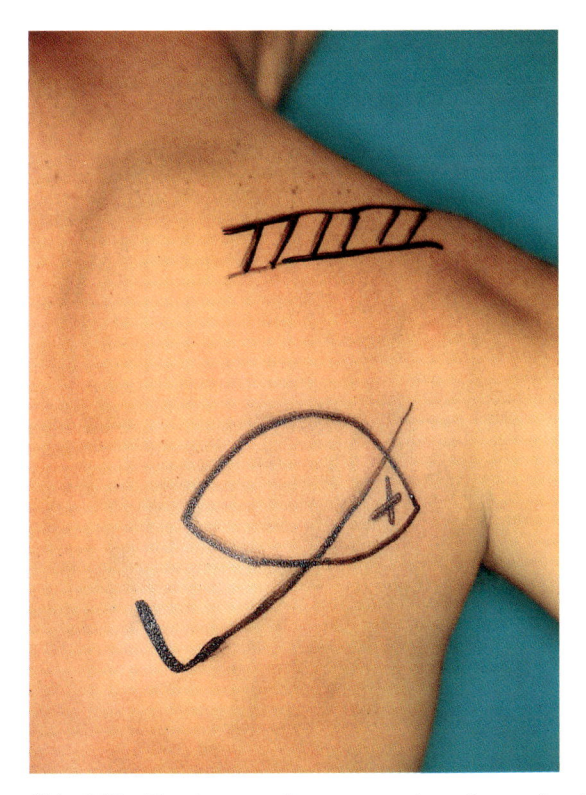

Abb. 2.**23** Zur Lappenplanung werden die anatomischen Leitstrukturen eingezeichnet, und zwar die Spina scapulae, der Angulus inferior und der laterale Skapularand. Dann wird die Muskellücke zwischen M. teres major und M. teres minor als Stelle des Gefäßdurchtritts markiert.

Abb. 2.**24** Die Präparation des Lappens beginnt medial mit Inzision bis auf die Faszie des M. infraspinatus.

Lappenentnahme

Die Präparation des Lappens beginnt medial; dabei wird bis auf die Faszie des M. infraspinatus inzidiert, diese jedoch auf dem Muskel belassen (Abb. 2.**24**). Von laterokaudal wird dann in Richtung des Gefäßstiels, der durch kleine Hautäste zu erkennen ist (Abb. 2.**25**), präpariert. Jetzt werden die Gefäße zwischen den Mm. teres minor und major dargestellt, wobei beide Muskeln mit Retraktoren weit auseinandergezogen werden müssen, um eine angemessene Länge des Gefäßstiels herauspräparieren zu können (Abb. 2.**26**). Der Lappen kann nun vollständig umschnitten werden. Es sind mehrere Gefäßäste zu unterbinden, die in die Muskulatur und in die Skapula ziehen. So läßt sich ein Gefäßstiel von ca. 6–8 cm Länge gewinnen. Eine Verlängerung des Gefäßstiels unter Einbeziehung der A. subscapularis ist über diesen Zugang jedoch nicht möglich. Wird dieses Vorgehen gewünscht, muß ein zweiter Weg über die Axilla gefunden werden, bei dem die A. circumflexa scapulae zusammen mit der A. subscapularis bis zur A. axillaris entnommen wird.

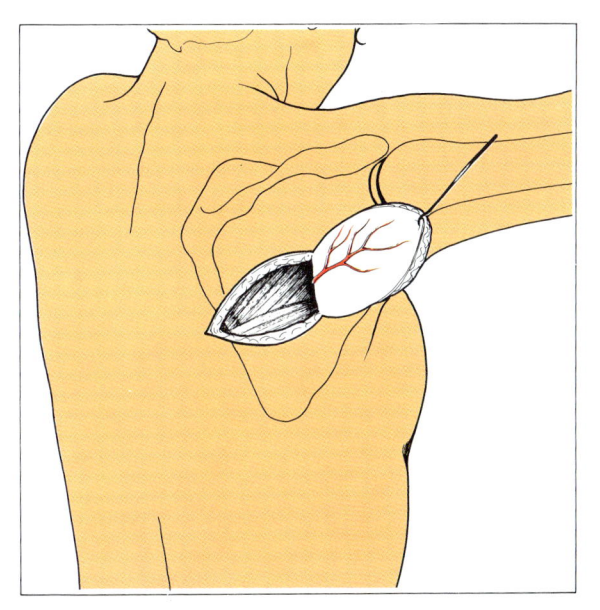

Abb. 2.**25** Der Lappen wird im weiteren Verlauf von laterokaudal präpariert, bis man auf den Gefäßstiel trifft.

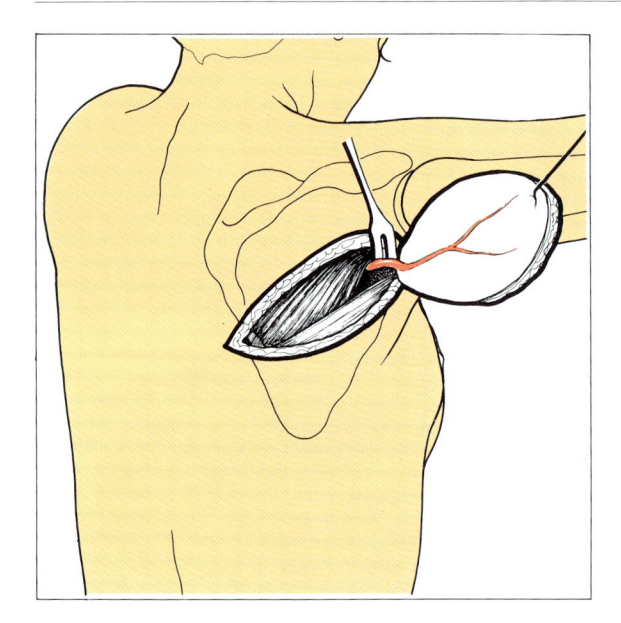

Abb. 2.**26** Der Gefäßstiel wird in die Muskellücke zwischen M. teres major und M. teres minor verfolgt; dazu werden beide Muskeln auseinandergehalten. Es finden sich einige Gefäßabgänge, die zum lateralen Skapularand ziehen. Wird lediglich ein kutaner Lappen benötigt, so können diese Gefäße durchtrennt werden. Bei der Entnahme eines Knochensegments müssen sie jedoch geschont werden.

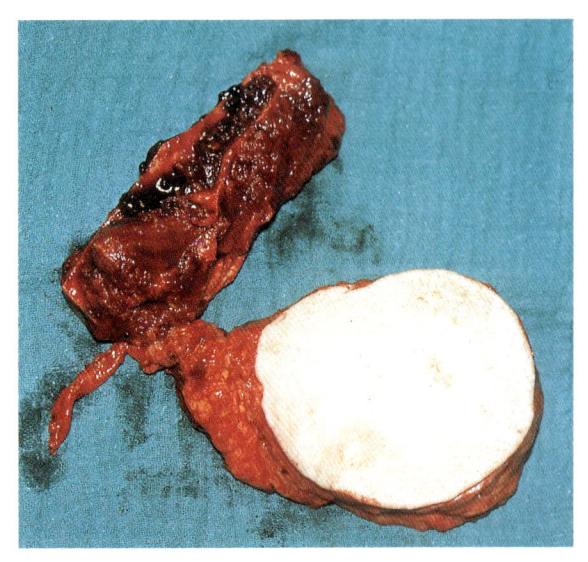

Abb. 2.**27** Osteokutaner Skapulalappen, dessen Gefäßstiel durch einen kombinierten Zugang über die Axilla entnommen wurde und somit bis zur A. und V. axillaris präpariert werden konnte.

Steht bereits bei der Lappenentnahme fest, daß ein langer Gefäßstiel notwendig sein wird, so kann der erste Schritt der Präparation von der Axilla aus erfolgen, wobei die A. subscapularis und in deren Verlängerung die A. thoracodorsalis dargestellt werden (Abb. 2.20). Der erste größere Gefäßabgang nach dorsal, die A. circumflexa scapulae, wird medial unter dem humerusnahen Ansatz des M. latissimus dorsi hindurch nach dorsal hin verfolgt. Dann erst beginnt die Umschneidung des Lappens in der oben beschriebenen Weise. Ist der Lappen vollständig präpariert, so kann er durch die Muskellücke zwischen den Mm. teres major und minor hindurch in Richtung Axilla gezogen werden. Nach Unterbinden einiger kleiner Gefäße und der A. thoracodorsalis wird der Gefäßstiel bis zur A. axillaris präpariert und abgesetzt. Auf diese Weise entsteht ein Gefäßstiel mit einer Länge von bis zu 10 cm.

Der Skapulalappen kann zusammen mit einem Knochensegment aus der Skapula entnommen werden (Abb. 2.**27**). Dieses wird entweder aus dem lateralen Rand der Skapula oder aus der Spina scapulae gewonnen. Wir bevorzugen die Entnahme aus dem lateralen Rand der Skapula (Abb. 2.**28**). Bei der Präparation, die in der eben beschriebenen Weise bis zum Eintritt des Gefäßstiels durch die Muskellücke zwischen M. teres minor und M. teres major erfolgt, muß am lateralen Rand der Skapula auf kleine, von der A. circumflexa scapulae in den Knochen zie-

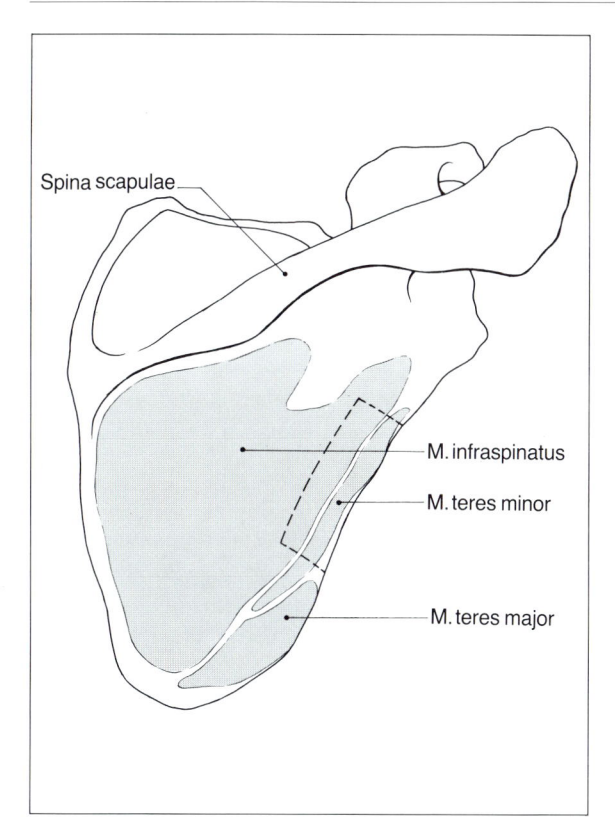

Abb. 2.28 Der laterale Skapularand eignet sich besonders zur Entnahme eines entsprechend großen Knochensegments.

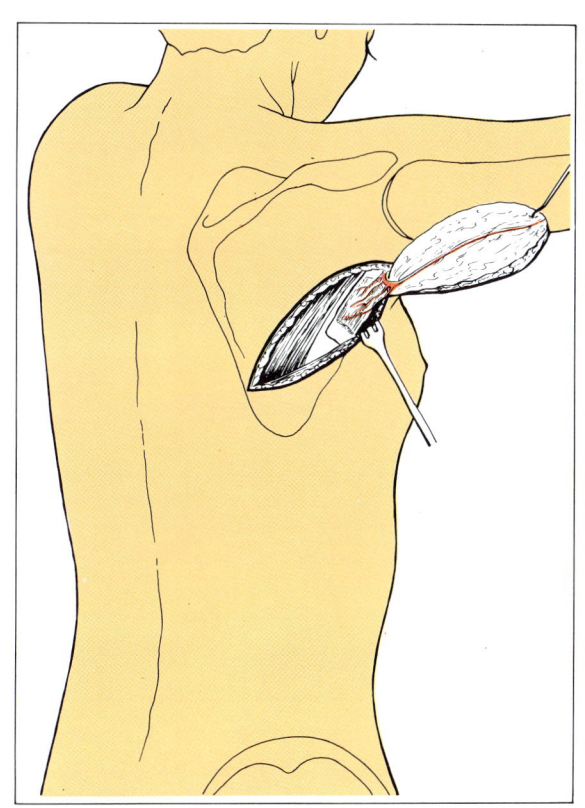

Abb. 2.29 Zur Entnahme eines Knochensegments aus der Skapula muß der M. infraspinatus vom Knochen nach medial abgeschoben werden. Um die Gefäßversorgung des Knochensegments nicht zu gefährden, muß am lateralen Rand der Skapula ein Muskelsaum, bestehend aus Teilen der M. teres major und minor, belassen bleiben. Ist das Knochenfragment ausreichend freigelegt, so kann es mit der oszillierenden Säge entfernt werden. Der an der Rückfläche der Skapula in diesem Bereich ansetzende M. subscapularis wird dort abgetrennt.

hende Gefäße geachtet werden. Die gewünschte Länge des Knochensegments wird am lateralen Rand der Skapula markiert oder durch Auflage einer Schablone festgelegt. Etwa 3–4 cm medial des lateralen Skapularandes wird der M. infraspinatus bis auf das Periost eingeschnitten und mit einem Raspatorium im Bereich der geplanten Knocheninzision von der Skapula abgehoben (Abb. 2.**29**). Da der M. infraspinatus im unteren Teil meist mit dem M. teres minor fest verwachsen ist, müssen dort beide voneinander getrennt werden. Um den Gefäßeintritt in den Knochen nicht zu gefährden, sollte am lateralen Skapularand ein ca. 1–2 cm breiter Muskelstreifen (M. teres minor) erhalten bleiben. Das Knochenstück wird mit einer oszillierenden Säge entfernt, wobei im kranialen Bereich auf das Labrum glenoidalis geachtet werden muß, um die Gelenkstrukturen der Schulter nicht zu verletzen. Das Knochensegment wird vorsichtig von kranial nach kaudal abgehoben und vom darunterliegenden M. subscapularis abgetrennt unter Belassen eines kleinen Muskelstreifens.
Der Defektverschluß erfolgt primär nach Unterminieren der umgebenden Haut.

Literatur

Baker, S. R., M. J. Sullivan: Osteocutaneous free scapular flap for one stage mandibular reconstruction. Arch. Otolaryngol. 114 (1988) 267–277

Barwick, W. J., D. J. Goodkind, B. Serafin: The free scapular flap. Plast. reconstr. Surg. 69 (1982) 779

Dos Santos, L. F.: The vascular anatomy and dissection of the free scapular flap. Plast. reconstr. Surg. 73 (1982) 59

Gilbert, A., L. Teot: The free scapular flap. Plast. reconstr. Surg. 69 (1982) 601

Mayou, B. J., D. Whitby, B. M. Jones: The scapular flap – an anatomical and clinical study. Brit. J. plast. Surg. 35 (1982) 8

Nassif, T. M., L. Vidal, J. L. Povet, J. Baudet: The parascapular flap: a new cutaneous microsurgical free flap. Plast. reconstr. Surg. 69 (1982) 591–600

Urbaniak, J. R., L. A. Koman, R. D. Goldner, N. B. Armstrong, J. A. Nunley: The vascularized cutaneous scapular flap. Plast. reconstr. Surg. 69 (1982) 772–778

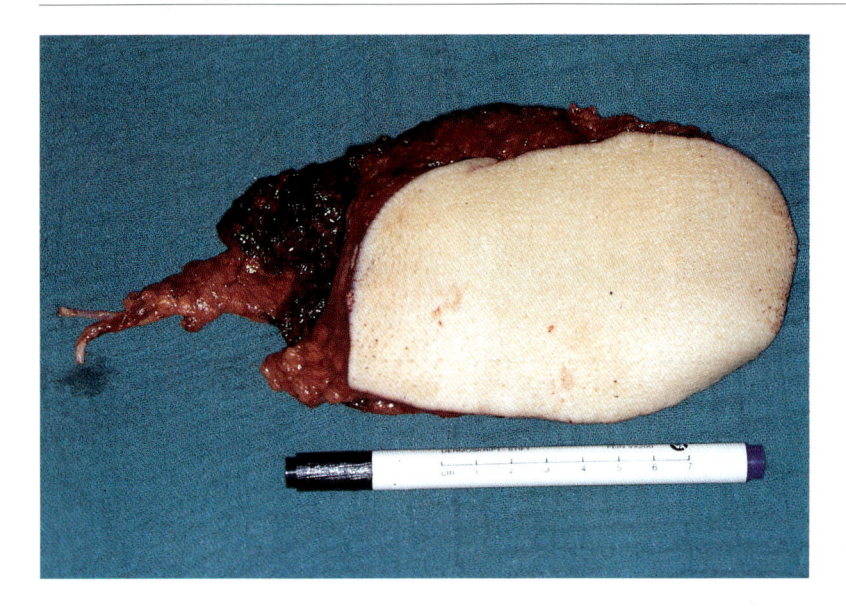

Abb. 2.**30** Latissimus-dorsi-Lappen mit A. und V. subscapularis.

Latissimus-dorsi-Lappen

Die weltweit häufigste Anwendung unter den muskulokutanen Lappen findet der Latissimus-dorsi-Lappen (Abb. 2.**30**). Er gehört zum Standardrepertoire in der rekonstruktiven Chirurgie. Seine Besonderheit ist die Größe und Variabilität. Er eignet sich für die Defektdeckung in jedem Bereich des Körpers, da er als Composit graft mit unterschiedlichem Anteil von Muskel und Haut bzw. subkutanem Fettgewebe entnommen werden kann. Man kann ihn in einer Größe bis zu 20 × 25 × 40 cm heben. Die darüberliegende Haut wird transfaszial ernährt und muß deshalb mit dem Muskel zusammen entnommen werden. Es besteht die Möglichkeit, den Muskel allein als freies Transplantat zu verwenden (Abb. 2.**31**). Der Latissimus-dorsi-Lappen kann aber auch zusammen mit der Serratusmuskulatur und dem anhängenden Teil einer Rippe oder mit einem Skapula- oder Paraskapulalappen am selben Gefäßstiel entnommen werden. Auf diese Weise ist es möglich, komplexe Defekte mit mehreren Lappen gleichzeitig zu decken. Die physiologische Funktion des Muskels besteht in der Adduktion und Innenrotation des Armes im Schultergelenk. Ein Funktionsausfall ist in der Regel von untergeordneter Bedeutung für den Patienten. Für den Querschnittgelähmten wird er jedoch aufgrund seiner eingeschränkten Bewegungsmöglichkeiten zu einem funktionell sehr wichtigen Muskel. In diesem Fall verbietet sich die Entnahme des Latissimus-dorsi-Lappens.

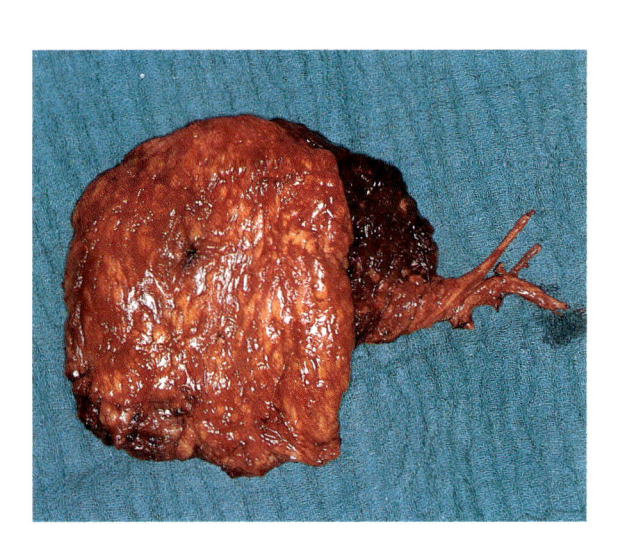

Abb. 2.**31** Reiner Latissimus-dorsi-Lappen.

Gefäßanatomie

Das Gefäßbündel, das den Muskel ernährt, stammt aus der A. und der V. axillaris. Es verläuft als A. und V. subscapularis in der Mitte der Axilla parallel zum Rand des M. latissimus dorsi nach kaudal (Abb. 2.**32**). Ca. 2–4 cm distal der A. axillaris zweigen aus der A. subscapularis die A. und V. circumflexa scapulae ab und verlaufen von da aus als A. und V. thoracodorsalis zum M. latissimus dorsi, in den sie ca. 10–12 cm von der A. axillaris entfernt einmünden (Abb. 2.**33**). Kurz vor dem Eintreten in den Muskel gibt das Gefäßbündel eine Arkade zum M. serratus anterior ab. Der M. latissimus dorsi wird von wenigstens zwei Hauptarkaden versorgt: einer

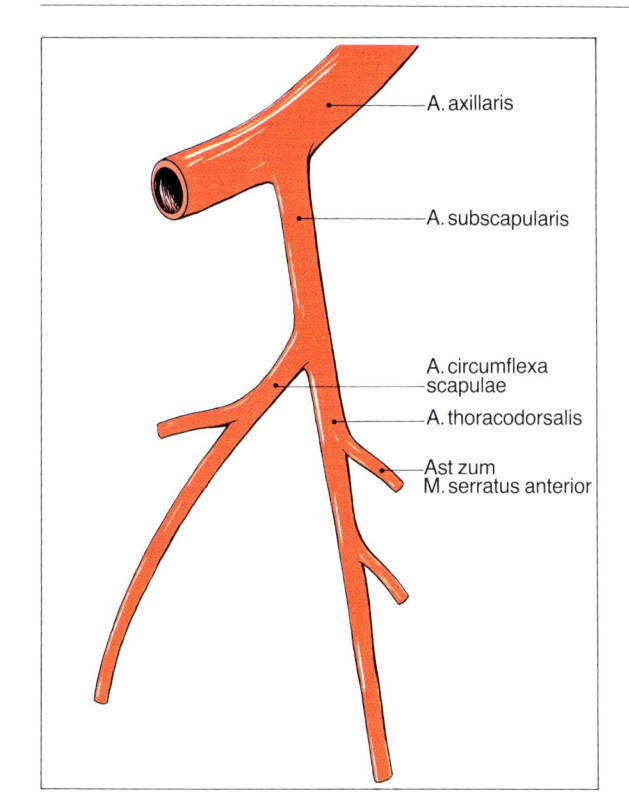

Abb. 2.32 Die A. thoracodorsalis, die den M. latissimus dorsi versorgt, geht aus der A. subscapularis in direkter Verlängerung hervor. Kurz nach dem Abgang der A. circumflexa scapulae geht ein weiteres Gefäßbündel zum M. serratus anterior nach ventral ab.

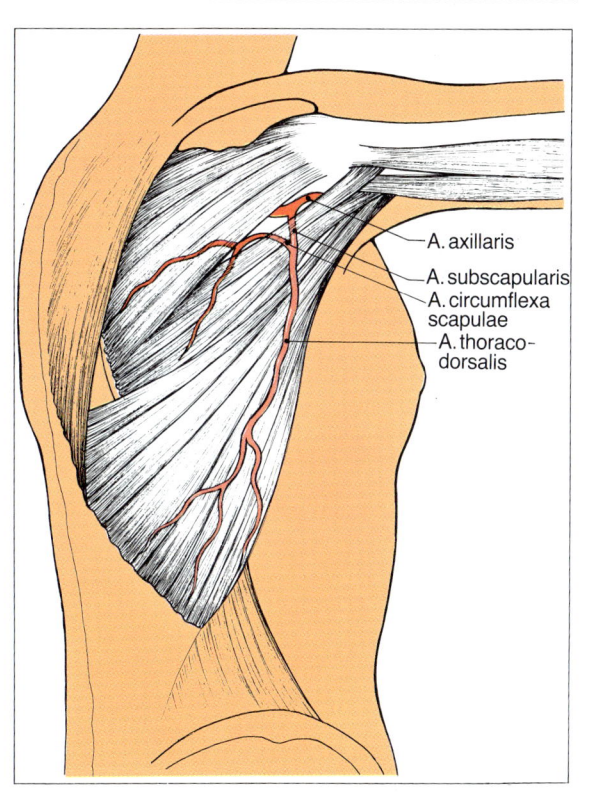

Abb. 2.33 Die A. thoracodorsalis verläuft parallel, ca. 2 cm dorsal zum Vorderrand des M. latissimus dorsi, in den sie etwa 10–12 cm distal der A. axillaris mündet.

parallelen Arkade zum Vorderrand, die man etwa 1–2 cm vom Rand entfernt auffindet, und einer weiteren, schräg verlaufenden Hauptarkade, die den dorsalen und medialen Anteil des Muskels versorgt. Aus diesem wiederum entspringen viele kleine Arkaden, die sich zum Muskelansatz und -ursprung hin erstrecken. Zum kaudalen Anteil der Muskelansätze hin finden sich mehrere Gefäßarkaden, die mit dem M. serratus anterior in Verbindung stehen und bei der Lappenhebung durchtrennt werden müssen.

Da für rekonstruktive Zwecke im Kopf-Hals-Bereich nur verhältnismäßig kleine Lappen benötigt werden, kann die Entnahme in Rückenlage des Patienten erfolgen. Der Lappen sollte direkt über dem Vorderrand des Muskels entnommen werden, da dort ca. 1–2 cm dorsal eine der Hauptarkaden verläuft, die in diesem Bereich kleine Perforansgefäße durch den Muskel hindurch zur Haut abgibt. Die Gefäßkaliber der ernährenden Lappengefäße sind je nach Entnahme des Stiels unterschiedlich. Wird bis zur A. axillaris präpariert, so kann die Arterie bis zu 4 mm im Durchmesser besitzen. Jenseits des Abgangs der A. circumflexa scapulae beträgt der Durchmesser durchschnittlich 2,5 mm, und am Eintritt in den Muskel ist die A. thoracodorsalis in der Regel weniger als 2 mm dick. Die Venen sind bis zum Abgang der A. circumflexa scapulae häufig paarweise vorhanden, vereinen sich aber dann zur Axilla hin zu einer gemeinsamen Vene. Diese kann bis zu 4 mm im Durchmesser aufweisen. Die Länge des Gefäßstiels beträgt bis zu 14 cm.

Begleitend zum Gefäßstiel verläuft der N. thoracodorsalis, der bei der Lappenhebung nicht geschont werden kann, aber auch keinen wesentlichen Funktionsausfall zur Folge hat.

Lappenplanung

Bei der präoperativen Lappenplanung muß das Verhältnis Haut zu Muskel genau bestimmt werden. Je nachdem, ob mehr Muskel oder Haut

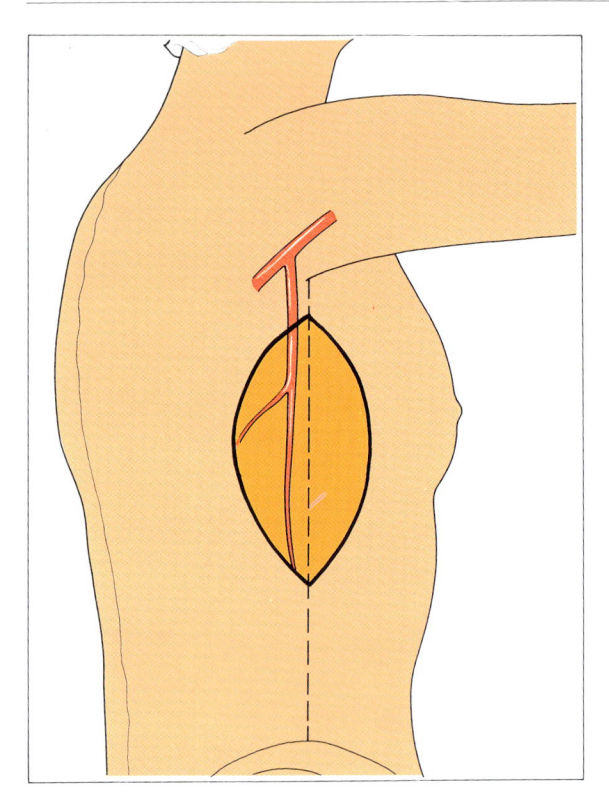

Abb. 2.34 Die Achse des Lappens liegt ca. 2 cm dorsal des Vorderrandes des M. latissimus dorsi, wobei die Hautinsel weiter nach ventral entnommen werden kann. Die Entnahme des Lappens am Vorderrand des Muskels ist ideal, da dort eine hohe Dichte an Perforansgefäßen zu erwarten ist.

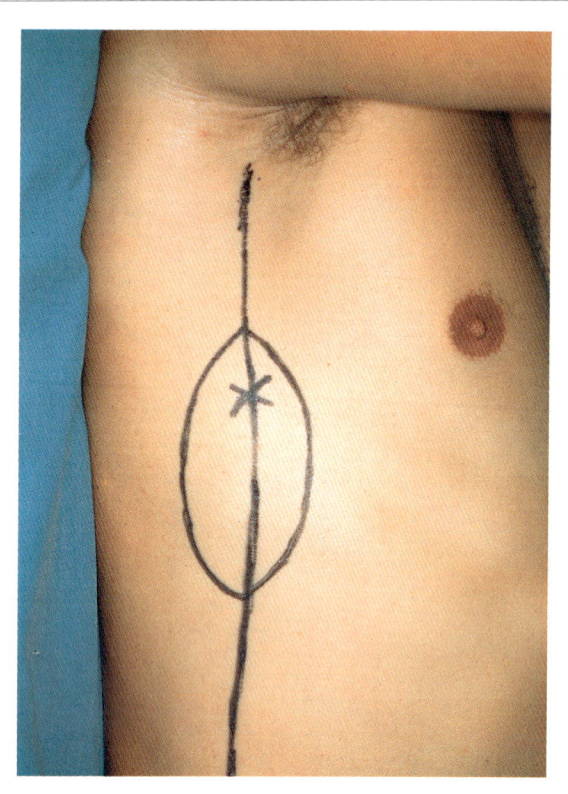

Abb. 2.35 Zur Lappenplanung wird eine Linie von der hinteren Axillarfalte bis zur Mitte der Spina iliaca gezogen und der Eintritt des Gefäßstiels ca. 10–12 cm distal der Axilla auf dieser Linie markiert.

benötigt wird, kann der Lappen variiert werden. Ist mehr Haut als Muskel gewünscht, so empfiehlt es sich, den vorderen Muskelrand als Basis zu wählen mit einer Hautinsel darüber, die weit nach ventral reichen kann, und zwar bis ca. 10 cm bei einem Muskelstreifen von ca. 5 cm Breite (Abb. 2.34). Es können auch mehrere Hautareale getrennt voneinander auf einem Muskellappen entnommen werden, so daß sich auf diese Weise viele rekonstruktive Möglichkeiten bieten. Man sollte sich aber streng an die Vorderkante des Muskels halten, da dort die meisten die Haut versorgenden Perforansgefäße vorhanden sind. Präoperativ läßt sich der ventrale Muskelrand problemlos bestimmen. Seine Vordergrenze wird durch Abstemmen des Oberarms gegen die Hüfte sicht- und tastbar.

Zunächst wird eine Linie von der Mitte des Beckenkamms zur hinteren Axillarfalte eingezeichnet und der Eintritt des Gefäßstiels in den Muskel ca. 12 cm kaudal der Axilla auf dieser Linie markiert. Nachdem die Größe des Hautlappens festgelegt ist, wird sie eventuell mit Hilfe einer Schablone so eingezeichnet, daß die oben beschriebene Linie die Achse des zu entnehmenden Lappens darstellt (Abb. 2.35).

Lappenentnahme

Wir orientieren uns immer zuerst am Vorderrand des M. latissimus dorsi, und zwar von der Axillagrube bis zum bereits markierten Eintritt des Gefäßstiels in den Muskel. Von hier aus ist nach einem Hautschnitt entlang der markierten Linie die Grenze zwischen Muskel und bindegewebiger Fettschicht am Latissimusvorderrand Richtung Axilla und Thoraxwand einfach darzustellen (Abb. 2.36). Der Verlauf des Gefäßstiels ist relativ konstant, ca. 1–2 cm dorsal der Vorderkante des Muskels. Es wird eine Hand-

Latissimus-dorsi-Lappen 43

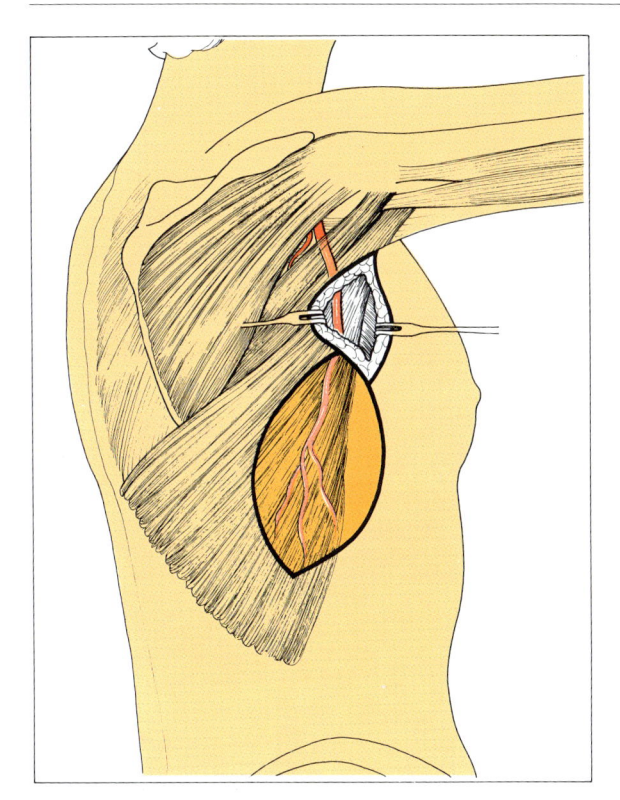

Abb. 2.**36** Der erste präparatorische Schritt ist die Darstellung der Vorderkante des M. latissimus dorsi zwischen Axilla und proximalem Lappenrand. Danach wird der Gefäßstiel, der sich einfach aus dem Fettbindegewebe medial des Muskels aufsuchen läßt, bis zur Einmündung in den M. latissimus dorsi dargestellt.

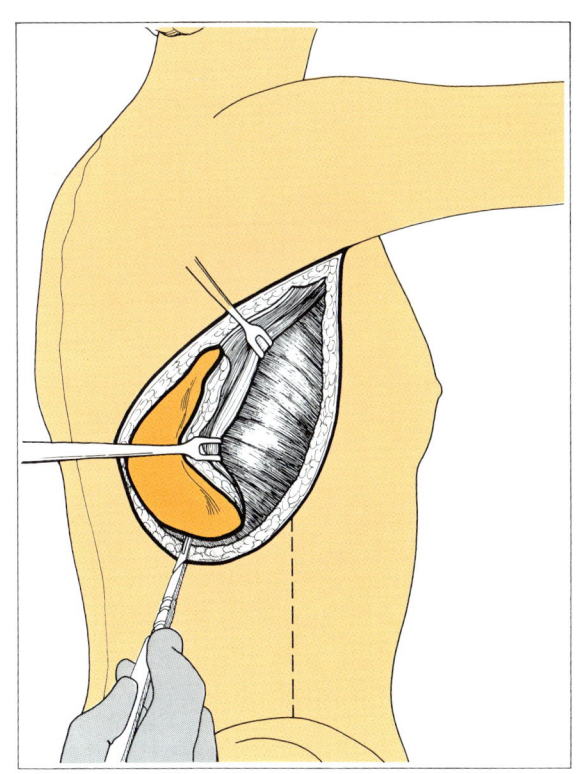

Abb. 2.**37** Nachdem der Gefäßstiel dargestellt ist, wird die Hautinsel umschnitten und von ventral bis an die Vorderkante des M. latissimus dorsi vom M. serratus anterior gehoben. Danach wird der M. latissimus dorsi mit der darüber befindlichen Hautinsel stumpf vom M. serratus anterior gelöst; im kaudalen Bereich muß dies teilweise scharf erfolgen.

breit unterhalb der Axilla medial des Latissimusvorderrandes präpariert. Wir stoßen hier auf das arteriovenöse Gefäßbündel im Fettbindegewebe zwischen medialer Muskelfläche und Thoraxwand. Am Gefäßstiel entlang präparieren wir in Richtung Axilla und stellen die abgehenden Gefäßäste bis zur A. und V. axillaris dar. Diese werden zum Gefäßstiel hin mit Ligaturen (4-0), zur Peripherie mit Gefäßclips unterbunden und dann abgesetzt. Nachdem der Gefäßstiel identifiziert wurde, ist nach distal die Präparation einfach; sein Eintritt in die Muskulatur wird jetzt dargestellt. Die Hautinsel wird umschnitten und der M. latissimus dorsi vom M. serratus anterior abgehoben, wobei die Dissektion meist stumpf gelingt (Abb. 2.37). Im distalen Anteil müssen Gefäßarkaden zur Thoraxwand mittels Diathermie koaguliert werden. Damit die Haut nicht vom Muskel abgeschert wird, nähen wir sie am Muskel fest; überlappt die Haut den Muskel, so wird der Muskelrand an die Subkutis adaptiert.

Eine sofortige Blutstillung ist notwendig, da sich die Gefäße retrahieren können, was eine spätere Blutstillung erschwert. Die Durchtrennung des Muskels mittels Diathermie ist zwar blutärmer als mit Skalpell oder Schere, sie löst aber erhebliche Muskelkontraktionen aus und kann dabei den Lappen verziehen. Aus diesem Grund bevorzugen wir es, den Muskel mit einer großen Schere zu durchtrennen. Dabei schneiden wir an der kaudalen Lappengrenze zunächst quer und dann dorsal in Richtung der Muskelfasern von kaudal nach kranial. Am Vorderrand des Muskels darf keine Inzision erfolgen, um dort die Blutversorgung nicht zu gefährden. Größere blutende Gefäße müssen sofort mit resorbierbarer Naht 3-0 oder 4-0 unterbunden, kleinere können koaguliert werden. Mit besonderer Vorsicht muß der Muskel proximal des Eintritts der A. thoracodorsalis abgesetzt werden, um den Gefäßstiel nicht zu verletzen (Abb. 2.**38**). In diesem Bereich geht meist die Gefäßarkade zu den

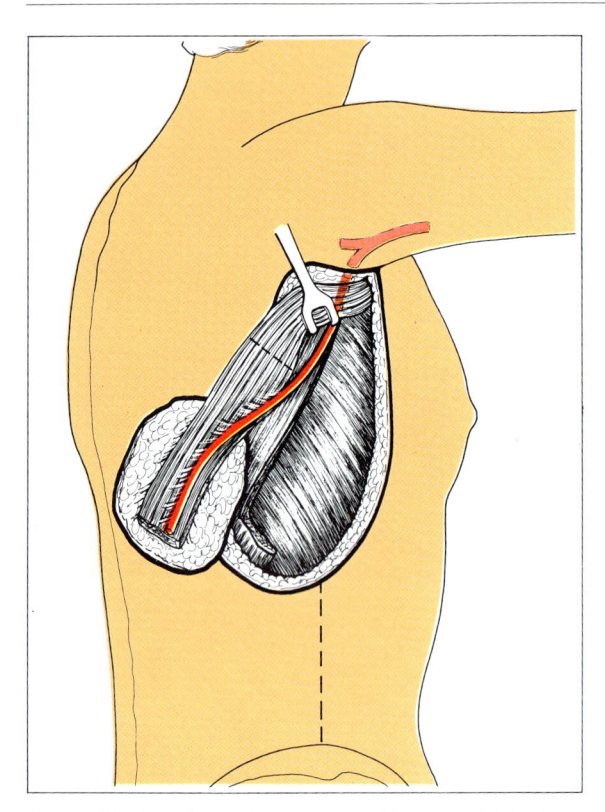

Abb. 2.38 Der M. latissimus dorsi ist sowohl im kaudalen als auch im dorsalen Bereich durchtrennt und nur noch mit seiner kranialen Insertionsstelle verbunden. In diesem Bereich (gestrichelte Linie) wird der dort relativ schmale Muskel unter sorgfältiger Schonung des Gefäßstiels abgesetzt; dabei muß meist ein nach dorsal verlaufender Gefäßast unterbunden werden.

dorsalen Anteilen des M. latissimus dorsi ab, die nach Ligatur durchtrennt werden kann. Um Blutungen erkennen zu können, belassen wir bei der Entnahme in jedem Fall den Gefäßstiel so lange, bis der Muskel und die Haut vollständig durchtrennt sind. Eine sorgfältige Blutstillung im Bereich der Lappenränder und der Muskelrückfläche zur Vermeidung späterer Nachblutungen kann bei erheblich besserer Sicht nach Umdrehen des Lappens erfolgen. In situ ist die Versorgung der Blutungen insbesondere bei Entnahme in Rückenlagerung nicht immer einfach. Danach erst wird der Gefäßstiel abgesetzt.

Vor Verschluß des Entnahmedefekts legen wir zwei Redon-Drainagen (Größe 14) ein, von denen eine die Axillaregion, die andere den Bereich der lateralen Thoraxwand drainiert. Der Verschluß erfolgt mit einer kräftigen subkutanen Naht mit resorbierbarem Faden (z.B. Dexon 0-0). Zuvor wird die umgebende Haut unterminiert; dies kann jedoch beim Patienten in Rückenlage schwierig sein. Eine zweite fortlaufende Naht oder Klammernahtreihe verschließt die Haut. Wir spülen die Gefäßstümpfe mit einer Heparin-Kochsalz-Lösung (5000 E/100 ml) an. Die Aufbewahrung des Lappens erfolgt zwischen feuchten Tüchern. Ein Latissimuslappen kann mehrere Stunden aufbewahrt werden, ohne daß eine Gewebeschädigung zu befürchten ist.

Der nach Entnahme entstandene Defekt kann auch bei Lappengrößen bis zu einer Breite von 15 cm in der Regel primär geschlossen werden. Dies ist bei Seitenlagerung leichter. Jedoch sollte ein Primärverschluß nicht erzwungen, sondern der Hebedefekt gegebenenfalls durch ein Meshgrafttransplantat gedeckt werden.

Bei einem Lappen mit großer Hautinsel ist der Verschluß primär mittels Meshgrafttransplantaten vorzunehmen. Solche Hebedefekte lassen sich jedoch ästhetisch nie befriedigend verschließen, insbesondere nicht bei adipösen Patienten. In diesen Fällen können die Defekträner etwas ausgedünnt und mittels Naht bzw. Hautklammern an die muskuläre Unterlage adaptiert werden. Die nötigen Meshgrafttransplantate lassen sich dann vorteilhafter einbringen und heilen auf dem muskulären Grund auch günstiger an. Die Verwendung von 2:1- oder 3:1-Meshgraft ist üblich.

Die beim primären Verschluß eingelegten Redon-Saugdrainagen werden nach 2–3 Tagen entfernt oder wenn sie weniger als 15 ml in 24 Stunden gefördert haben. Die Hautklammern oder Fäden belassen wir wegen der Spannung wenigstens 20 Tage. Wurde die Haut fortlaufend genäht, so sollten die Fäden nicht vor 2 Wochen gezogen werden. Meshgrafttransplantate behandeln wir bis zum 5. postoperativen Tag geschlossen. Von da an wird jeden 2. Tag ein Verbandwechsel durchgeführt. Ab dem 10. Tag kann meist eine offene Behandlung vorgenommen werden.

Eine krankengymnastische Übungsbehandlung führen wir nur bei älteren Patienten durch. Ist die Spenderregion unter hoher Spannung verschlossen, so beginnen wir ab dem 4. Tag mit vorsichtigen Bewegungsübungen der betroffenen Schulter, weil sich ohne Behandlung schon bald eine Bewegungseinschränkung durch die Schonhaltung einstellen kann.

Literatur

Bartlett, S. P., J. W. May jr., J. M. Yaremchuk: The latissimus dorsi muscle. A fresh cadaver study of the primary neurovascular pedicle. Plast. reconstr. Surg. 67 (1981) 631–636

Barton jr., F. E., T. E. Spicer, H. S. Byrd: Head and neck reconstruction with the latissimus dorsi myocutaneous flap: Anatomic observations and report of 60 cases. Plast. reconstr. Surg. 71 (1983) 199–204

Maxwell, C. P., K. Stueber, J. Hoopes: A free latissimus dorsi myocutaneous flap. Plast. reconstr. Surg. 62 (1978) 462

Olivari, N.: The latissimus flap. Brit. J. plast. Surg. 29 (1976) 126

Quillen, G. C.: Latissimus dorsi myocutaneous flaps in head and neck reconstruction. Plast. reconstr. Surg. 63 (1979) 664–670

Watson, J. S., R. D. P. Craig, C. I. Orton: The free latissimus dorsi myocutaneous flap. Plast. reconstr. Surg. 64 (1979) 299

Rectus-abdominis-Lappen

Der M. rectus abdominis entspringt mit drei Zacken vom Rippenbogen, vom Processus xiphoideus und den Ligg. costoxiphoidea und setzt am kranialen Schambeinrand zwischen Tuberculum pubicum und Symphyse an. Der Muskel hat gewöhnlich drei sehnige Unterbrechungen, die als Intersectiones tendineae bezeichnet werden. Diese befinden sich in Höhe des Xiphoids, zwischen Xiphoid und Nabel und auf Höhe des Nabels. Die Intersectiones tendineae sind mit dem vorderen Blatt der Rektusscheide fest verbunden. Die Rektusscheide wird von den Aponeurosen der drei seitlichen Bauchmuskeln gebildet. Unterhalb der Linea arcuata verlaufen die drei Aponeurosen vor dem M. rectus abdominis. Dort fehlt das hintere Blatt. Oberhalb dieser Linie wird die vordere Rektusscheide aus der Aponeurose des M. obliquus externus und der vorderen Hälfte der Aponeurose des M. obliquus internus gebildet. Das hintere Blatt entsteht aus der Aponeurose des M. transversus und der hinteren Hälfte des M. obliquus internus. Die Rektusscheide ist eine Führungsröhre für den M. rectus abdominis.

Der paarige M. rectus abdominis wird kranial und kaudal von je zwei Gefäßästen versorgt, und zwar von A. und V. epigastrica inferior sowie A. und V. epigastrica superior (Abb. 2.**39**). An beiden Gefäßen kann der Muskel gestielt gehoben werden. Es hat sich gezeigt, daß die A. epigastrica superior stets kleiner ist als die A. epigastrica inferior. Ferner ist die Gefahr, daß der

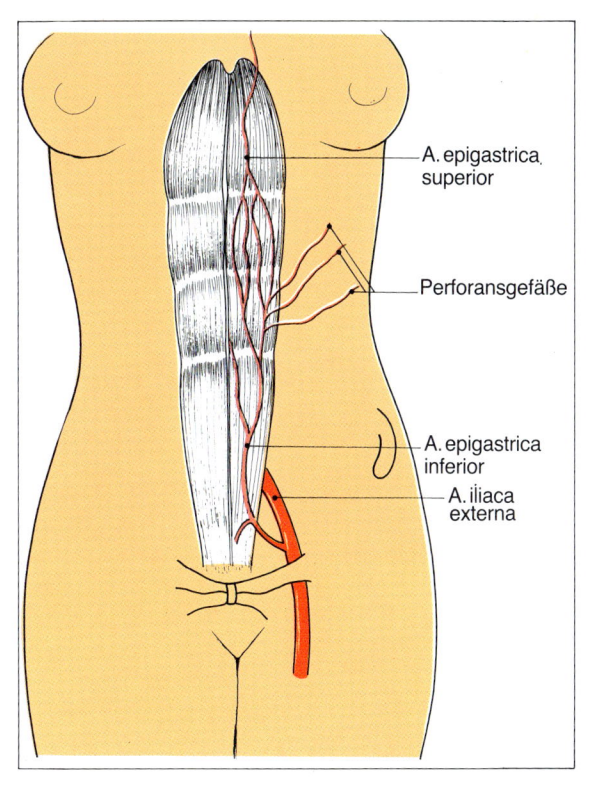

Abb. 2.**39** Der paarige M. rectus abdominis wird kranial und kaudal von je zwei Gefäßästen versorgt, und zwar von der A. epigastrica inferior und der A. epigastrica superior. Die A. epigastrica inferior stammt aus der A. iliaca, die A. epigastrica superior ist eine direkte Fortsetzung der A. thoracica interna. Im M. rectus abdominis anastomosieren die Zweige der A. epigastrica inferior und superior.

Lappen an der oberen Gefäßarkade venös insuffizient wird, größer als an der unteren. Wir empfehlen, wenn immer möglich, den an der A. epigastrica inferior basierenden Lappen zu heben. Die Haut über dem Rektusmuskel wird ähnlich wie beim Latissimus-dorsi-Lappen transfaszial über Perforansgefäße ernährt. Man kann nicht beliebig viel Haut entnehmen, da der Verschluß des Abdomens sonst problematisch wird. In der Regel darf deshalb die Exzision nicht wesentlich breiter als der Rektusmuskel selbst sein.

Wird mehr subkutanes Fett- und Hautgewebe benötigt, so empfiehlt es sich, Haut im unteren Drittel quer ovalär zu entnehmen. Auf diese Weise ist es möglich, einen sehr großen epigastrischen Haut-Muskel-Lappen am Rectus abdominis zu heben (Abb. 2.**40**). Der Rektusmuskel als Transplantat bietet u. a. auch den Vorteil, daß er in Rückenlage des Patienten entnommen werden kann.

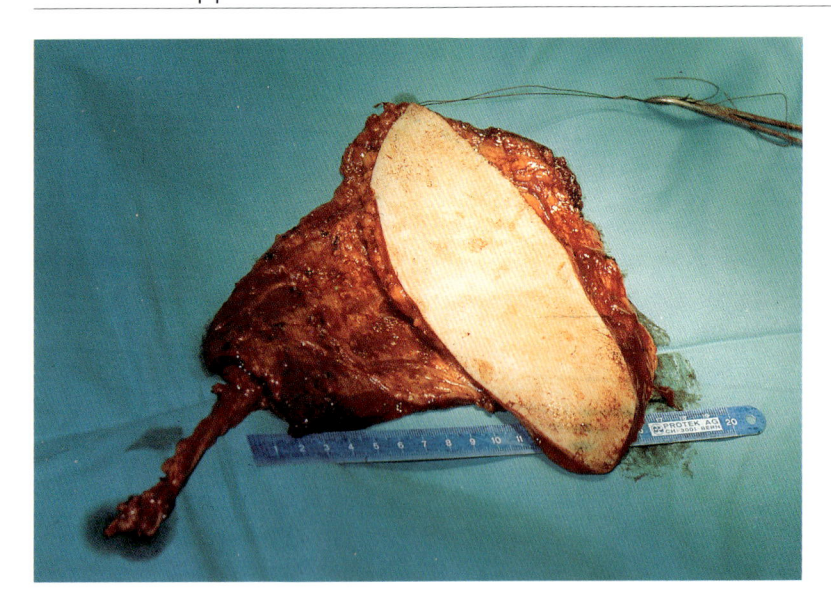

Abb. 2.40 Rectus-abdominis-Lappen, an den inferioren epigastrischen Gefäßen entnommen.

Funktionell gesehen schwächt die Entnahme des Rektusmuskels die Bauchwandmuskulatur erheblich. Da das epigastrische Fettgewebe sehr stark ausgebildet sein kann, ist die Verwendung des Rektusmuskels häufig eingeschränkt.

Man kann den Rektusmuskel als Muskeltransplantat isoliert verwenden. Als freies Transplantat ist er kein besonders häufig benutzter Lappen. Seine Vorteile sehen wir im wesentlichen in der Größe, der relativ einfachen Entnahme und der Konstanz der Anschlußgefäße.

Zusammen mit dem Muskel kann auch die hintere Rektusscheide, und diese selbst mit Peritoneum entnommen werden. Ein solches Transplantat mit Peritoneum, Faszie, Muskel und Haut mit Subkutangewebe kann für die allschichtige Defektdeckung – z. B. im Wangenbereich – verwendet werden. Hierbei kann das Peritoneum zur Innenauskleidung der Mundhöhle dienen.

Der Rectus-abdominis-Lappen ist in der Rekonstruktion des Kopf-Hals-Bereiches nach dem Latissimus-dorsi-Lappen die Rekonstruktionsvariante der zweiten Wahl, bedingt durch die oben erwähnten Nachteile.

Gefäßanatomie

Die A. epigastrica inferior (Abb. 2.41) hat einen konstanten Verlauf und stammt aus der A. iliaca externa, die sie nach medial verläßt, proximal dem Abgang der A. circumflexa ilium profunda. In seltenen Fällen kann die A. epigastrica inferior auch aus der A. femoralis unmittelbar unterhalb des Lig. inguinale entspringen. Sie hat einen Durchmesser von 1,5–2,5 mm und wird von 1–2 Vv. comitantes begleitet. Diese Venen sind bis zu 4 mm stark; sie münden in die V. iliaca externa. Die A. epigastrica inferior tritt im unteren Drittel des Muskels auf Höhe der Linea arcuata, wo keine hintere Rektusscheide vorhanden ist, von lateral in den M. rectus abdominis ein. Der Gefäßstiel zieht 6–7 cm kranial der Symphyse am lateralen Rand des M. rectus abdominis, aus dem subfaszialen Fettgewebe vom Extraperitoneum kommend, in den Muskel. Von hier aus verlaufen die Gefäße an der Unterfläche oder im Muskel selbst in Richtung der oberen epigastrischen Gefäße, mit denen sie anastomosieren. Meist teilt sich die Arterie in ihrem Verlauf nach kranial in 2–3 Äste auf. Durchtrennt man die Fasern des M. obliquus externus in Längsrichtung in dieser Region, so findet man die Gefäße außerhalb der Rektusscheide über den iliakalen Gefäßen. Beim Mann verläuft der Plexus pampiniformis in der Nähe der Gefäße. Die oberen Gefäße, die A. und V. epigastrica superior, die aus der A. und V. mammaria interna stammen und somit einen Bypass zu den großen Gefäßen darstellen, sind weniger konstant als die unteren epigastrischen Gefäße. Die oberen epigastrischen Arterien sind kleiner als die unteren, zwischen 1 und maximal 2 mm stark. Die Venen sind kaum größer.

Die hauptsächliche Blutversorgung der ventralen Abdominalhaut erfolgt über Perforansgefäße aus den epigastrischen Gefäßen, die besonders

Rectus-abdominis-Lappen

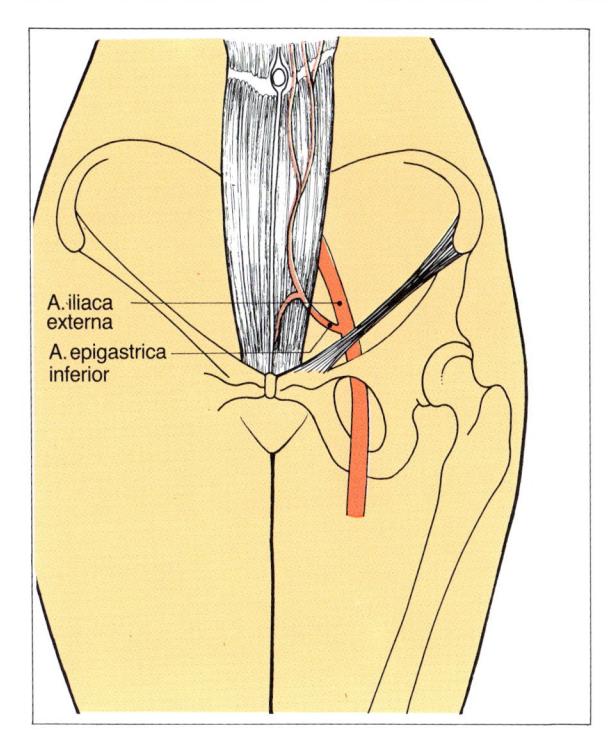

Abb. 2.41 Die A. epigastrica inferior, die unmittelbar am Lig. inguinale entspringt, tritt im unteren Drittel des M. rectus abdominis auf Höhe der Linea arcuata von lateral, 6–7 cm kranial der Symphyse in den Muskel ein.

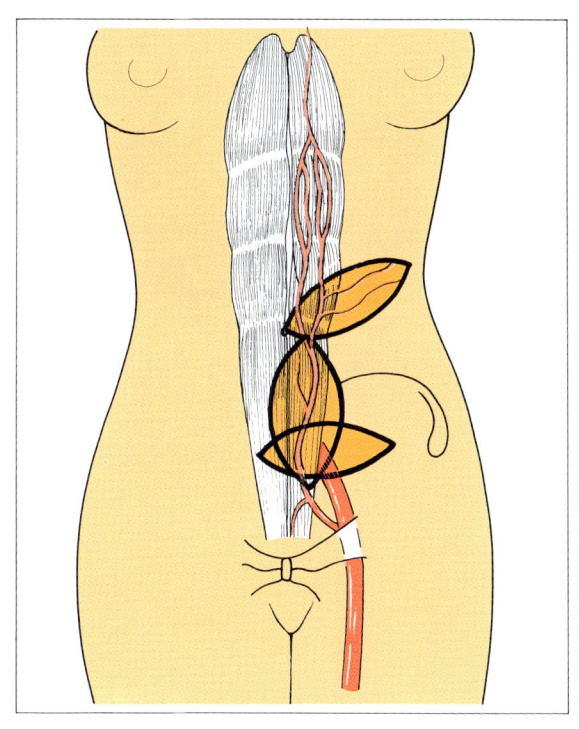

Abb. 2.42 Die in der Paraumbilikalregion besonders konzentrierten Perforansgefäße verlaufen dort in einem Winkel von 45°. Es können demzufolge schräg verlaufende kutane Lappen, die zum Teil den Muskel weit überlappen, gehoben werden. Proximal davon können Lappen sowohl in Längs- als auch in Querrichtung zum M. rectus abdominis entnommen werden.

im paraumbilikalen Bereich konzentriert sind (Abb. 2.42). Die größeren paraumbilikalen Muskelperforansgefäße verlaufen in einem Winkel von 45°. Aus diesem Grund wurden schräg verlaufende kutane Lappen, die zum Teil den Muskel weit überragen, entwickelt.

Lappenplanung

Nachdem der Processus xiphoideus, der Rippenbogen und das Os pubis markiert wurden, zeichnet man die Lage des M. rectus abdominis ein (Abb. 2.43). Der Eintritt der A. epigastrica inferior wird etwa in der Mitte zwischen Nabel und Os pubis am lateralen Rand des M. rectus abdominis markiert. Je nach benötigter Größe

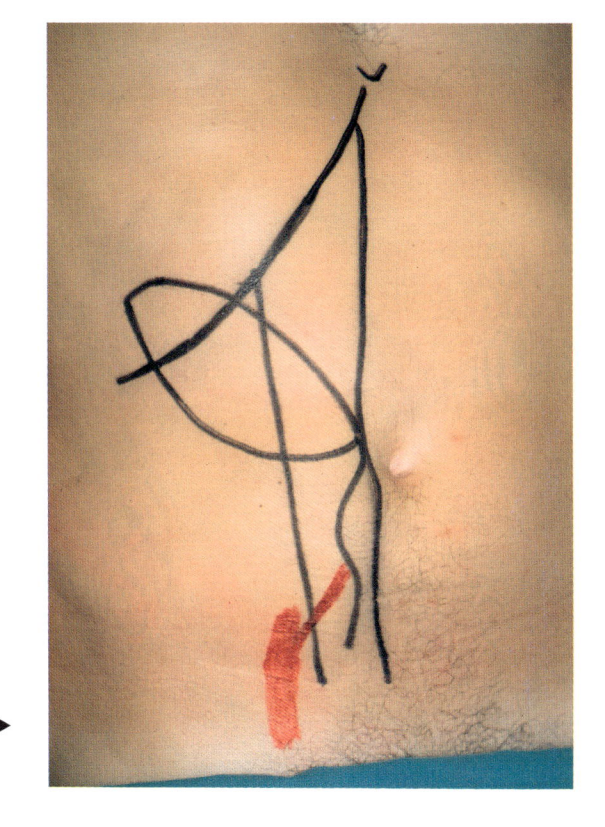

Abb. 2.43 Der Processus xiphoideus, der Rippenbogen und das Os pubis werden markiert, und die Lage des M. rectus abdominis eingezeichnet.

des Hautlappens über dem Muskel wird dieser entweder in Längsrichtung – bei kleineren Lappen – oder in schräg nach lateral verlaufender Richtung auf Höhe des Nabels eingezeichnet (Abb. 2.**42**).

Narben der Bauchwand im Bereich des geplanten Lappens verbieten die Entnahme. Bei vorangegangenen Herniotomien muß die Durchgängigkeit der Vasa epigastrica inferior angiographisch überprüft werden. Nicht unproblematisch kann beim Rektuslappen die Behaarung sein. Dies muß insbesondere bei der Verwendung im Gesichtsbereich beachtet und der Lappen entsprechend geplant werden.

Lappenentnahme

Der Lappen wird zuerst zirkulär umschnitten, dann erfolgt eine weitere Hautinzision in der Mitte über dem M. rectus abdominis nach kaudal bis lateral der Symphyse. Auf dem M. obliquus externus wird epifaszial von lateral nach medial bis zur Rektusscheide präpariert und der Lappen dort vom M. obliquus externus abgehoben (Abb. 2.**44**). Die laterale Grenze des M. rectus abdominis muß sicher identifiziert werden, da sonst die Gefahr besteht, in der falschen Schicht auf der Rektusscheide die Perforansgefäße zu schädigen. Parallel zum kranialen Lappenrand wird die Rektusscheide inzidiert, am medialen Lappenrand bis zur Linea alba und zum kaudalen Lappenrand hin. Dann wird am lateralen Rand des M. rectus abdominis die Rektusscheide durchtrennt; dabei müssen einige dort austretende Gefäße ligiert bzw. koaguliert werden. Es folgt in Fortsetzung zur lateralen Inzision der Rektusscheide ihre Durchtrennung am kaudalen Lappenrand, und zwar oberhalb der Linea semicircularis. Der restliche M. rectus abdominis wird kaudal nach paramedianer Eröffnung der Rektusscheide vom kaudalen Rand des Lappens bis oberhalb des Os pubis freigelegt. Dann erfolgt im kranialen Bereich des Lappens die Durchtrennung des M. rectus abdominis; die oberen epigastrischen Gefäße müssen ligiert werden. Der Muskel kann jetzt von der hinteren Rektusscheide gelöst werden, wobei mehrere Gefäße, die aus dem Muskel nach lateral und medial in die Rektusscheide ziehen, ligiert oder koaguliert werden müssen (Abb. 2.**45**). Diese Intersectiones tendineae sind relativ schwer von der Faszie abzupräparieren. Man muß sorgfältig vorgehen, um den Muskel ohne Beschädigung von kleinen Gefäßen an diesen Intersectiones si-

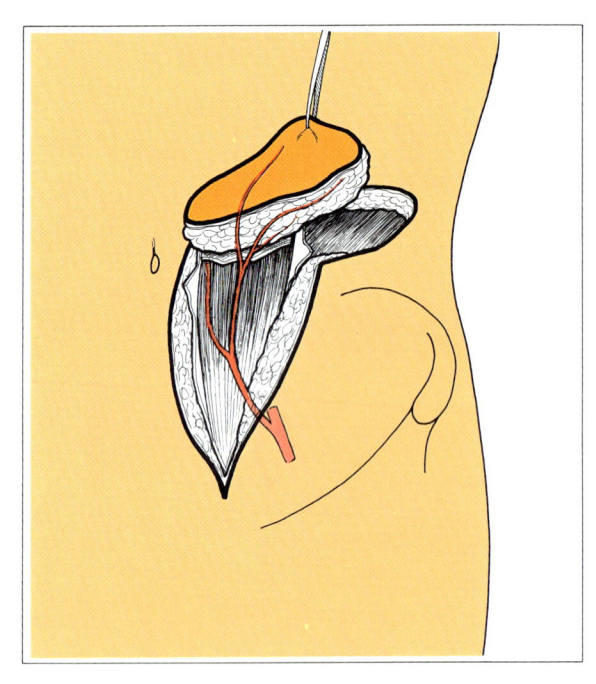

Abb. 2.**44** Zuerst wird der Lappen umschnitten und anschließend eine weitere Inzision vom kaudalen Lappenrand in der Mitte über dem M. rectus abdominis bis lateral der Symphyse angelegt. Der Lappen wird von der Faszie des M. obliquus externus abdominis bis nach medial zur Rektusscheide hin abgehoben. Nach Darstellen der lateralen Grenze des M. rectus abdominis wird die vordere Rektusscheide um die Hautinsel herum und vom kaudalen Lappenrand bis oberhalb des Os pubis inzidiert.

cher aus der Rektusscheide entnehmen zu können. Die Präparation von lateral nach medial mit dem Skalpell und unter sorgfältiger und sofortiger Blutstillung hat sich bewährt. Jetzt erfolgt die Präparation des Gefäßstiels der A. epigastrica inferior. Dies ist besonders einfach, wenn man den Muskel von medial nach lateral aus der hinteren Rektusscheide hebt; dann sind die Gefäße immer sichtbar und können deshalb leicht verfolgt werden. Sie verlassen den Muskel kaudal der Linea semicircularis. Der Muskel kann jetzt unterhalb des Gefäßeintritts abgetrennt werden. Die Darstellung des Stiels erfolgt extraperitoneal bis zur A. und V. iliaca externa. Bevor der Gefäßstiel abgesetzt wird, kann die Durchblutung der Hautinsel kontrolliert werden; es sollte jedoch kein Zug an den Gefäßen erfolgen.

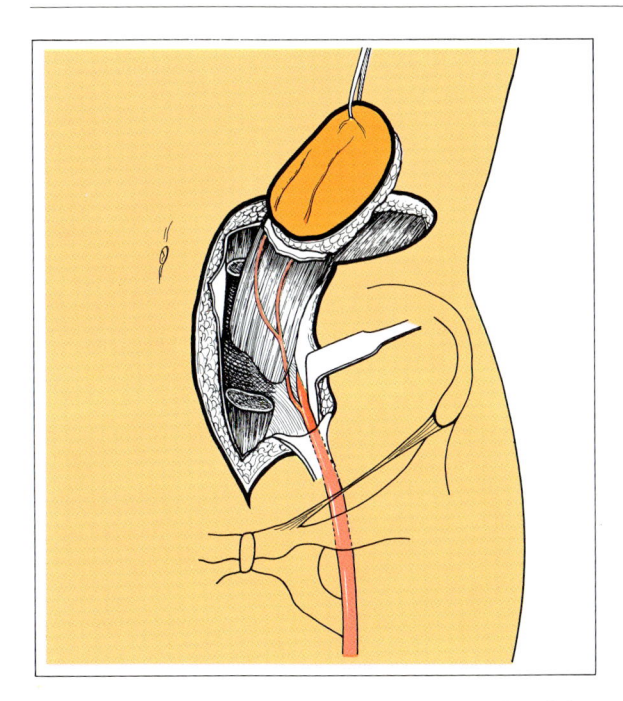

Abb. 2.45 Der M. rectus abdominis wird am kranialen Lappenrand durchtrennt, die epigastrischen Gefäße werden ligiert. Man löst den Muskel dann von medial nach lateral aus der Rektusscheide heraus, wobei der Gefäßstiel, der den Muskel kaudal der Linea semicircularis verläßt, dargestellt wird. Nach Durchtrennung des Muskels kaudal des Gefäßeintritts werden die epigastrischen Gefäße bis zur A. und V. iliaca verfolgt.

Verschluß des Entnahmedefekts

Bei der Lappenhebung muß bedacht werden, daß zum Verschluß der Entnahmestelle die Umschlagsfalten bzw. die vorderen Anteile der Rektusscheide belassen bleiben. Man kann die Operationsbedingungen verbessern, wenn der Patient vor der Entnahme des Rektuslappens einige Tage lang schlackenfrei ernährt und präoperativ gut abgeführt wird. Ein Bauchdeckenverschluß ist auf diese Weise einfacher. Wir empfehlen, in die ehemalige Rektusscheide eine Redon-Drainage einzulegen, die für 2 Tage belassen bleibt. Zum Verschluß werden mit fortlaufender Naht die Ränder der vorderen Rektusscheiden adaptiert und zusätzlich in Abständen von 5 cm mit einzelnen Nähten gesichert. Gelingt es, die Faszie zu adaptieren, so kann der Hautverschluß problemlos erfolgen. Eine oväläre Hautinsel, die über die Grenzen der Rektusscheide geht, hinterläßt einen Defekt, der mit Hilfe einer Bauchdeckenplastik zu verschließen ist, d. h., daß subkutanes Gewebe epifaszial weit nach kranial mobilisiert, eventuell der Nabel neu umschnitten und neu implantiert wird. Im untersten Anteil der Entnahmestelle, in dem praktisch nur die vordere Rektusscheide vorhanden ist, entsteht eine natürliche Schwäche. Wir haben hier bereits Hernierungen beobachtet und empfehlen deshalb, die Hinterwand nach Entnahme des Muskels an dieser Stelle z. B. mit resorbierbarem Material (Dexonnetz) zu verstärken.

Das postoperative Monitoring des Rektuslappens ist wie bei anderen Compositgrafts erleichtert, wenn sich eine Hautinsel auf dem Muskel befindet. Transplantiert man den Muskel allein, so kann es Schwierigkeiten geben, den distalen Anteil des Rektusmuskels in seiner Vitalität sicher zu beurteilen. Dieser ist in der Anfangsphase oft etwas livide, was auf eine relative Stauung zurückzuführen ist.

Literatur

Boyd, J. B., G. I. Taylor, R. Corlett: The vascular territories of the superior epigastric and the deep inferior epigastric systems. Plast. reconstr. Surg. 73 (1984) 1

Pennington, D. G., M. F. Lai, A. D. Pelly: The rectus abdominis myocutaneous free flap. Brit. J. plast. Surg. 33 (1980) 277–282

Taylor, G. I., R. Corlett, J. B. Boyd: The extended deep inferior epigastric flap: a clinical technique. Plast. reconstr. Surg. 72 (1983) 751

Beckenkammtransplantat

Im Laufe der Entwicklung der freien Gewebetransplantation fanden sich mehr und mehr Transplantate, die zur knöchernen Rekonstruktion verwendet werden können: das freie Fibulatransplantat an der A. peronaea, das Os metatarsale II an der A. dorsalis pedis, das Radiussegment an der A. radialis zusammen mit einem Unterarmlappen, freie Rippentransplantate am M. serratus anterior oder am M. latissimus dorsi mit der A. subscapularis bzw. der A. thoracodorsalis, der Skapula- oder Paraskapulalappen mit knöchernem Anteil der Skapula, ebenfalls an der A. subscapularis, oder das freie Beckenkammtransplantat an der A. circumflexa ilium profunda. Es haben sich jedoch nicht alle diese Transplantate für die Rekonstruktionen im Kopf-Hals-Bereich, die vor allem den Wiederaufbau der Mandibula betreffen, bewährt.

Im Gegensatz zu allen anderen obengenannten Knochentransplantaten ist der Beckenkamm von seiner Form her gut zur Kieferrekonstruktion geeignet.

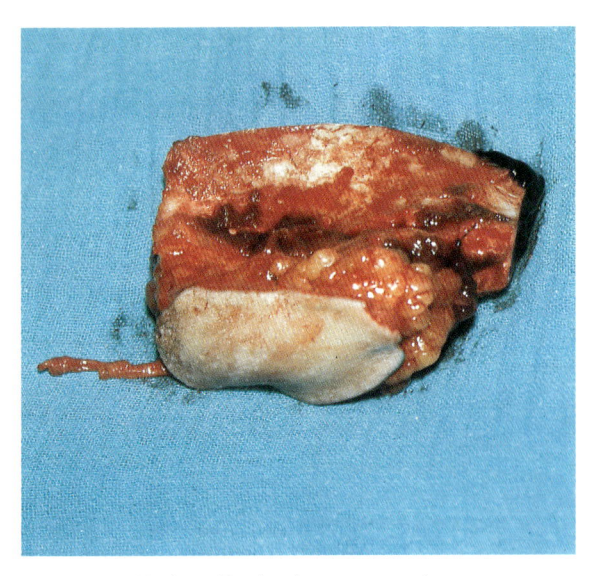

Abb. 2.46 Freies Beckenkammtransplantat, zusammen mit einer Hautinsel an der A. circumflexa ilium profunda entnommen.

Der für die freie Gewebetransplantation zur Verfügung stehende Knochentransfer schließt den Bereich des Os ilium ein von der Spina iliaca anterior superior bis knapp ans Iliosakralgelenk entlang der Crista iliaca mit einem ca. 4 cm breiten Knochenstreifen der Darmbeinschaufel. Die Crista iliaca besitzt ein Labium internum und externum mit einer dazwischenliegenden Linea intermedia. Am Labium internum setzt der M. transversus abdominis an und geht auf das laterale Drittel des Lig. inguinale über. An der Linea intermedia hat der M. obliquus internus abdominis seinen Ansatz, der zur lateralen Hälfte des Leistenbandes reicht. Der M. obliquus externus abdominis, dessen mediale Aponeurose auf das Leistenband übergeht, besitzt an der vorderen Hälfte des Labium externum seinen Ursprung. An der Spina iliaca anterior superior entspringt der M. sartorius, an der lateralen Fläche der Spina iliaca anterior superior setzt der M. tensor fasciae latae an. Unterhalb der Crista iliaca erstreckt sich am lateralen Rand des Os ilium der M. glutaeus medius, auf der medialen Seite in der Fossa iliaca hat der M. iliacus, der nach ventromedial unter dem Leistenband hindurch verläuft, seinen Ursprung. Das Beckenkammtransplantat läßt sich als reines Knochen-, als Knochen-Muskel- und als Knochen-Muskel-Haut-Transplantat (Abb. 2.46) entnehmen. Das Transplantat kann in der gewünschten Form aus dem relativ breiten und flachen Knochen modelliert werden. Dabei ist es möglich, die benötigte Krümmung des Knochens durch Sägeschnitte an der Außenseite des Transplantats und anschließende Stabilisierung mit Hilfe einer Rekonstruktionsplatte zu erzielen. Die gute Durchblutung, die reichlich vorhandene Spongiosa und die Stabilität des Transplantats ermöglichen die sekundäre Versorgung mit Implantaten. Entsprechend der Gefäßversorgung können Knochentransplantate mit der darüberliegenden Haut und Ansätzen des M. sartorius, des M. obliquus internus et externus sowie Ansätzen des M. glutaeus medius entnommen werden.

Gefäßanatomie

Obwohl die A. circumflexa ilium superficialis mit der dazugehörigen Vene zur Ernährung des Beckenkammtransplantats ausreicht, scheint es nach O'Brien u. Mitarb. (1987) sowie nach Taylor u. Mitarb. (1979), vor allem was die Versorgung des Knochens angeht, sicherer zu sein, die A. circumflexa ilium profunda als hauptsächlich versorgendes Gefäß zu verwenden. Nach den Empfehlungen von O'Brien sollte der Beckenkamm, der zusammen mit einer Hautinsel entnommen wird, sowohl an der A. circumflexa ilium superficialis als auch an der A. circumflexa ilium profunda gehoben werden, da in ca. 20% der Fälle das Hautareal über die A. circumflexa ilium profunda nur unzureichend versorgt wird. Nach unserer Erfahrung genügt es jedoch, die A. circumflexa ilium profunda als Lappengefäß zu verwenden.

Die A. circumflexa ilium profunda mißt zwischen 1,5 und 2,5 mm im Durchmesser und besitzt eine Länge von 6–8 cm. Die Gefäßweite ist damit deutlich größer als die der A. circumflexa ilium superficialis. Sie wird begleitet von großen Vv. comitantes, die sich, bevor sie in die V. iliaca externa münden, zu einem Gefäß vereinen. Dieses kann die A. iliaca externa sowohl unter- als auch überkreuzen. Die A. circumflexa ilium profunda entspringt knapp oberhalb des Leistenbandes aus der lateralen Wand der A. iliaca externa gegenüber der A. epigastrica inferior und verläuft parallel und hinter dem Leistenband nach lateral in Richtung Spina iliaca anterior superior in einer Faszienscheide zwischen dem M. transversus abdominis und dem M. iliacus, dem M. iliopsoas aufliegend (Abb. 2.47). An dieser Stelle überkreuzt sie den N. cutaneus femoris lateralis. Lateral der Spina iliaca anterior superior gibt die A. circumflexa ilium profunda einen größeren ansteigenden Ast ab, der in manchen Fällen proximal davon oder auch als selbständi-

Beckenkammtransplantat 51

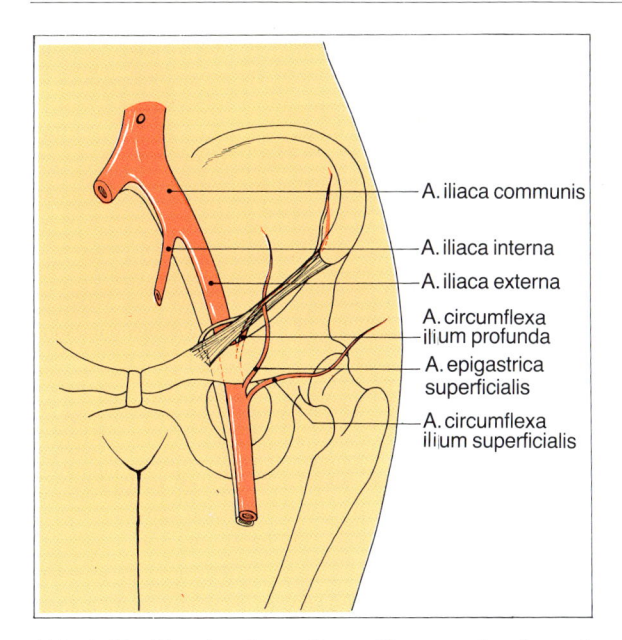

Abb. 2.47 Die A. circumflexa ilium profunda entspringt knapp oberhalb des Leistenbandes aus der lateralen Wand der A. iliaca externa. Sie verläuft parallel und hinter dem Leistenband nach lateral in Richtung Spina iliaca anterior superior.

ges Gefäß aus der A. iliaca externa entspringen und parallel zur A. circumflexa ilium profunda verlaufen kann. An dieser Stelle geht ein weiterer Gefäßast von der dorsalen Wand der A. circumflexa ilium profunda zum M. iliacus ab, der oft nur sehr schwer zu erkennen ist. Die A. circumflexa ilium profunda verläuft weiter nach lateral bis zum M. iliacus und zieht ca. 1–2 cm unterhalb der Crista iliaca zwischen M. transversus abdominis und M. obliquus internus abdominis zum Knochen hin.

Lappenplanung

Der zur Verfügung stehende Teil des Os ilium erstreckt sich von der Spina iliaca anterior superior bis knapp ans Iliosakralgelenk, den kranialen Anteil der Darmbeinschaufel und des Beckenkammes einbeziehend (Abb. 2.**48**). Der Hautlappen kann mit einer maximalen Größe von 10 × 20 cm entnommen werden. Vorangegangene chirurgische Eingriffe in der Leistengegend, wie z.B. Herniotomien oder auch Appendektomien, können auf der betreffenden Seite durch Gefäßunterbindungen oder Verletzungen der Perforansgefäße eine Lappenentnahme unmöglich machen. Nachdem die optimale Größe des Transplantats entsprechend den rekonstruktiven

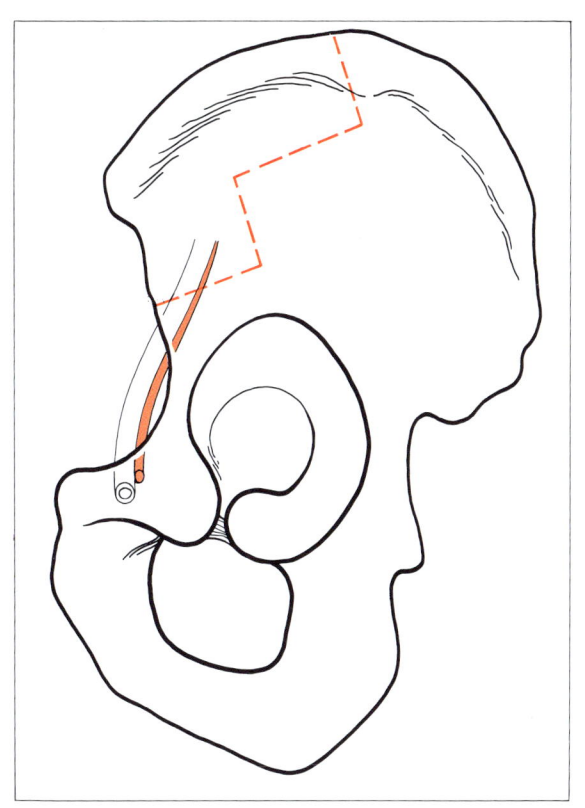

Abb. 2.48 Der knöcherne Anteil des Lappens kann sich von der Spina iliaca anterior superior bis knapp ans Iliosakralgelenk erstrecken und den kranialen Teil der Darmbeinschaufel und des Beckenkamms einbeziehen. Jedoch wird meist nur der ventrale Anteil der Darmbeinschaufel benötigt.

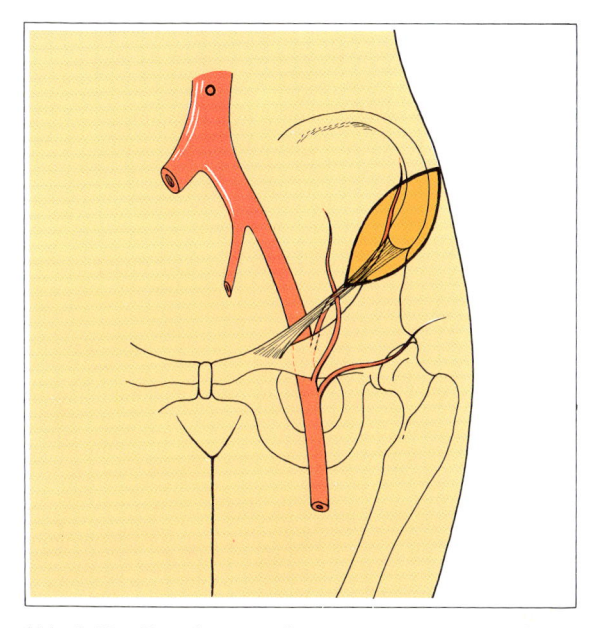

Abb. 2.49 Zur Lappenplanung werden die Spina iliaca anterior superior, die A. femoralis, das Tuberculum pubicum, das Leistenband und die Crista iliaca eingezeichnet.

2 Lappenentnahmetechniken

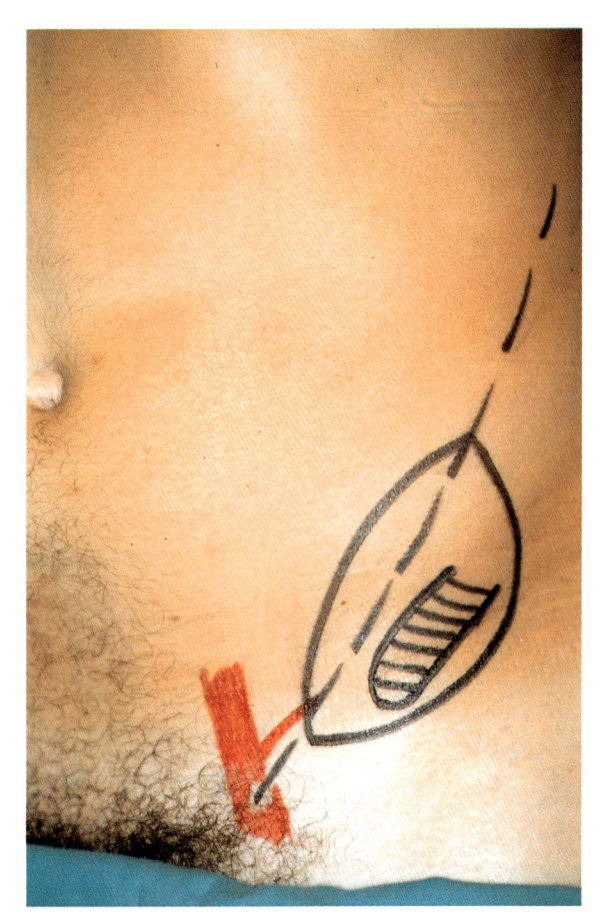

Abb. 2.**50** Der Hautlappen wird so eingezeichnet, daß dessen Hauptachse der geradlinigen Verbindung zwischen Spina iliaca anterior superior und dem Angulus inferior des Schulterblatts entspricht. Die kutanen Perforansgefäße sind 1–2 cm kranial der Linie und 6 cm dorsal der Spina iliaca anterior superior zu erwarten.

Bedürfnissen in der Empfängerregion ermittelt wurde, kann der Lappenumfang eingezeichnet werden. Die Lappenentnahme erfolgt in Rückenlage des Patienten mit der Möglichkeit, parallel zur Tumorresektion den Lappen zu heben.

Zuerst werden die Spina iliaca anterior superior, die A. femoralis, das Tuberculum pubicum, das Leistenband und die Crista iliaca eingezeichnet (Abb. 2.49). Entsprechend dem Verlauf des Beckenkamms markiert man die Mittellinie des Transplantats, so daß die Hauptachse einer geradlinigen Verbindung zwischen Spina iliaca anterior superior und dem Angulus inferior des Schulterblatts entspricht (Abb. 2.**50**). Beim Einzeichnen dieser Linie muß die Bauchhaut in Richtung Nabel angespannt werden, da sie vor allem bei älteren Patienten über die Crista iliaca nach kaudal hängen kann. Soll eine zusätzliche Hautinsel gehoben werden, so wird diese symmetrisch zu der markierten Linie gekennzeichnet und kann dann gegebenenfalls entnommen werden. Die kutanen Perforansgefäße sind 1–2 cm kranial der Linie und 6 cm dorsal der Spina iliaca anterior superior zu erwarten; sie werden ebenfalls auf der Haut markiert.

Lappenentnahme

Die Entnahme des Transplantats beginnt mit der Umschneidung der eingezeichneten Hautinsel. Im kranialen Lappenbereich wird die Haut zusammen mit dem subkutanen Fettgewebe bis auf die Bauchwandmuskulatur (M. obliquus externus) durchtrennt. Von der Faszie des M. obliquus externus wird in Richtung Crista iliaca die Haut zusammen mit dem Subkutangewebe einschließlich der netzförmigen Bindegewebsschicht über der Faszie abgetrennt. Um die Perforansgefäße nicht zu verletzen, darf das Ablösen der Haut nur bis ca. 3–4 cm an den Beckenkamm heran erfolgen. Die Haut muß also einem schmalen Muskelstreifen beckenkammwärts anhaften. Danach erfolgt die Durchtrennung des M. obliquus externus knapp oberhalb seiner präparierten und dargestellten Verbindungsstelle am subkutanen Hautgewebe. Es bleibt somit ein ebenfalls 3–4 cm breiter Muskelstreifen an der Crista iliaca bestehen. Im folgenden werden dann auf gleicher Höhe die Mm. obliquus internus und transversus durchtrennt (Abb. 2.**51**). Der aus den drei Bauchmuskeln zusammengesetzte Muskelstreifen nahe der Crista iliaca sollte eine konstante Breite von 3–4 cm besitzen; in ihm befindet sich die A. circumflexa ilium profunda zusammen mit den Perforansgefäßen. Nach Inzision der Fascia transversalis wird das extraperitoneale Fettgewebe abgeschoben, wobei man den Peritonealsack nach medial und kranial weghält. Jetzt kann der Übergang zur Faszie des M. iliacus dargestellt und die A. circumflexa ilium profunda an dieser Stelle palpiert werden. Danach wird am kaudalen Lappenrand das Subkutangewebe bis auf den M. tensor fasciae latae durchtrennt und die Muskelfaszie am Knochenansatz inzidiert; die Mm. tensor fasciae latae und glutaeus medius werden von der Außenfläche des Os ilium losgelöst. Nun erfolgt die Freilegung des Gefäßstiels, nachdem durch eine Hautinzision oberhalb des Leistenbandes dieses identifiziert wurde. Sämtliche Bauchwandschichten werden jetzt 1 cm oberhalb und parallel zum Leistenband durchtrennt, bis man nach Entfer-

Beckenkammtransplantat 53

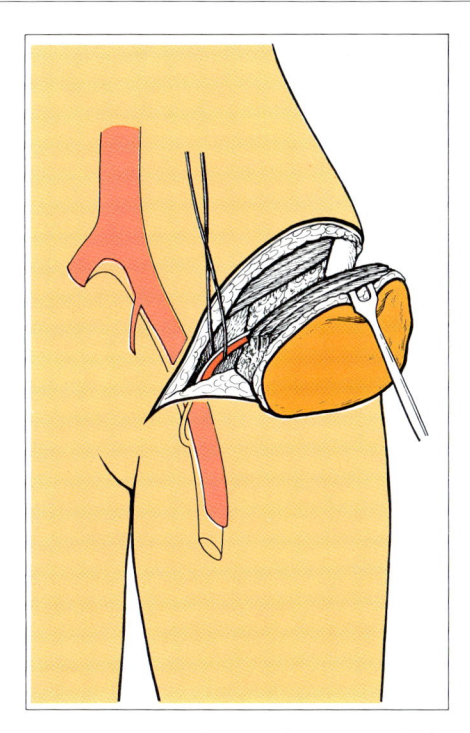

Abb. 2.**51** Nachdem die Hautinsel umschnitten ist, werden die drei Bauchmuskeln der Reihe nach durchtrennt, so daß ein 3–4 cm breiter Muskelstreifen, in dem sich die A. circumflexa ilium profunda zusammen mit den Perforansgefäßen befindet, an der gesamten Länge der Crista iliaca bestehen bleibt. Knapp oberhalb des Leistenbandes liegt an der anterolateralen Seite der A. iliaca externa die den Beckenkamm ernährende A. circumflexa ilium profunda.

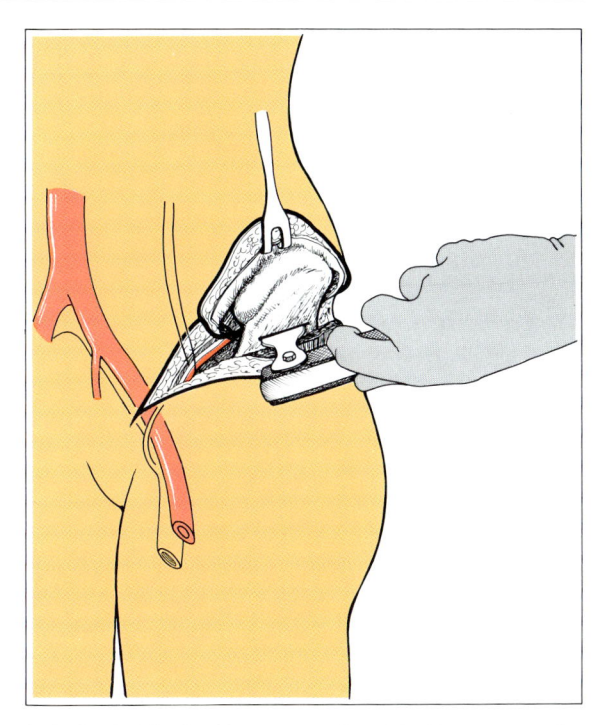

Abb. 2.**52** Nach Abtrennen des M. iliacus an der Innenseite, der Mm. tensor fasciae latae und glutaeus medius von der Außenfläche und des M. sartorius an der Vorderseite kann das Knochensegment mit der oszillierenden Säge abgesetzt werden.

nung des fibrösen Bindegewebes ventral auf die A. und die V. iliaca externa gelangt. Knapp oberhalb des Leistenbandes findet sich neben den tiefen epigastrischen Gefäßen auf gleicher Höhe an der anterolateralen Seite der A. iliaca externa die den Beckenkamm ernährende A. circumflexa ilium profunda. Gelegentlich entstammt sie zusammen mit den epigastrischen Gefäßen einem gemeinsamen, der A. iliaca externa entspringenden Ast. Die Vene, die aus dem Zusammenfluß beider Vv. comitantes entsteht und in die medial der A. iliaca externa gelegene V. iliaca externa mündet, kann die A. iliaca externa unter- oder überkreuzen. Der Gefäßstiel wird jetzt von medial nach lateral bis an die Spina iliaca anterior superior präpariert, wobei sowohl der aszendierende Gefäßast als auch der von der Gefäßunterseite in den M. iliacus abgehende Muskelast durchtrennt werden. Bei dieser Präparation ist auf den N. cutaneus femoris lateralis zu achten, der vom Gefäßstiel separiert werden muß. Nach Retraktion des Bauchhöhleninhaltes wird der M. iliacus dargestellt und ca. 2 cm kaudal der zu palpierenden A. circumflexa ilium profunda durchtrennt ohne Verletzung des Gefäßstiels. Der Muskel wird von der Innenseite des Os ilium nach kaudal abgeschoben und dadurch die Fossa iliaca erreicht. Blutende Gefäße an den Schnitträndern des Muskels müssen sorgfältig koaguliert werden. Jetzt liegt der Knochen an seiner lateralen und an seiner medialen Seite unterhalb der Crista iliaca frei, und das zur Rekonstruktion benötigte Knochensegment kann mit Hilfe einer Schablone eingezeichnet werden. Mit einer oszillierenden Säge trennt man das Knochenfragment von lateral nach medial heraus (Abb. 2.**52**). Das Sägen muß unter Kontrolle der medialen Knochenfläche erfolgen, um dort die A. circumflexa ilium profunda nicht zu verletzen. Wenn das Knochenfragment herausgesägt ist und das Transplantat nur noch am Gefäßstiel hängt, kann die gesamte Durchblutung der Hautinsel und des Knochens beurteilt werden. Ist der Gefäßstiel intakt, so muß Blut aus der Spongiosa

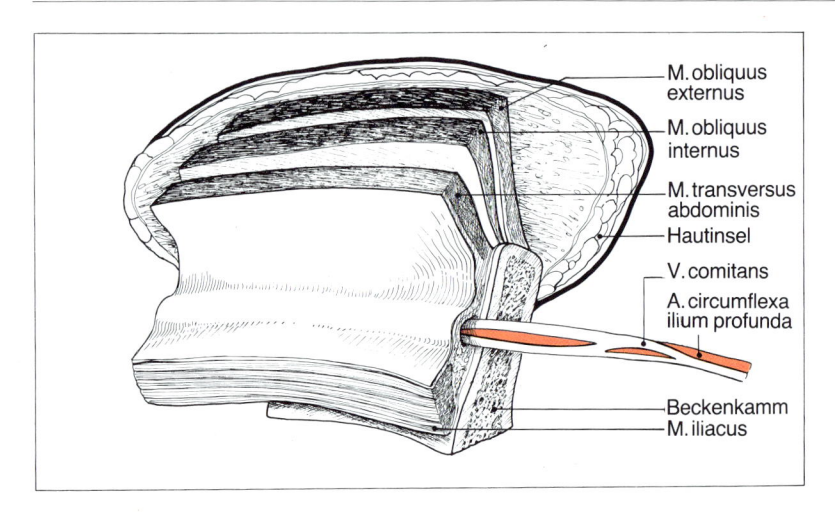

Abb. 2.53 Das entfernte Beckenkammtransplantat mit sämtlichen Gewebeschichten.

sickern, und die Haut sollte rosig sein. Es erfolgt dann die Durchtrennung des Gefäßstiels in üblicher Weise, indem zuerst die Arterie, dann die Vene abgesetzt wird. Das entnommene Transplantat besteht aus einem Knochenfragment des Beckenkamms mit einem Muskelsaum und einer unterschiedlich großen Hautinsel (Abb. 2.53).

Die Entnahme des Beckenkammtransplantats gelingt auch an der oberflächlichen epigastrischen Arterie und Vene des Leistenlappens, die unterhalb des Leistenbandes entspringen. Wegen der Inkonstanz der Gefäße, dem geringeren Durchmesser und der schlechteren Durchblutung ist diese Entnahme jedoch nur in Ausnahmefällen zu wählen.

Verschluß des Entnahmedefekts

Von besonderer Bedeutung ist die tragfähige Rekonstruktion der vorderen Bauchwand, die vor allem im medialen Bereich der Entnahmestelle herniengefährdet ist. Ähnlich wie beim Verschluß des Leistenbruchs müssen die zuvor abgetrennten Muskelansätze wieder durch Naht an das Becken bzw. die Faszien fixiert werden.

Die Fascia transversalis wird mit der Faszie des M. iliacus vernäht. Ferner werden die Mm. obliqui externus und internus mit dem M. iliacus an der Innenseite und dem M. glutaeus medius sowie dem M. tensor fasciae latae auf der Außenseite des Darmbeines verbunden. Ist die Hautinsel schmaler als 8–10 cm, so gelingt es in der Regel, den Entnahmedefekt primär zu verschließen, anderenfalls ist ein Spalthauttransplantat in Form eines Meshgrafts notwendig.

Literatur

O'Brien, B. McC., W. A. Morrison: Reconstructive Microsurgery. Churchill-Livingstone, Edinburgh 1987 (pp. 246–248)

Taylor, G. I.: Reconstruction of the mandible with free composite iliac bone grafts. Ann. plast. Surg. 9 (1982) 361

Taylor, G. I., P. Townsend, R. Corlett: Superiority of the deep circumflex iliac vessels as the supply for free groin flaps. Plast. reconstr. Surg. 64 (1979) 595, 745

Omentumtransplantat

Das große Netz, Omentum majus, hängt an der großen Kurvatur des Magens. Es besteht aus einem vorderen und einem hinteren Blatt und ist frei beweglich. Seine Lage ist sehr variabel: Es kann, über das Querkolon hinwegziehend, vor dem Dünndarmkonvolut im Unterbauch oder – stark zusammengefaltet – in einer Bauchfellnische liegen. Seine Größe schwankt stark, von der kompletten kongenitalen Fehlanlage bis zu einer Größe von 46 × 36 cm (Tab. 2.1).

Das Omentum spielt zusammen mit einer Vielzahl von Lymphgefäßen eine besondere Rolle als Immunorgan bei entzündlichen Reaktionen im Bauchraum. Seine hervorragende Durchblutung hat frühzeitig Chirurgen motiviert, das große Netz für rekonstruktive Zwecke zu nutzen. Die meist außerordentliche Größe erlaubt Defekt-

Tabelle 2.1 Größe des Omentum majus (nach Das)

	Männer	Frauen
Länge	25 cm (14–36 cm)	24 cm (14–34 cm)
Breite	35 cm (23–46 cm)	33 cm (20–46 cm)

Omentumtransplantat 55

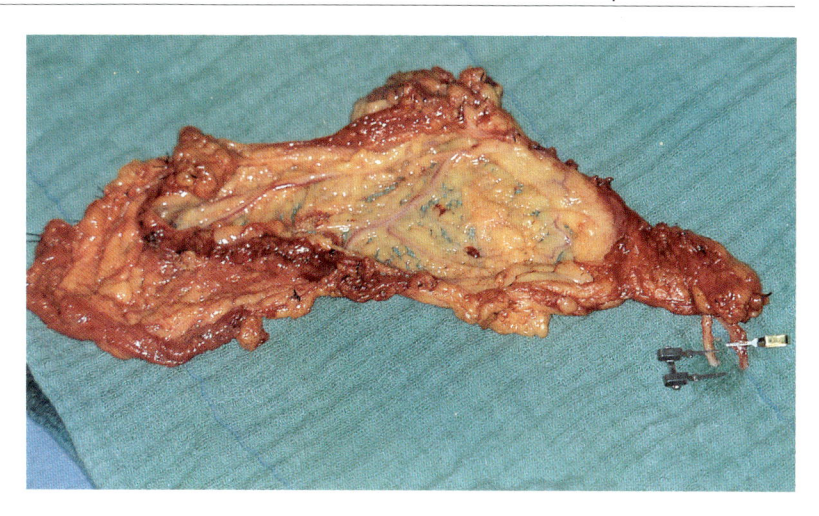

Abb. 2.54 Freies Omentum, an der A. gastroepiploica dextra entnommen.

deckungen, wie sie mit anderem Gewebe kaum zu erzielen sind. Das Netz kann je nach Ernährungszustand zart durchscheinend, mit wenig Fett durchsetzt (bei mageren Personen) (Abb. 2.54) oder auch mit reichlich Fettgewebe versehen sein (bei adipösen Patienten).

Gefäßanatomie

Das Omentum majus wird von zwei großen Arterien versorgt, den Aa. gastroepiploicae dextra und sinistra (Abb. 2.55). Während die A. gastroepiploica dextra aus der A. gastroduodenalis entstammt, entspringt die A. gastroepiploica sinistra aus der Milzarterie und zweigt in Höhe des Milzhilus ab. Ähnlich ist die venöse Drainage aufgeteilt. Zwischen beiden Seiten bestehen Kurzschlüsse, so daß das Omentum nach einer Seite an dem entsprechenden Gefäßstiel entnommen werden kann. Die Hauptversorgung des Omentum geht meist von der A. gastroepiploica dextra aus. Die Gefäßgrößen liegen bei 2,5–3,5 mm für die rechte und 1,5–2,5 mm für die linke A. gastroepiploica. Die Venen haben immer einen größeren Durchmesser als die Arterien; sie sind an der rechten Seite kräftiger als an der linken. 4–7 große Arterien entspringen der A. gastroepiploica, ziehen nach distal und bilden nach peripher Gefäßarkaden in Form eines dichten Netzwerkes. Die Arterien im Omentum werden gewöhnlich von jeweils einer Vene begleitet.

Entnahmetechnik

Durch eine mediane Oberbauchlaparotomie wird der Bauchraum eröffnet und nach Einsetzen eines Rahmens das Omentum zunächst nach

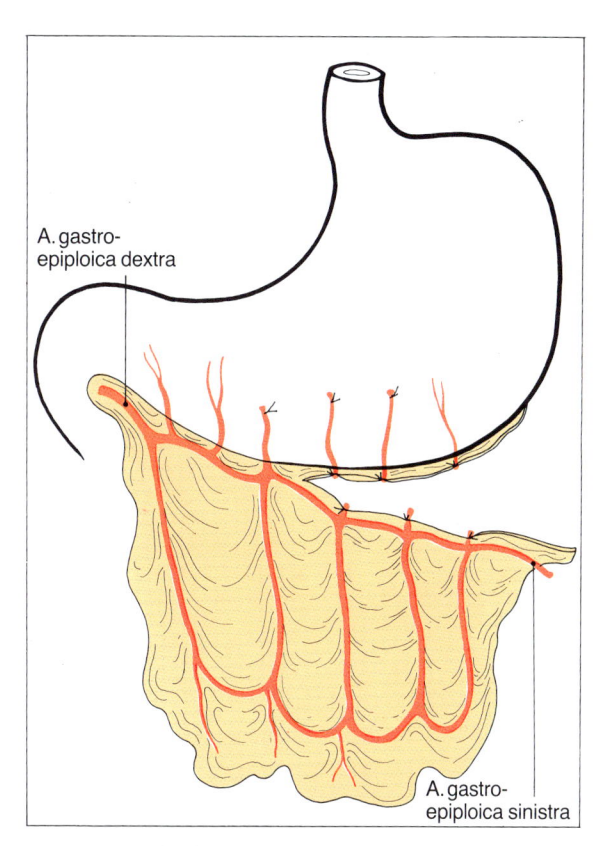

Abb. 2.55 Die Aa. gastroepiploicae dextra und sinistra sind meist über eine große Gefäßarkade miteinander verbunden. Die Entnahme kann sowohl am linken als auch am rechten Gefäß erfolgen. Die Gefäßabgänge zum Magen hin müssen sorgfältig unterbunden werden.

Adhäsionen abgetastet. Adhäsionen, insbesondere nach Voroperationen, sind sorgfältig zu lösen, erst dann kann mit der weiteren Präparation fortgefahren werden. Hierzu wird das Netz vom Colon transversum durch Zug bauchdekkenwärts eingestellt. Die Verbindung zum Colon transversum löst man mit der Schere scharf, die bipolare Diathermie ist dabei ideal für eine ausreichende Hämostase. Der Verlauf der Aa. gastroepiploicae dextra und sinistra ist nicht nur gut tastbar, er ist auch fast immer zu sehen. Die dazugehörenden Venen verlaufen in der Regel parallel zu den Arterien. Gelegentlich liegen die Gefäße sehr nahe an der großen Kurvatur des Magens. In diesen Fällen muß die Gefäßverbindung zum Magen unter Verwendung feinster Ligaturen unterbrochen werden.

Man wird immer erst intraoperativ über die Art der Hebung des Omentums entscheiden können, da Ausmaß und Art seiner Versorgung durch die Gefäße vorher nicht bekannt sind. In einigen Fällen sind die Aa. gastroepiploicae dextra und sinistra direkt über eine starke Gefäßarkade miteinander verbunden. In diesem Fall spielt es keine Rolle, ob man sich für eine Entnahme am linken oder rechten Gefäß entscheidet. Die Gefäße im Netz selbst sind sehr empfindlich. Bei Verletzungen müssen deshalb Blutungen sofort gestillt werden. Einblutungen erschweren die Übersicht und gefährden das Transplantat. Wir benützen bei Verletzungen Umstechungen mit 5-0-Nylon, die gezielt plaziert werden müssen. Die letzte Strecke des Gefäßstiels präparieren wir in situ bereits so, daß später dort eine Mikrogefäßanastomose möglich ist. Bei der Präparation außerhalb des Situs können die relativ zarten Venen nicht so schonend versorgt werden. Ein eigentlicher Hebedefekt entsteht nach der Entnahme des Omentums nicht. Der Bauchraum wird nach Einlegen einer Blutungsdrainage nach den Regeln der Abdominalchirurgie wieder verschlossen.

Literatur

Arnold, P. G., G. B Irons: The greater omentum. Extension in transpositions and free transfer. Plast. reconstr. Surg. 67 (1981) 169–176

Das, S. K.: The size of human omentum and methods of lengthening it for transplantation. Brit. J. plast. Surg. 29 (1976) 170–174

Jejunumtransplantat

Das Jejunum füllt mit Schlingen den oberen linken Teil des Unterbauches aus und geht allmählich in das Ilium über. Bevorzugte Spenderregion für das freie Dünndarmtransplantat ist das proximale Jejunum. Auch terminales Ilium kann entnommen werden, insbesondere wenn sehr lange Gefäßarkaden benötigt werden. In der Regel wird aber das weniger differenzierte proximale Jejunum für eine Dünndarmentnahme bevorzugt. Der Gefäßstiel kann relativ lang entnommen werden. Entfernt man das direkt über dem Gefäß liegende Segment des Darms, so ist die Gefäßlänge durchschnittlich 10–14 cm. Der Durchmesser der Mesenterialgefäße ist je nach Entnahmeregion unterschiedlich groß; in der Regel messen die Arterien ca. 2–3 mm und die Venen bis zu 4 mm. Bei der Präparation muß die Blutstillung mit besonderer Sorgfalt erfolgen. Ähnlich der Präparation am Omentum führen Einblutungen in die Mesenterialwurzel während der Präparation zu einer Unübersichtlichkeit bei der weiteren Dissektion, die letztendlich das Transplantat gefährden kann.

Dünndarmentnahme

Nach einer medianen, ca. 20 cm langen Oberbauchlaparotomie mit Umschneidung links des Nabels wird ein Rahmen eingesetzt und eine proximale Jejunumschlinge angezügelt. Mit einem Leberspatel zieht man das Colon transversum nach kranial, wobei die Mesenterialwurzel inspiziert wird (Abb. 2.56). Die Gefäße sind in der Regel gut sichtbar, zumindest die begleitenden Mesenterialvenen; die Arterie ist immer zu tasten. Sichtbar wird der Gefäßstiel unter Dia-

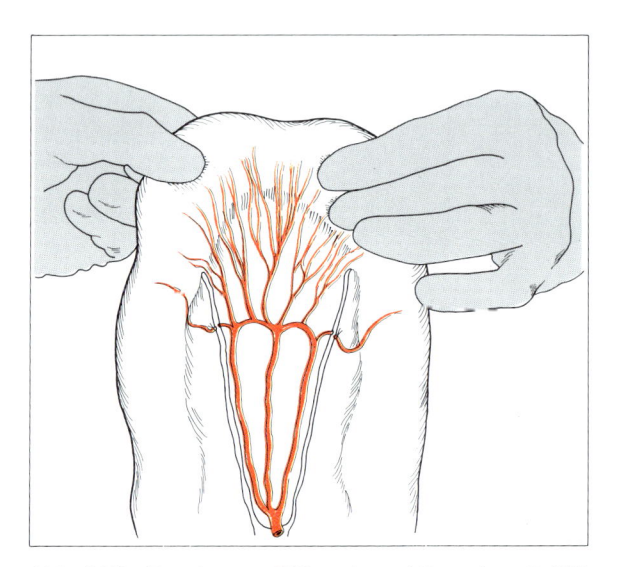

Abb. 2.**56** Durch sorgfältige Inspektion des Gefäßmusters müssen geeignete Gefäße gewählt werden, die hauptsächlich im proximalen Jejunum vorhanden sind.

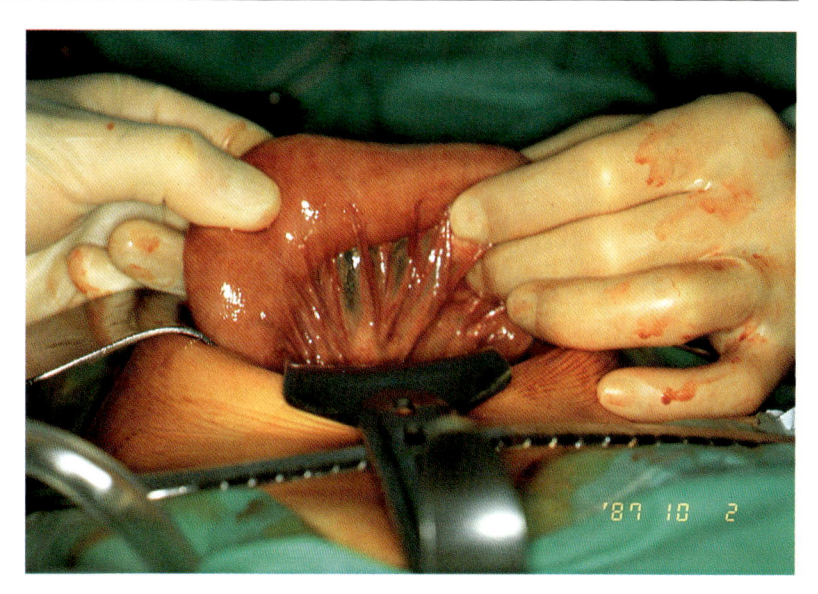

Abb. 2.**57** Durch Diaphanoskopie wird die Präparation der Gefäße erleichtert.

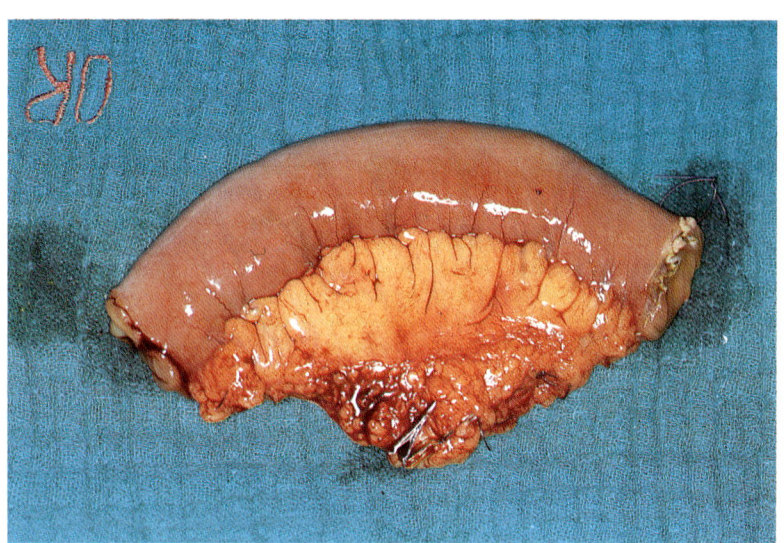

Abb. 2.**58** Jejunumsegment mit normaler Länge des Gefäßstiels.

phanoskopie (Abb. 2.57). Hierbei luxiert man den Darm abschnittweise aus dem Abdomen unter Translumineszenz mit Hilfe der Operationsleuchte und durchmustert ihn von kranial nach kaudal. Wir konzentrieren uns ganz besonders auf die venösen Arkaden und deren hauptsächlichen Abfluß. In dieser Arkade verläuft auch immer die das entsprechende Jejunumsegment versorgende Arterie, die man tasten kann. Nach Spalten des Mesenteriums beiderseits lateral der Gefäßarkade wird unter Diaphanoskopie jedes abgehende Mesenterialgefäß zur Seite hin ligiert und durchtrennt. Die letzten 2–3 cm der Mesenterialarterie und -vene versuchen wir bereits makroskopisch so zu präparieren, daß die späteren Gefäßanastomosen problemlos durchzuführen sind. Die Arterie wird dann vor der Vene abgeklemmt. Auf eine Heparingabe verzichten wir. Mit großer Sorgfalt müssen die Mesenterialarterie und -vene behandelt werden. Tiefe Umstechungen sollten dabei zur Vermeidung von Mesenterialvenenthrombosen unbedingt vermieden werden. Eine Zieldrainage wird für 24 Stunden eingelegt.

Bei der Entnahme des Darmsegmentes verwenden wir Klammernahtgeräte, wodurch es möglich ist, den Darm nach beiden Seiten hin zu verschließen und gleichzeitig zu durchtrennen. Diese Technik erlaubt auch eine rasche Wiedervereinigung der Darmenden zur funktionellen End-zu-End-Verbindung. Selbstverständlich sind auch alle handgenähten Anastomosen einreihig oder zweireihig möglich. In der Regel kann man jedoch mit Klammernahtgeräten Zeit sparen, was bei ausgedehnten rekonstruktiven Operationen wichtig ist. Der Verschluß des Abdomens erfolgt nach Einlegen einer Blutungsdrainage entsprechend den Regeln der Abdominalchirurgie.

Eine besondere Lagerung des Darms nach der Entnahme halten wir für unnötig. Es hat sich gezeigt, daß kurze Ischämiezeiten eine besonders starke Sekretion aus dem Darmlumen nach Wiederanschluß des Darms zur Folge haben. Darmtransplantate, die erst nach mehr als 1½ Stunden wieder an die Blutzirkulation angeschlossen werden, antworten oft auf die ischämische Schädigung mit geringerer Sekretion. Dieser Effekt ist eher vorteilhaft bei der Rekonstruktion des zervikalen Ösophagus. Wird anstelle eines Segments ein Patch benötigt, so hat sich bewährt, bei noch offenen, aber bereits präparierten Arkaden in situ das Lumen mittels Diathermie antimesenterial zu eröffnen. Man kann auf diese Weise eine Blutstillung an den Rändern durch Diathermie (bipolar) einfach durchführen. Die durchschnittliche Länge des Gefäßstiels beträgt zwischen 7 und 10 cm (Abb. 2.**58**). Wird ein längerer Gefäßstiel benötigt, so können benachbarte Gefäßarkaden einbezogen werden (Abb. 2.**59**). Dabei muß jedoch benachbarter Darm geopfert werden.

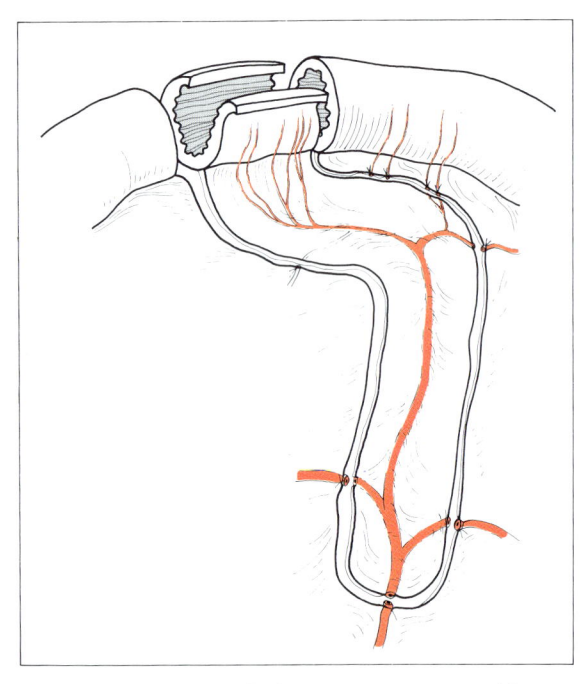

Abb. 2.**59 a** Unter Opferung eines benachbarten Darmsegmentes kann diese Gefäßarkade zur Verlängerung des Gefäßstiels um diese Strecke beitragen.

Literatur

Ferguson, J. L., L. W. DeSanto: Total pharyngolaryngectomy and cervical esophagectomy with jejunal autotransplant reconstruction: complications and results. Laryngoscope 98 (1988) 911–914

Flynn, M. B., R. D. Acland: Free intestinal autografts for reconstruction following pharyngolaryngoesophagectomy. Surg. Gynecol. Obstet. 149 (1979) 858

McConnel, F. M. S., T. R. Hester jr., F. Nahai, M. J. Jurkiewicz, R. G. Brown: Free jejunal grafts for reconstruction of pharynx and cervical esophagus. Arch. Otolaryngol. 107 (1981) 476–481

Robinson, D. W., A. Mac Leod: Microvascular free jejunum transfer. Brit. J. plast. Surg. 35 (1982) 258–267

Seidenberg, B., S. Rosenak, E. S. Hurwitt, M. L. Som: Immediate reconstruction of the cervical esophagus by revascularized isolated jejunal segment. Ann. Surg. 149 (1959) 162

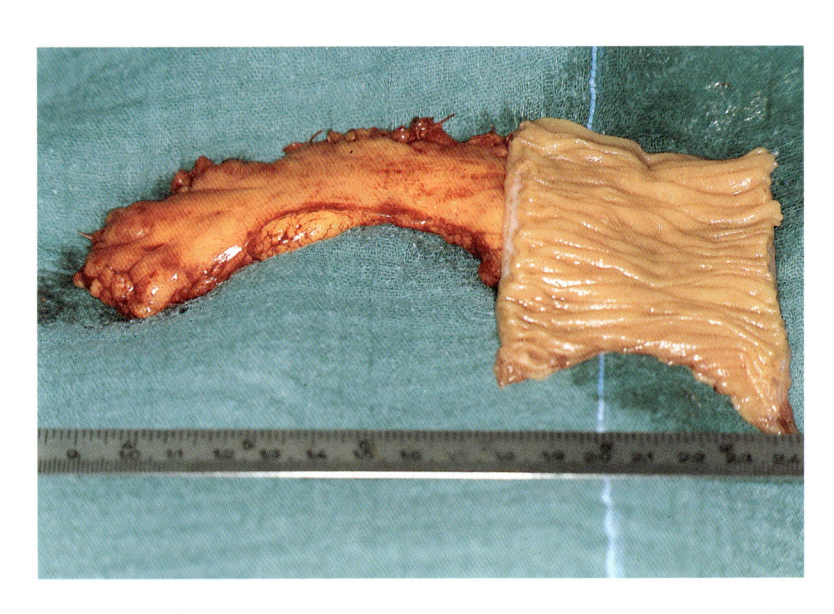

b Jejunumpatch mit langem Gefäßstiel.

3 Klinische Anwendung

Indikationen und Kontraindikationen zum freien Gewebetransfer

Die mikrovaskuläre Gewebetransplantation spielt eine immer bedeutendere Rolle in der Rekonstruktion des Kopf-Hals-Bereichs, da sie durch die Vielzahl unterschiedlicher Lappen dem Operateur die Möglichkeit gibt, große komplexe Defekte durch einen einzeitigen Eingriff zu verschließen. Sie führt zu einer raschen Rehabilitation des Patienten, und bei der Rekonstruktion äußerer Defekte trägt sie zur Verminderung der Narbenbildung bei, die aus der Anwendung lokaler oder regionärer Lappen resultieren würde. Dennoch ist immer abzuwägen, ob ein Defekt nicht doch primär zu verschließen ist oder durch einen lokalen Verschiebe- oder Schwenklappen ohne besondere zusätzliche kosmetische Beeinträchtigung gedeckt werden kann. Der Nachteil der freien Transplantate liegt in der unterschiedlichen Farbe und Beschaffenheit der Haut, die sich in den meisten Fällen, vor allem wenn Lappen vom Stamm entnommen werden, der Gesichtshaut nicht angleichen. Die große Zahl von freien Transplantaten, die zur Rekonstruktion zur Verfügung steht, mag in manchen Fällen die Entscheidung, welcher spezielle Lappen Anwendung finden soll, schwierig machen. Wer sich mit freien Lappen beschäftigt, kann kaum die ganze Palette der zur Verfügung stehenden Transplantate beherrschen. Daher wird in dem Entscheidungsprozeß die Erfahrung des jeweiligen Operateurs, die er mit bestimmten Lappen gemacht hat, eine wichtige Rolle spielen.

Bei der Auswahl der zu transplantierenden Gewebe muß zuerst die Größe, d. h. sowohl die Flächen- als auch die Tiefenausdehnung des Defekts, berücksichtigt werden. Hinzu kommen die Fragen, ob Knochen zu ersetzen ist und ob eine innere und/oder äußere Auskleidung notwendig wird. Das Transplantat sollte ein hohes Maß sowohl an funktioneller als auch an Kontur aufbauender Potenz besitzen.

Um das ideale Gewebetransplantat zu finden, sind individuelle Gegebenheiten einzelner Patienten zu berücksichtigen. So kann bei der Wahl zwischen Rectus-abdominis- und Latissimus-dorsi-Lappen entscheidend sein, ob ein Patient adipös ist, weil dann der Rectus-abdominis-Lappen sehr voluminös werden würde. Dem später entstehenden Entnahmedefekt muß besonderes Augenmerk geschenkt und der Patient über dessen Ausmaß aufgeklärt werden. So wird der entstehende Defekt über der volaren Unterarmseite von manchen Patienten, vor allem von Frauen, nicht akzeptiert. In solchen Fällen bietet sich dann der Fußrückenlappen oder der Skapulalappen an. Aber auch der Skapulalappen hinterläßt Narben, die bei Frauen das Tragen mancher Kleidung nicht erlaubt.

Besonderes Augenmerk ist der funktionellen Rekonstruktion des Pharynx und der Mundhöhle nach Tumorexstirpation zu schenken, um Atmung, Sprechen und Schluckvorgang des Patienten nicht übermäßig zu beeinträchtigen. Dort bieten sich dünne fasziokutane Lappen oder das freie Jejunum an, wenn es sich um oberflächliche Defekte handelt. Die Beweglichkeit der Zunge darf durch den Lappen nicht wesentlich eingeschränkt werden. Manche Defekte im Pharynx- und Mundhöhlenbereich müssen wegen ihrer Tiefenausdehnung mit voluminösen Lappen gedeckt werden, die jedoch eher dazu neigen, die Funktion einzuschränken. In solchen Fällen, z. B. bei mehrschichtigen Defekten, muß eine Funktionsbeeinträchtigung in Kauf genommen werden. Diese sollte jedoch durch günstige Wahl des Transplantates so gering wie möglich gehalten werden.

Die freie Lappentransplantation ist grundsätzlich nicht an ein bestimmtes Alter des Patienten gebunden, vielmehr sind sein Allgemeinzustand und Gefäßstatus für die Indikationsstellung von Wichtigkeit. Die älteste Patientin, bei der wir einen mikrovaskularisierten Gewebetransfer durchführten, war 81 Jahre alt. Eine arterielle

Verschlußkrankheit, Arteriosklerose und Hypertonie können eine relative Kontraindikation bedeuten. Ebenso sind schwere Allgemeinerkrankungen und ein erhöhtes Narkoserisiko bei der Indikationsstellung zu berücksichtigen. Dies gilt vor allem bei einer geplanten Laparotomie zur Gewinnung eines Jejunumsegments. Um die Narkosedauer bei Patienten mit reduziertem Allgemeinzustand zu verkürzen, bieten sich Lappen an, die parallel zur Resektion des Tumors, also in Rückenlagerung des Patienten, entnommen werden können. In solchen Fällen ist z. B. der Unterarmlappen dem Skapulalappen vorzuziehen. Mikrovaskuläre Gewebetransplantate sind immer zeitaufwendiger als lokale oder regionäre Lappenplastiken. Dies wird jedoch in den meisten Fällen dadurch wieder ausgeglichen, daß bei lokalen und regionären Lappen oft mehrere Eingriffe in bestimmten zeitlichen Abständen notwendig werden.

Schlecht heilende Defekte, z. B. nach Bestrahlung und im infizierten Wundbereich, stellen an sich eine ideale Indikation für die freie Lappenanwendung dar, da die Blutversorgung der Transplantate meist durch relativ große Gefäße überdurchschnittlich gut ist. Hinzu kommt der Effekt der Sympathektomie, der zu einer Dilatation der Gefäße führt. Dies bewirkt eine ausgezeichnete Durchblutung gerade im Randbereich, der besonders wichtig für das Einheilen des Transplantates ist. Bei bestrahlten Patienten muß jedoch mit einem schlechten Zustand der Empfängergefäße gerechnet werden, vor allem mit Veränderungen an der Intima. Dadurch wird die Mikrogefäßanastomose deutlich erschwert und das Risiko einer postoperativen Thrombose erhöht.

Präoperative Diagnostik

Neben der Beurteilung des Allgemeinzustandes des Patienten sind einige Untersuchungen notwendig, die Informationen über das Empfänger- und das Entnahmegebiet geben.

Empfängerregion

Im Bereich des zu rekonstruierenden Defekts muß zuerst geklärt werden, ob geeignete Anschlußgefäße vorhanden sind. Dies ist normalerweise im Halsbereich unproblematisch, da dort eine Vielzahl von Blutgefäßen zur Verfügung

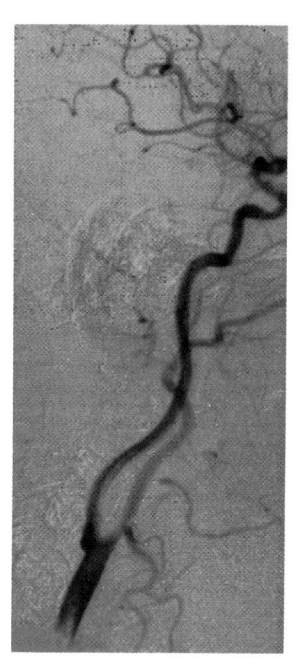

Abb. 3.1 Zur Beurteilung der Anschlußgefäße in der Empfängerregion wurde 6 Monate nach Tumoroperation eine Angiographie (Subtraktionsangiographie) der Halsgefäße durchgeführt. Dort stellte sich nur noch die A. thyroidea superior als verwendbares Anschlußgefäß für eine End-zu-End-Anastomose dar. Sowohl die A. lingualis als auch die A. facialis waren bei der Erstoperation unterbunden worden.

steht. Bei Patienten, die bereits operiert wurden, können jedoch einige Gefäße schon unterbunden worden sein, vor allem, wenn eine radikale Neckdissection durchgeführt wurde. In solchen Fällen ist es ratsam, vor dem Eingriff ein Angiogramm (Abb. 3.1) anzufertigen, um die noch verbliebenen Gefäße identifizieren zu können. Auf jeden Fall sollte die venöse Phase mit aufgezeichnet werden, da es bei der funktionellen Neck-dissection zur Thrombose der V. jugularis interna kommen kann. Ferner muß der allgemeine Gefäßzustand präoperativ beurteilt werden. Hierbei ist besonders auf klinische Zeichen der Arteriosklerose und der arteriellen Verschlußkrankheit zu achten. Der Gefäßstatus läßt sich jedoch weder durch die Angiographie noch durch Doppler-Sonographie exakt nachweisen, sondern kann erst durch die chirurgische Exploration festgestellt werden. Es sind die klinische Erfahrung und die fundierten anatomischen Kenntnisse, die die Beurteilung der Empfängergefäße ermöglichen. In der Regel ist beim voroperierten Patienten das Auffinden einer Arterie zum mikrovaskulären Anschluß einfacher als das einer

Vene. Die Venen sind häufig von Narbengewebe umgeben und daher nicht zuletzt wegen ihrer Verletzlichkeit bei der Präparation gefährdet. Präoperativ muß gesichert sein, daß die Empfängerregion bezüglich der Ausdehnung und Tiefe des Defekts zur Aufnahme des Lappens geeignet ist.

Entnahmeregion

Der ideale Lappen verbindet ein geeignetes Maß an kosmetischen Eigenschaften und Funktionalität in der Empfängerregion mit einem Minimum an Einschränkungen in der Entnahmeregion. Im Bereich der Lappenentnahmestelle muß auf Narben, die durch Traumen oder Operationen entstanden sind, geachtet werden. Bei der Entnahme eines Rectus-abdominis-Lappens oder eines Beckenkammtransplantats ist eine vorausgegangene Herniotomie oder Appendektomie auszuschließen. Am Unterarm, aber auch am Fußrücken sind Punktionen der Gefäße zu berücksichtigen. Dies gilt hauptsächlich für Punktionen der A. radialis bei zuvor stattgefundenen Allgemeinnarkosen. Unmittelbar vor der geplanten Lappenentnahme muß darauf geachtet werden, daß keine oberflächlichen Venen im Entnahmebereich punktiert werden. Es hat sich bei uns bewährt, die betreffende Extremität mit der Aufschrift „keine Punktion" zu markieren. Durch eine möglicherweise auftretende Thrombophlebitis könnte der Lappen in Gefahr kommen. Ferner ist zu fragen, ob Lymphknotenausräumungen oder Bestrahlungen stattgefunden haben, vor allem in der Axilla und der Leiste, die zu einer Beeinträchtigung oder Schädigung des Gefäßstiels geführt haben könnten.

Bei den zuvor beschriebenen Lappen kann es durch die Wegnahme des ernährenden Gefäßes nur beim Unterarm- und beim Dorsalis-pedis-Lappen zu einer Schädigung der entsprechenden nachgeschalteten Körperregion (Hand, Fuß) kommen. Bei diesen Transplantatgefäßen handelt es sich nicht um im Lappen aufzweigende Endäste, sondern um Blutbahnen, die die Lappenregion passieren. Es ist bei diesen beiden Lappen demzufolge wichtig, festzustellen, daß die Durchblutung nachgeschalteter Bezirke auch nach Wegnahme des ernährenden Gefäßes gewährleistet ist.

Dopplersonographische Untersuchungen sind in manchen Fällen nützlich, um den Verlauf und die Durchgängigkeit der Gefäße zu überprüfen. Klinisch und anamnestisch müssen arterielle Verschlußkrankheiten ausgeschlossen werden. Am Unterarm sollte der Allen-Test präoperativ durchgeführt worden sein, um festzustellen, ob die Durchblutung der Hand über die A. ulnaris durch den Arcus palmaris genügt (S. 23). Diese Untersuchung ist meist ausreichend. In Zweifelsfällen kann eine Doppler-Sonographie und eine Pulsoxymetrie erfolgen. Beim Durchblutungstest mit Hilfe des Pulsoxymeters wird der Geber auf Daumen und Zeigefinger aufgebracht und die Sauerstoffsättigung transkutan bei komprimierter A. radialis gemessen. Zusätzlich kann eine Pulskurve aufgezeichnet werden. Beim Dorsalispedis-Lappen wird bei komprimierter A. tibialis posterior der Puls über der A. dorsalis pedis und bei komprimierter A. dorsalis pedis der Puls über der A. tibialis posterior getastet. Erst wenn bei Kompression eines Gefäßes noch ein Puls im jeweils anderen nachzuweisen ist, kann man davon ausgehen, daß beide Gefäße orthograd durchgängig sind.

Präoperativ muß durch Messungen festgestellt werden, ob die Größe des Lappens zur Defektdeckung ausreicht. Dies ist vor allem bei Lappen von Bedeutung, die eine relativ kleine Fläche besitzen, wie z. B. der Dorsalis-pedis-Lappen.

Anschlußgefäße und bevorzugte Anastomosen

Der Gefäßreichtum in der Halsregion ist eine ideale Voraussetzung für Mikrogefäßanastomosen. Der im Kopf-Hals-Bereich onkochirurgisch tätige Arzt ist mit den anatomischen Gefäßverläufen vertraut und kann bereits bei der funktionserhaltenden Neck-dissection Anschlußgefäße präparieren, bei einer radikalen Neck-dissection gegebenenfalls auf der kontralateralen Seite. Die arteriellen Strombahnen, die sich anbieten, sind die A. carotis externa und ihre Abgänge (Abb. 3.**2**); dabei wählen wir die A. carotis externa nur dann, wenn keine weiteren Gefäßabgänge aufzufinden sind.

Bevorzugtes Anschlußgefäß zur arteriellen Anastomose ist die A. thyroidea superior, da sie leicht aufzufinden ist und meist eine ausreichende Weite besitzt. Der Gefäßanschluß kann unmittelbar an ihrem Abgang aus der A. carotis externa oder distal davon erfolgen, falls das Spendergefäß einen kleineren Durchmesser besitzt. Auch die A. lingualis und die A. facialis ste-

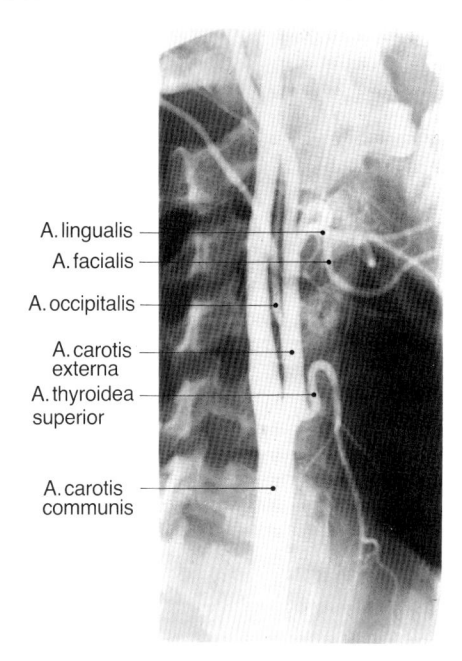

Abb. 3.2 Regelrechte Angiographie der Halsgefäße mit Darstellung der bevorzugten Anschlußgefäße (A. thyroidea superior, A. lingualis und A. facialis).

hen zur Gefäßanastomose zur Verfügung. Der Durchmesser dieser Gefäße liegt zwischen 1,5 und 2,5 mm. Gefäßinkongruenzen lassen sich bei den hier bevorzugten End-zu-End-Anastomosen meist durch verschiedene Techniken ausgleichen wie z. B. Anschrägen des kleinlumigeren Gefäßes. Die Anastomose wird durch die Verwendung von Approximatorklemmen erleichtert. Wichtig bei der Freilegung der Anschlußgefäße ist, daß der Gefäßstiel spannungsfrei adaptiert werden kann. Kürzen der Gefäßstiele ist jederzeit problemlos möglich, das Verlängern durch Interponate hingegen nicht nur zeitaufwendig, sondern auch riskanter, da eine größere Zahl von Anastomosen zu einem erhöhten Thromboserisiko führt.

Wie bereits oben erwähnt, steht dem Operateur nicht immer die gesamte Vielfalt an Gefäßen im Halsbereich zur Verfügung; häufig wurde die A. thyroidea superior bei der Voroperation unterbunden. In diesen Fällen müssen die noch vorhandenen Gefäße aufgesucht werden. Die Anastomose der Arterie wird vorzugsweise End-zu-End und mit Einzelknopfnähten durchgeführt, da eine fortlaufende Naht eher zur Stenosierung führt. Wenn keine weiteren Arterien dafür zur Verfügung stehen, wird die End-zu-Seit-Anastomose an die A. carotis externa vorgenommen. Häufig ist die Wand der A. carotis externa relativ dick und manchmal arteriosklerotisch verändert, so daß die Anastomose technisch schwierig wird. Nur in äußerst seltenen Fällen, in denen kein weiteres Anschlußgefäß gefunden wird und die A. carotis externa bereits unterbunden oder reseziert wurde, sollte eine Anastomose End-zu-Seit an die A. carotis communis geplant werden. Um die Ischämiezeit kurz zu halten, muß die Anastomose rasch vollendet werden. Die A. carotis communis wird zirkulär angeschlungen und mit jeweils einer Bulldogklemme nach proximal und distal ausgeklemmt. Dann wird mit einer gebogenen Mikroschere die Adventitia unter dem Mikroskop entfernt und mit einer feinen geraden Schere die Arterie inzidiert. Mit einer Mikroknopfschere führt man die ovaläre Wandexzision durch. Solche Exzisionen sind u. E. notwendig, da nur sie ein Ausspannen der kleinen anzuschließenden Lappengefäße gewährleisten. Bei lediglich schlitzförmiger Inzision besteht die Gefahr einer Stenosierung mit nachfolgender Thrombosierung. Eine Naht Intima an Intima ist bei solchen Gefäßen mit unterschiedlichen Wandstärken nicht möglich. Die Intima des kleinen Gefäßes sitzt der Media oder gar der Externa der A. carotis auf. Für die Einzelknopfnähte ist Nahtmaterial der Stärke 8-0 gegenüber der Stärke 9-0 zu bevorzugen.

Die Anastomosierung der Lappengefäße an die A. carotis externa wird in ähnlicher Weise durchgeführt; dazu steht naturgemäß mehr Zeit zur Verfügung.

Die venöse Anastomosierung sollte vorzugsweise im tiefen Venensystem erfolgen, entweder direkt an die V. jugularis interna oder an die zuführenden Venen in ihrer unmittelbaren Nähe. Zwar bietet sich auch das oberflächliche Venensystem der Vv. jugulares anterior oder externa an, es kann jedoch zu venösen Stauungen kommen, wenn postoperativ ein Ödem oder Hämatom entsteht. Dies kann eine Gefährdung des Lappens bedeuten. Eine weitere Gefahr besteht in der Schädigung dieser Gefäße bei einer eventuell am Ende der Operation notwendig werdenden Tracheotomie. Die Drainage des tiefen Venensystems ist besser und weniger abhängig von Ödem und Hämatombildung. Wenn die venöse Anastomose nicht direkt an die V. jugularis interna vorgenommen wird, muß man sich vergewissern, daß die ausgewählte Vene nicht an anderer Stelle bereits unterbunden wurde.

Die schwieriger durchzuführende venöse Anastomose wird meist End-zu-Seit angelegt. Die

Spendervene läßt sich durch die beiden Ecknähte aufspannen, wodurch das weitere Nähen der dünnen Gefäßwand erleichtert wird. Von den Ecknähten aus kann auf beiden Seiten fortlaufend genäht werden. Ein weiterer Vorteil der End-zu-Seit-Anastomose ist der mühelose Ausgleich von Kalibersprüngen. Auch mit sehr kleinen Lappenvenen kann man nahezu immer eine günstige venöse Anastomosierung mit der V. jugularis interna erreichen. Die V. jugularis interna, aber auch eine große V. facialis, können mit einer Satinski-Klemme partiell ausgeklemmt werden, d. h., man verzichtet auf ein zirkuläres Darstellen und Anschlingen des Gefäßes. An der Empfängervene exidieren wir üblicherweise nur einen geringen Teil der Gefäßwand, hier ist durch die schlitzförmige Inzision die Gefahr einer Stenosierung wesentlich geringer als bei der Arterie. Als Nahtmaterial verwenden wir meist 8-0- oder 9-0-Nylon.

Auch bei venösen End-zu-End-Anastomosen setzen wir Approximatorklemmen ein. Diese ermöglichen ein achsengerechtes Einspannen der Gefäßenden und erleichtern das Wenden, wodurch sich das Nähen der Hinterwand vereinfacht. Hier können die Approximatorclips nach Acland vorteilhaft sein, da sie einen Rahmen besitzen, der es erlaubt, das Gefäß an den lang belassenen Eckfäden aufzuspannen (Abb. 3.3). Sowohl Einzelknopf- als auch fortlaufende Nähte sind zu empfehlen. Bei der venösen besteht im Gegensatz zur arteriellen Anastomose kaum die Gefahr einer Stenosierung durch eine fortlaufende Naht.

Sollte der Gefäßstiel des Lappens zu kurz sein, um spannungslos anastomosiert werden zu können, so bietet sich zur Verlängerung ein Saphenainterponat an. Die V. saphena wird oberhalb des Knöchels entnommen. Beim Einnähen ist wegen der Venenklappen die Stromrichtung zu beachten, d. h., das Gefäß muß um 180° gedreht eingesetzt werden.

Die Durchgängigkeit der arteriellen Anastomose kann man meist schon am Pulsieren der Lappenarterie distal der Anastomose erkennen. Bestehen jedoch Zweifel, so kann der Acland-Test weiterhelfen. Das Gefäß wird hinter der Anastomose mit einer Juwelierpinzette verschlossen und mit einer zweiten Pinzette in Lappenrichtung ausgestrichen. Dann wird die erste Pinzette geöffnet. Füllt sich das Gefäß sofort, so ist die Anastomose durchgängig. Die Funktionsfähigkeit der venösen Anastomose kann geprüft werden, indem der Gefäßclip auf dem Empfängerge-

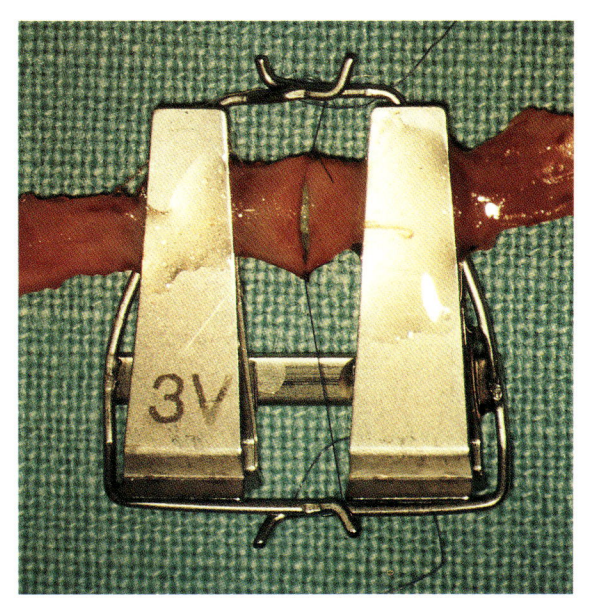

Abb. 3.3 Die End-zu-End-Anastomose einer Vene läßt sich durch das Ausspannen der Eckfäden im Rahmen eines Approximatorclips nach Acland einfacher durchführen.

fäß nach Öffnen sämtlicher anderer Clips geschlossen bleibt. Die Zirkulation wird also erst hinter der venösen Anastomose gestoppt. Füllt sich die Empfängervene zwischen Anastomose und Clip, so ist diese durchgängig.

Vorbereitung der Empfängerregion

Oft können bei der freien Gewebetransplantation zwei Operationsteams parallel arbeiten, so daß die Empfängerregion schon während der Lappenentnahme vorbereitet werden kann. Der Operateur, der die Tumorresektion vornimmt, kann dies nach onkochirurgischen Grundsätzen tun ohne die Sorge, den Defekt nicht mehr schließen zu können. Vor der plastischen Rekonstruktion muß in der Empfängerregion eine sorgfältige Blutstillung vorgenommen werden; Blutungen können sonst später zu einem Abheben des Transplantates und zu einem nachfolgenden Abknicken der Gefäße führen, ferner behindert eine Blutung bei der mikrovaskulären Anastomose. Es ist empfehlenswert, die Empfängerregion sorgfältig vorzubereiten, auch wenn dies zusätzliche Zeit in Anspruch nimmt. Diese Zeit kann meist durch ein schnelleres und übersichtlicheres Arbeiten beim Anastomosieren der Gefäße wieder aufgeholt werden. Die Anschlußgefäße sollten so vorbereitet werden, daß Vene und Arterie relativ nahe zusammenliegen, um ein unnötiges Separieren der Lappengefäße zu vermeiden. Die Anschlußgefäße müssen möglichst so präpariert werden, daß sie leicht zugänglich sind und nahe an der Oberfläche liegen, um ein entspanntes Fertigstellen der Anastomosen zu gewährleisten. Wird ein Approximatorclip eingesetzt, so sollte ein ungehindertes Wenden des Clips möglich sein. Aktive Saugdrainagen sollten nicht an den Gefäßstiel gelegt werden. An dieser Stelle empfiehlt sich die Anwendung von Penrose-Laschen.

Rekonstruktion der Mundhöhle und des Oropharynx

Die Häufigkeit von Karzinomen im Pharynx- und Mundhöhlenbereich hat in den letzten Jahren deutlich zugenommen. Mehr und mehr junge Patienten im Alter zwischen 40 und 50 Jahren sind betroffen. Entsprechend steigen die Anforderungen an den operativ tätigen Arzt, der mit ausgedehnten Tumoren konfrontiert wird. Da eine primäre Bestrahlung in vielen Fällen nicht angezeigt ist, kommt der Operation ein hoher Stellenwert zu. Im Pharynx- und Mundhöhlenbereich ist jedoch eine alleinige Tumorexzision mit primärem Wundverschluß häufig nicht möglich, weil dadurch erhebliche funktionelle Beeinträchtigungen entstehen, in deren Folge die Lebensqualität des Patienten deutlich gemindert wird.

Deswegen bedarf es in den meisten Fällen nach Tumorexzision der Rekonstruktion. Hierfür bietet sich neben den regionären Lappen, wie z. B. dem Pectoralis-major- oder dem Deltopektorallappen, die mikrovaskularisierte Gewebetransplantation an, da sie den lokalen Bedingungen flexibel gerecht werden kann. Freie mikrovaskularisierte Transplantate haben den Vorteil, daß sie mühelos in jeden Bereich, vor allem auch in den weichen Gaumen, eingenäht werden können, während gestielte Lappen, z. B. Pectoralis-major-Lappen, wegen der eingeschränkten Länge des Gefäßstiels hier nur schwer einsetzbar sind. Bleibt der Unterkiefer bei der Tumorexzision erhalten, ist z. B. der Muskelstiel des Pectoralis-major-Lappens oft zu voluminös, um ihn hinter dem Unterkieferknochen in die Mundhöhle zu führen.

Fasziokutane und myokutane Lappen sowie Dünndarmsegmente stehen als freie Transplantate in der Rekonstruktion der Mundhöhle und des Oropharynx zur Verfügung. Die Wahl der geeigneten Variante richtet sich nach dem durch die Tumorexzision entstandenen Defekt. Soll nur die Kontur des Pharynx bzw. der Mundhöhle wiederhergestellt und kann der Unterkiefer erhalten werden, so eignen sich zur Rekonstruktion besonders dünne fasziokutane Lappen oder das antimesenterial aufgeschnittene Dünndarmsegment. Die Wahl des Transplantates ist bei den fasziokutanen Lappen im Prinzip zwischen Leistenlappen, Dorsalis-pedis-Lappen und Unterarmlappen zu treffen. Der Leistenlappen ist jedoch relativ dick und sein Gefäßstiel kurz, weswegen er uns ungeeignet erscheint. Zur Auswahl empfehlen wir also den Unterarm- und den Dorsalis-pedis-Lappen.

Der Dorsalis-pedis-Lappen ist bei inkonstantem Gefäßverlauf schwieriger zu entnehmen als der Unterarmlappen. Seine Größe ist auf die Fläche des individuellen Fußrückens limitiert. Die durch den Entnahmedefekt verursachten postoperativen Beschwerden sind nicht unerheblich; eine zehntägige Immobilisation des Patienten ist meist notwendig, was vor allem bei alten Menschen zu Komplikationen, wie z. B. Thrombose, führen kann. Aus diesen Gründen favorisieren wir den Unterarmlappen, der vergleichsweise einfach zu entnehmen ist und einen zuverlässigen und langen Gefäßstiel besitzt. In seltenen Fällen verwenden wir dennoch den Dorsalis-pedis-Lappen (Abb. 3.**4**), wenn er aus anatomischen, kosmetischen und funktionellen Gründen im Entnahmebereich günstiger erscheint als der Unterarmlappen oder dieser vom Patienten abgelehnt wird.

Beim Unterarmlappen bevorzugen wir den distalen Lappen über der volaren Unterarmseite. Dieser Bereich ist meist nur wenig behaart. Der dünne und geschmeidige Lappen mit relativ großer Arterie in einem langen Gefäßstiel heilt annähernd auf dem Niveau der Schleimhaut ein und bringt in der Regel ein gutes funktionelles Ergebnis (Abb. 3.**5**). Die funktionellen Ergebnisse der Rekonstruktion des Oropharynx einschließlich des weichen Gaumens und der Wangeninnenseite waren nach unserer Erfahrung besser als die des Mundbodens und vorderen Zungenbereiches (Abb. 3.**6**). Dort mußten wir in einigen Fällen eine Schwellung des Unterarmlappens feststellen, die erst nach mehreren Wochen langsam zurückging.

Nach der Transplantation wandelt sich im Laufe der Zeit das verhornende Plattenepithel des fasziokutanen Lappens in nichtverhornendes um,

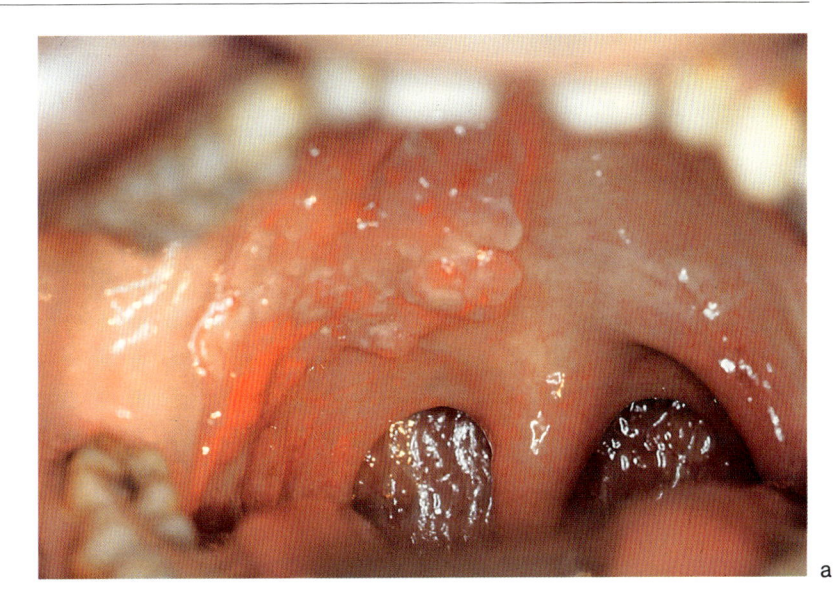

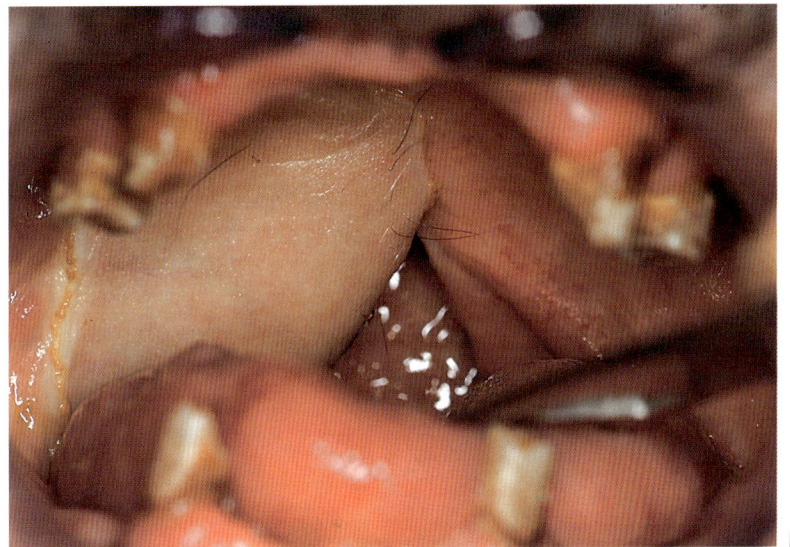

Abb. 3.4 a Gaumenbogenkarzinom, das nach Bestrahlung rezidivierte. **b** Rekonstruktion des rechtsseitigen weichen Gaumens mit einem Dorsalis-pedis-Lappen nach Resektion des Karzinoms.

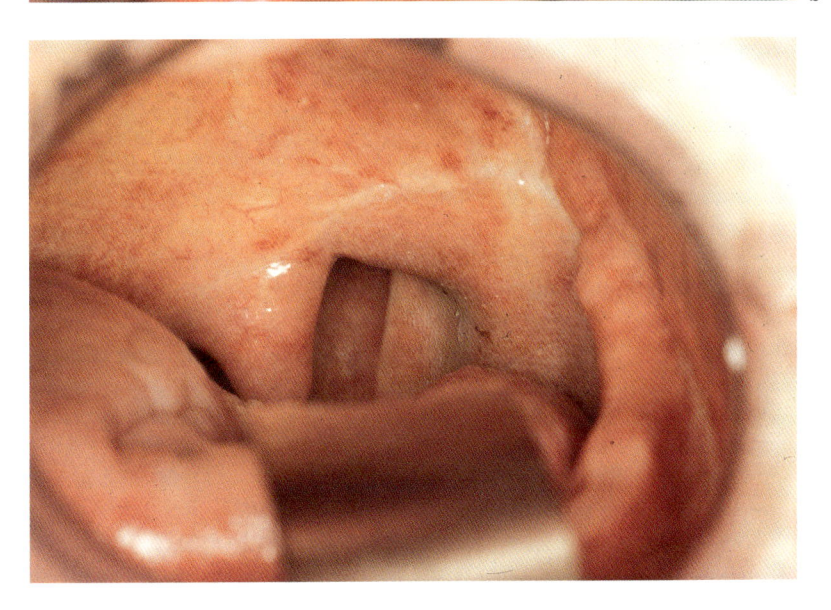

Abb. 3.5 Rekonstruktion der Oropharynxseitenwand und des lateralen weichen Gaumens mit einem distalen Unterarmlappen nach Resektion eines Tonsillenkarzinoms. 1 Jahr postoperativ und nach Bestrahlung.

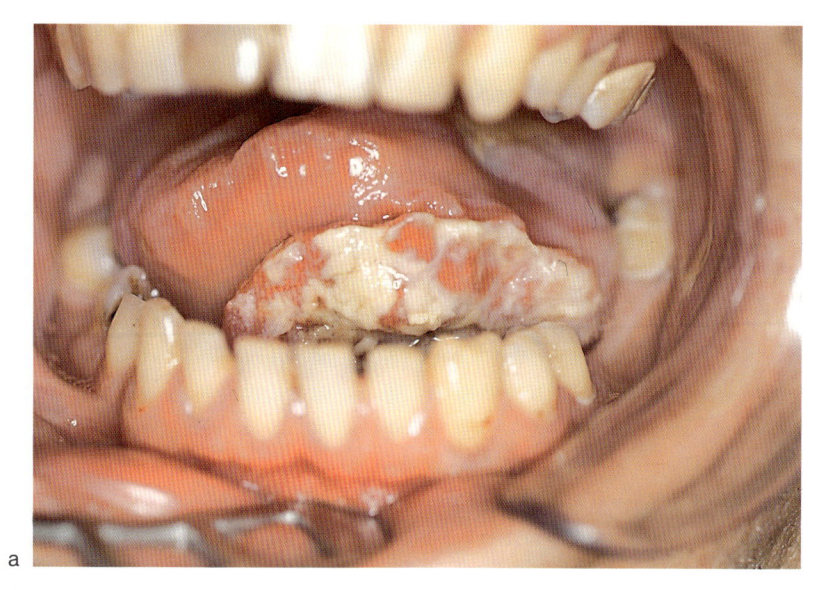

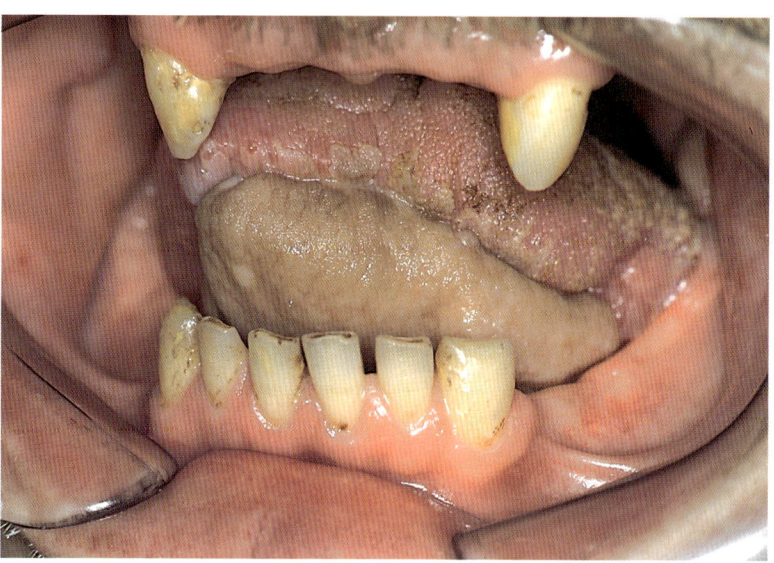

Abb. 3.6 a Ausgedehntes Karzinom des vorderen Mundbodens und Zungenkörpers. **b** Wiederaufbau mit einem distalen Unterarmlappen nach Resektion des Karzinoms und Zahnsanierung. 6 Monate postoperativ und nach Bestrahlung.

wie mehrere Biopsien nach 1–2 Jahren post operationem gezeigt haben.

Eine Alternative zum Unterarmlappen ist das Jejunumpatch (Abb. 3.7), das von manchen Autoren favorisiert wird. Die Entnahme eines Dünndarmsegments ist jedoch im Vergleich zu der des Unterarmlappens aufwendiger und mit einer höheren Komplikationsrate verbunden. Dies muß vor allem bei Patienten mit Malignomen im Kopf-Hals-Bereich berücksichtigt werden, deren Allgemeinzustand häufig reduziert ist. Bezüglich der funktionellen Ergebnisse bestehen keine großen Unterschiede. Da Patienten mit Mundhöhlen- und Oropharynxmalignomen fast ausnahmslos postoperativ bestrahlt werden müssen, sistiert die anfängliche Sekretion des Jejunums, dessen Becherzellen bereits durch die Ischämie während der Entnahme geschädigt worden sind. Nach der Bestrahlung ist oft eine nicht unerhebliche Schrumpfung des Transplantates zu beobachten (Abb. 3.7c). Die Dünndarmschleimhaut ist vulnerabler als die Kutis und neigt zu Blutungen, z. B. bei mechanischer Irritation durch die Zähne. Sie bietet auch ein schlechteres Prothesenlager im Bereich des Alveolarkammes als die fasziokutanen Transplantate. In der Rekonstruktion des weichen Gaumens ist der fasziokutane Lappen (Abb. 3.8) dem freien Jejunum vorzuziehen, da bei ihm im Gegensatz zum Jejunum nur eine geringe Schrumpfung zu erwarten ist. Bei der Anwendung des freien Jejunums besteht folglich die Gefahr, daß sich eine Rhinolalia aperta ausbildet.

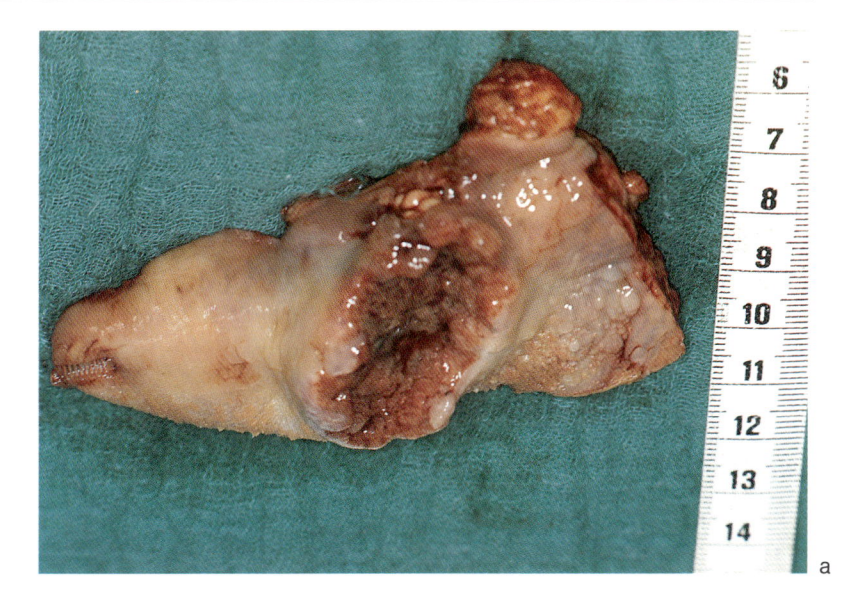

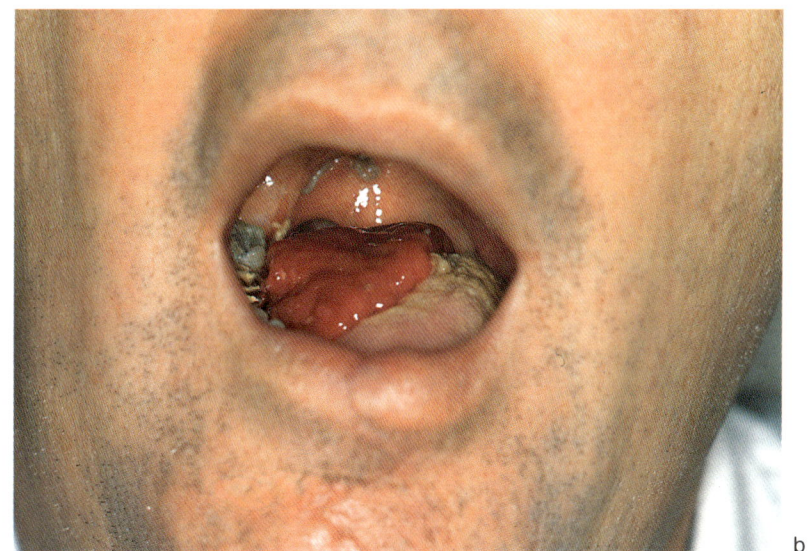

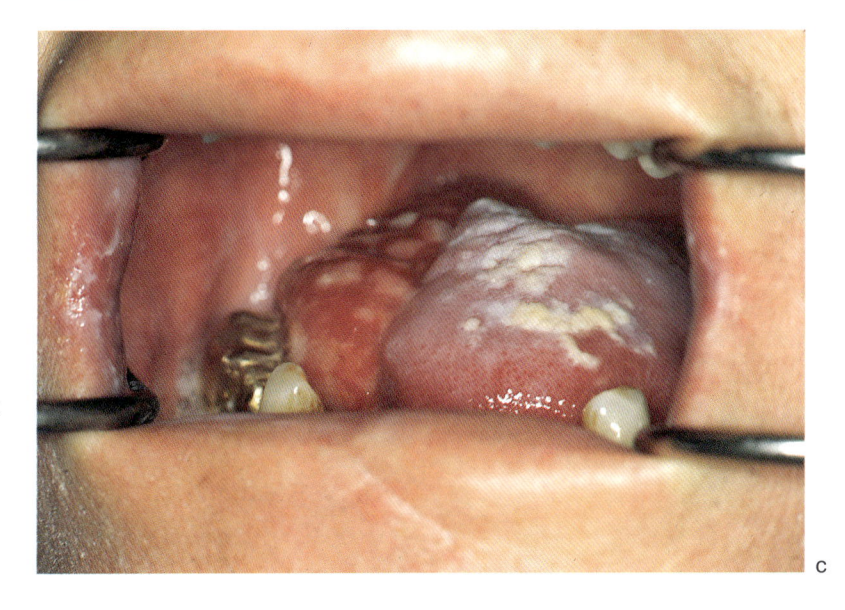

Rekonstruktion der Mundhöhle und des Oropharynx 67

Abb. 3.7 a Rechtsseitiges Zungenkarzinom. b Kompletter Wiederaufbau des Zungenkörpers nach Resektion des Karzinoms mit Hilfe eines Jejunumpatchs. 3 Wochen postoperativ vor Bestrahlung.
c Nach der Bestrahlung kommt es zu einer deutlichen Schrumpfung des Transplantats.

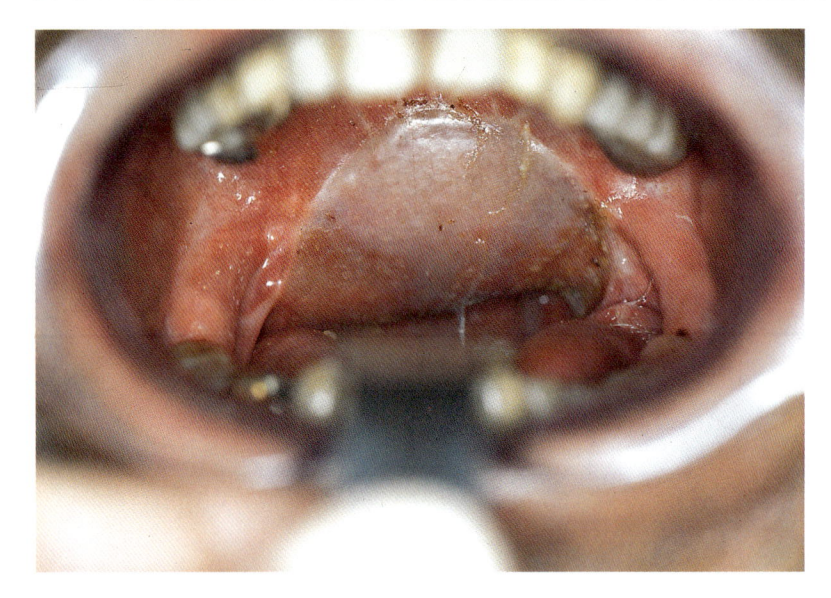

Abb. 3.**8** Rekonstruktion des weichen Gaumens mit einem distalen Unterarmlappen nach Entfernen eines Plattenepithelkarzinoms. 3 Monate postoperativ und nach Bestrahlung.

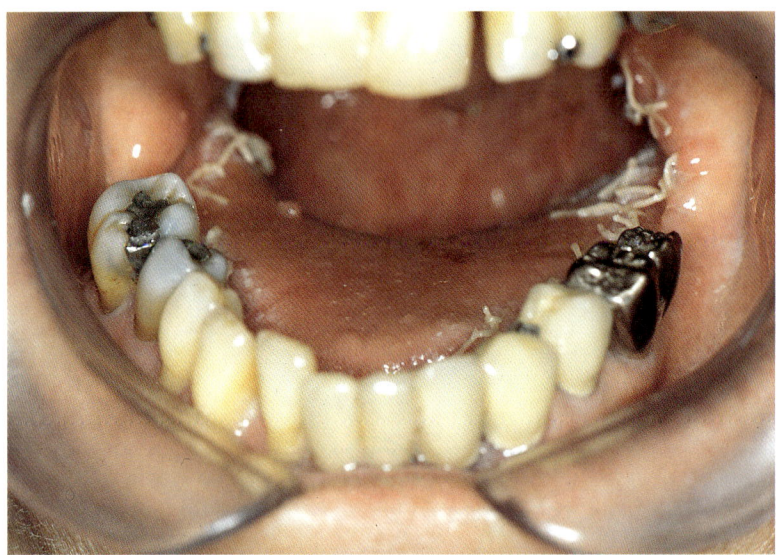

Abb. 3.**9** **a** Latissimus-dorsi-Lappen zur Zungenrekonstruktion.

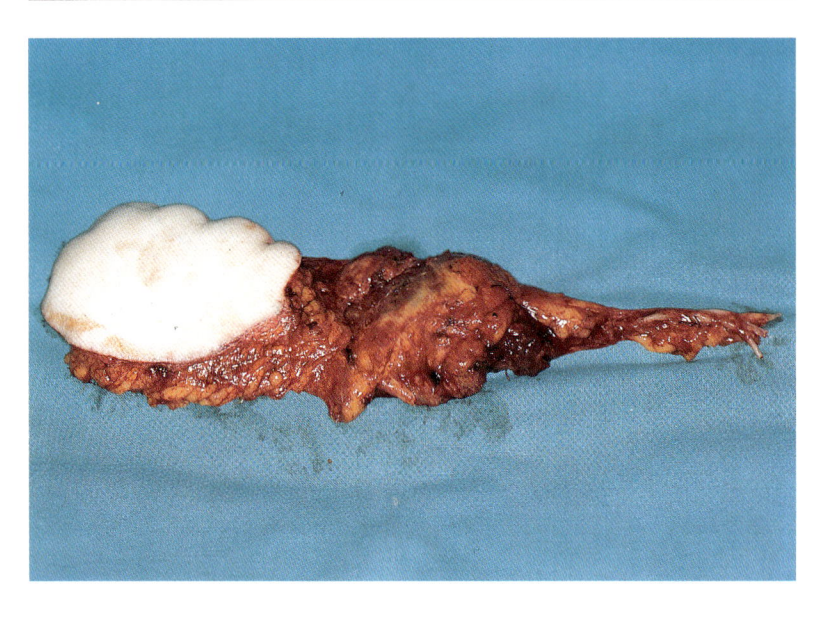

b Latissimus-dorsi-Lappen mit kleiner Hautinsel auf einem großen Muskelsegment.

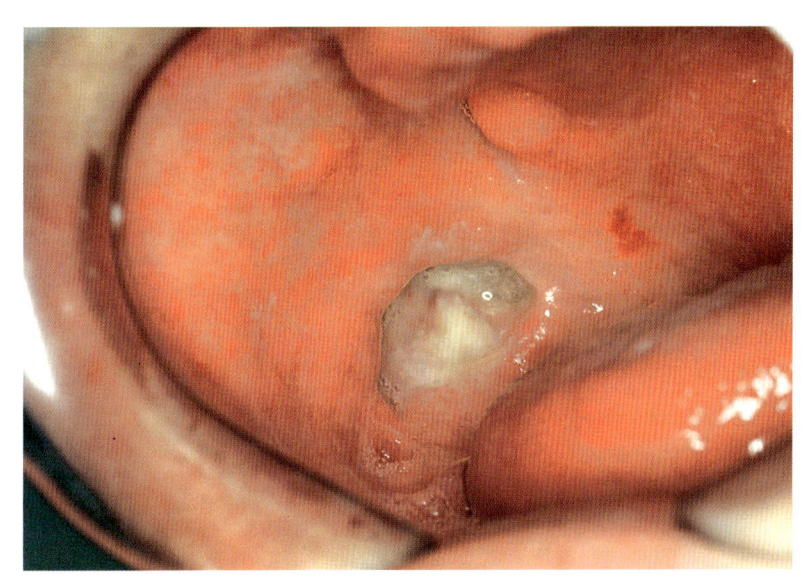

Rekonstruktion der Mundhöhle und des Oropharynx

Abb. 3.10 **a** 7 Jahre nach Bestrahlung eines Tonsillenkarzinoms entstandenes Strahlenulkus im Bereich der Wangenschleimhaut.

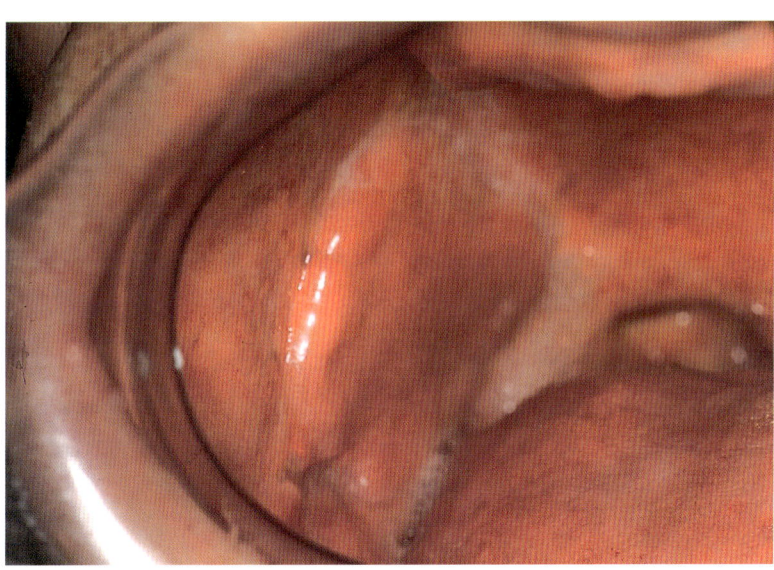

b Plastische Deckung mit einem distalen Unterarmlappen. 6 Monate postoperativ.

Bei ausgedehnten Tumorresektionen in der Mundboden- und Zungenregion kann es in manchen Fällen notwendig werden, voluminöse Lappen zur Rekonstruktion zu verwenden. Dazu eignen sich myokutane Transplantate, wie z. B. der Latissimus-dorsi- oder der Rectus-abdominis-Lappen. Der Latissimus-dorsi-Lappen kann in geeigneter Form mit einer kleinen Hautinsel auf einem größeren Muskelsegment entnommen werden. Somit steht die Haut zur Rekonstruktion der Zungenoberfläche und der Muskel zum Auffüllen des Mundbodens zur Verfügung (Abb. 3.**9**).

Der freie Gewebetransfer ist besonders im schwierigen Transplantatlager geeignet, wie z. B. im bestrahlten und infizierten Bereich, in dem lokales Gewebe zum Defektverschluß nicht verwendet werden kann. Freie mikrovaskularisierte Transplantate besitzen eine überdurchschnittlich gute Durchblutung auch der Randabschnitte, womit gute Voraussetzungen für ein ungestörtes Einheilen gegeben sind. Bei einem Patienten, der 7 Jahre nach Exzision eines Tonsillenkarzinoms rezidivfrei war, hatte sich in der Wangenschleimhaut ein Strahlenulkus entwickelt (Abb. 3.**10a**). Mit einem besonders kleinen von distal entnommenen Unterarmlappen wurde die Rekonstruktion der Wangeninnenseite durchgeführt (Abb. 3.**10b**).

Müssen größere mehrschichtige Defekte gedeckt werden, z. B. nach einer lateralen Mandibulektomie bei nach außen durch die Haut hindurch

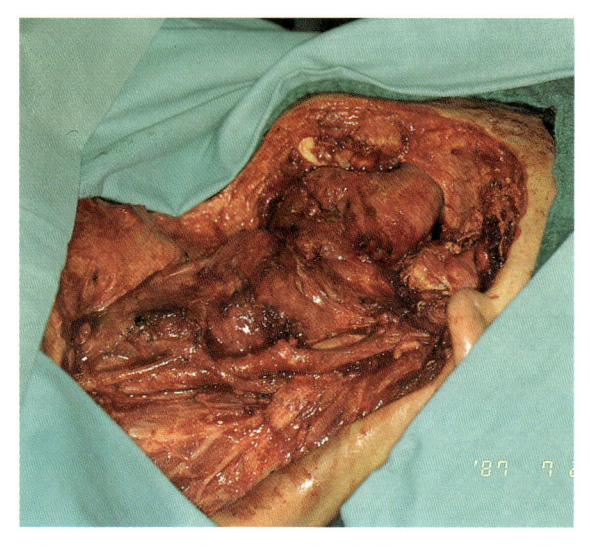

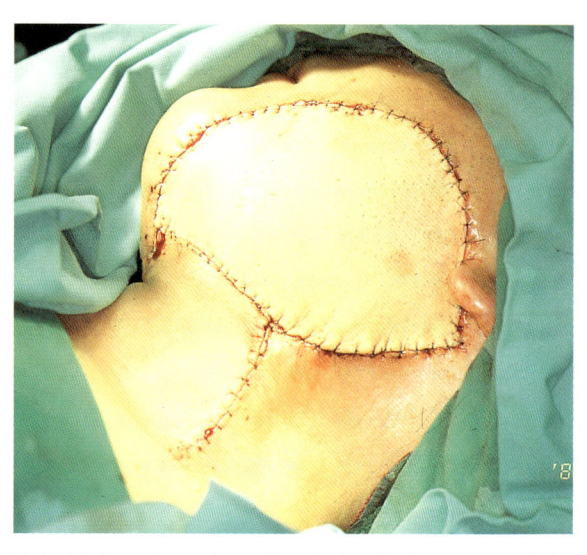

Abb. 3.11 Penetrierendes Mundhöhlenkarzinom. Verschluß eines mehrschichtigen Defekts, der nach Resektion des Karzinoms entstanden ist **(a)** mit Hilfe eines Rectus-abdominis-Lappens **(b)**. Der laterale Unterkieferast wurde entfernt, das Peritoneum auf der Lappeninnenseite zur Auskleidung der Wangeninnenseite verwendet.

penetrierenden Tumoren, so werden voluminöse Transplantate benötigt. Bei der Resektion des lateralen Unterkieferastes verzichten wir wegen der geringen funktionellen Beeinträchtigung vor allem bei bestrahlten Patienten auf einen knöchernen Wiederaufbau. In solchen Fällen bietet sich der Latissimus-dorsi- oder der Rectus-abdominis-Lappen an. Die Muskelfaszie oder darauf aufgesteppte Spalthaut dienen als Innenauskleidung zur Mundhöhle hin. Der Rectus-abdominis-Lappen (Abb. 3.11) kann zusammen mit Peritoneum entnommen werden, das zur Rekonstruktion der Mundhöhlenschleimhaut verwendet wird. Bei adipösen Patienten ist der Rectus-abdominis-Lappen jedoch nicht zu empfehlen, da er in diesen Fällen zu voluminös wird. Außerdem muß man berücksichtigen, daß das Peritoneum in bestimmtem Umfang zur Schrumpfung neigt. Beide myokutane Transplantate haben einen relativ langen Gefäßstiel mit einer großen Arterie und Vene und können somit problemlos zur Anastomosierung im Halsbereich herangezogen werden.

Sämtliche erwähnten Transplantate lassen sich parallel zur Tumorentfernung entnehmen. Der Tumorchirurg muß sein Vorgehen nicht danach ausrichten, wie der Defekt wieder verschlossen wird. Somit kann er ausreichend breite Resek-

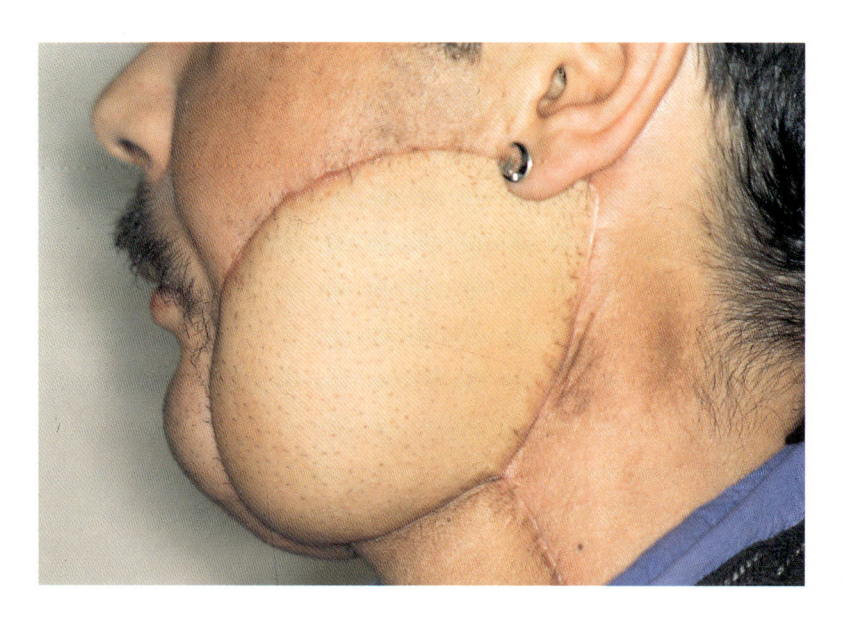

c 2 Monate nach der Operation.

tionsränder einhalten. Bereits vor der Tumorresektion muß allerdings das zu erwartende Ausmaß des Defekts bekannt sein, um den Lappen in ausreichender Größe planen zu können.

Vor den Gefäßanastomosen wird der Lappen in seine spätere Position gebracht, wobei darauf zu achten ist, daß es zu keinem Knick oder Verdrehen des langen Gefäßstiels kommt. Meist bringt man den Gefäßstiel an der medialen Unterkieferseite in die Mundhöhle oder den Oropharynx, da dies der kürzere und direkte Weg ist und somit die Gefahr einer Knickung bzw. Kompression gegen den Knochen reduziert wird. Damit der Gefäßstiel nicht eingeengt wird, ist auf einen ausreichend weiten Zugang zu achten. Das Transplantatlager muß einer sorgfältigen Blutstillung unterzogen werden, um Einblutungen hinter dem Lappen zu vermeiden, die zu einem Abheben des Transplantates mit nachfolgender Perfusionsstörung führen könnten. Das Einnähen des Transplantates erfolgt zweischichtig, damit es nicht zu Dehiszenzen kommt. Die kaudalen Ränder sind meist gefährdeter als die kranialen.

Der Wundverband muß locker angelegt werden, um den venösen Abfluß nicht zu stören. Zirkuläre Verbände sind ungünstig, ebenso sollte man auf ein Halteband für die Trachealkanüle verzichten; diese wird an die Haut angenäht.

Die postoperative Überwachung gestaltet sich oft problematisch, da vor allem die Transplantate im Oropharynx nur schwer zu inspizieren sind. Gründe hierfür sind die Schwellung der Zunge und Mundschleimhaut, aber auch die durch Schmerzen oder mangelnde Kooperation des Patienten bedingte Einschränkung der Mundöffnung. In solchen Fällen kann eine fiberendoskopische Überwachung angezeigt sein.

Literatur

Ariyan, S.: Pectoralis major musculocutaneous flap – a versatile flap for reconstruction of the head and neck. Plast. reconstr. Surg. 63 (1979) 73–81

Bootz, F.: Der freie Unterarmlappen zur Defektdeckung im Pharynx- und Mundhöhlenbereich. HNO 36 (1988) 462

Bootz, F., G. H. Müller: Microsurgical Tissue Transplantation. Quintessence, Chicago 1989 (pp. 53)

Harii, K.: Microvascular Tissue Transfer (Fundamental Techniques and Clinical Applications). Igaku-Shoin, Tokyo 1989 (pp. 144)

Manktelow, R. T.: Microvascular Reconstruction: Anatomy, Applications and Surgical Technique. Springer, Berlin 1986

McConnell, F., T. Hester, F. Nahai, M. Jurkiewicz, R. Brown: Free jejunal graft for reconstruction of pharynx and cervical oesophagus. Arch. Otolaryngol. 107 (1981) 476–481

Meyer, H. J., H. Terrahe, H. Haug, W. Schmidt: Die freie Dünndarmtransplantation zur plastischen Rekonstruktion von Mundhöhle, Pharynx und zervikalem Ösophagus. Laryngol. Rhinol. Otol. 67 (1988) 1

Muldowney, J. B., J. I. Cohen, D. P. Porto, R. H. Maisel: Oral cavity reconstruction using the free radial forearm flap. Arch. Otolaryngol. 113 (1987) 1219–1224

O'Brien, B. McC., W. A. Morrison: Reconstructive Microsurgery. Churchill Livingstone, Edinburgh 1987 (pp. 455)

Reuther, J., H. V. Steinau, R. Wagner: Reconstruction of large defects in the oropharynx with a revascularized intestinal graft: an experimental and clinical report. Plast. reconstr. Surg. 73 (1984) 345

Riediger, D., R. Hettich: Der mehrschichtige epigastrische Lappen zur Defektdeckung im Mund-Kiefer-Gesichtsbereich. Dtsch. Z. Mund-, Kiefer- u. a. Gesichtschir. 13 (1989) 203

Soutar, D. S., L. R. Scheker, N. S. B. Tanner, I. A. McGregor: The radial forearm flap: a versatile method for intraoral reconstruction. Brit. J. plast. Surg. 36 (1983) 1

Rekonstruktion des Hypopharynx

In der rekonstruktiven Chirurgie des Hypopharynx zeigen sich die Vorteile der mikrovaskulären Gewebetransplantation am deutlichsten. Früher waren mehrere Eingriffe notwendig, um nach Pharyngolaryngektomie mit gestielten fasziokutanen oder myokutanen Lappenplastiken das Pharynxrohr wiederherzustellen. Die Hospitalisierung der Patienten dauerte nicht selten bis zu mehreren Monaten. Eine postoperative Fistelbildung war keine Seltenheit. Daneben traten häufig kosmetisch störende Narben im Bereich des Thorax und der Schulter auf. Mit dem freien Gewebetransfer lassen sich Defekte in einer einzigen Sitzung verschließen, und dies ohne wesentliche kosmetische Beeinträchtigung der benachbarten Hautbezirke.

Wir unterscheiden die Rekonstruktion des gesamten Pharynxschlauches von der partiellen Rekonstruktion, bei der der Larynx erhalten werden kann. Für die partielle Rekonstruktion eignen sich neben dem Jejunumpatch auch fasziokutane Lappen, wie z. B. der Unterarmlappen oder der Dorsalis-pedis-Lappen.

Bei ausgedehnten Tumoren des Hypopharynx, die den Sinus piriformis ausfüllen oder auch den Larynx infiltrieren, kann unter kurativen Gesichtspunkten nur der gesamte Kehlkopf mit Hypopharynx entfernt werden. Das Ziel der Rekonstruktion ist dann, die Kontinuität des Speiseweges wieder aufzubauen, indem ein rohr-

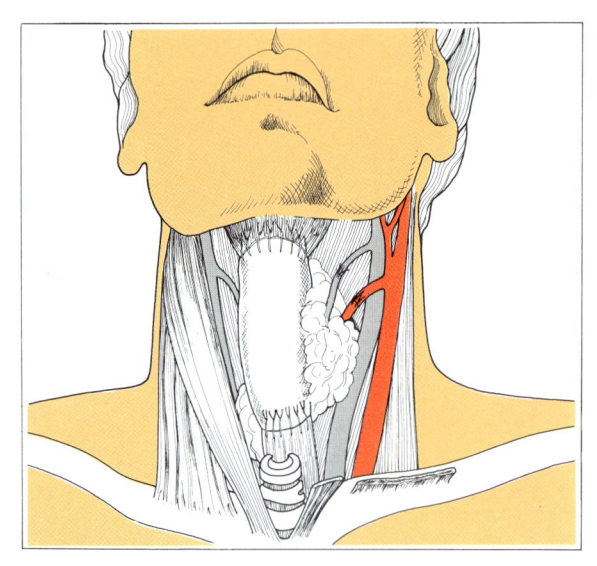

Abb. 3.12 Schematische Darstellung der Rekonstruktion des Hypopharynx mit Hilfe eines Jejunumsegments.

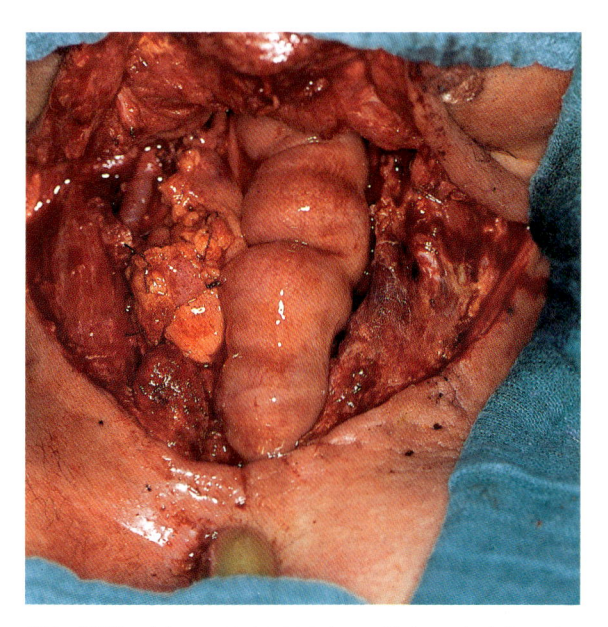

Abb. 3.13 Jejunuminterponat zur Rekonstruktion des Hypopharynx nach Pharyngolaryngoktomio.

förmiges Interponat zwischen Oropharynx und zervikalem Ösophagus eingesetzt wird. An Transplantaten stehen zum einen das freie Jejunum als Rohr, zum anderen fasziokutane Lappen zur Verfügung. Als fasziokutanes Transplantat wurde von Harii der Unterarmlappen zur primären Rekonstruktion beschrieben. Wenn es der Allgemeinzustand des Patienten erlaubt, so bevorzugen wir das freie Jejunumtransplantat (Abb. 3.**12**, 3.**13**). Sollte jedoch eine Laparotomie nicht durchführbar sein, weil der Patient bereits mehrere abdominelle Eingriffe hatte oder aus medizinischen Gründen, die einen zusätzlichen belastenden Eingriff verbieten, kann der Unterarmlappen zur Rekonstruktion herangezogen werden (Abb. 3.**14**).

Bei der Dünndarmimplantation verwenden wir im Gegensatz zur Erstbeschreibung von Seidenberg für die Anastomose des Jejunums an den Oropharynx stets eine End-zu-End-Anastomose, da es bei der End-zu-Seit-Anastomose häufiger zu Schluckbeschwerden kommen kann. Auch können dadurch besonders hohe und weite Anastomosen durchgeführt werden. Ist der Durchmesser des Darmes geringer als die Zirkumferenz des kranialen Pharynxabschnitts, so wird das Jejunumsegment zur Erweiterung antimesenterisch eingeschnitten. Für die distale Anastomose am Ösophagus paßt das Segment in der Regel problemlos. Hier verwenden wir zur Verkürzung der Operationszeit ein Klammernahtgerät (EEA). Die untere GIA-Klammer-Nahtreihe am Darmsegment bleibt belassen, sie ersetzt die Tabaksbeutelnaht. Meist ist ein 28er Magazin ausreichend. Bei starker Lumeninkongruenz und sehr schmalem Ösophaguslumen anastomosieren wir einreihig nach Gambee mit resorbierbarem Nahtmaterial der Stärke 3-0. Bevor die obere Anastomose fertiggestellt wird, erfolgt die Mikrogefäßanastomose, wobei darauf zu achten ist, daß kein Zug auf die Gefäße ausgeübt wird. Die Anastomose muß spannungslos erfolgen.

Wir legen zur postoperativen Überwachung beim Hautverschluß ein kleines kutanes Fenster unmittelbar über dem Darmsegment an. Dies erlaubt eine Kontrolle der Serosa und läßt somit einen Rückschluß auf die Durchblutung des Jejunums zu.

Der Defekt in der Haut kann später, etwa ab dem 4. Tag, durch Spalthaut gedeckt werden, wobei die Serosa ein ideales Lager darstellt, oder man wartet ab, bis sich der Defekt von den Wundrändern her selbst verschlossen hat.

Dieses einfache Verfahren des Monitorings benötigt keine kostspieligen Apparate und ist doch sehr zuverlässig.

Bei der Verwendung des Unterarmlappens wird dieser in einer Größe entnommen, die ausreicht, um ihn zum Rohr zu formen. Zuerst werden die Oropharynxhinterwand und die Hinterwand des zervikalen Ösophagus durch eine invertierende Naht mit dem Lappen verbunden (Abb. 3.**14a**). Danach wird dieser zum Rohr geformt, die Vorderwand kranial und kaudal genäht und am Ende der Lappen an der Vorderfläche zum Rohr

Rekonstruktion des Hypopharynx 73

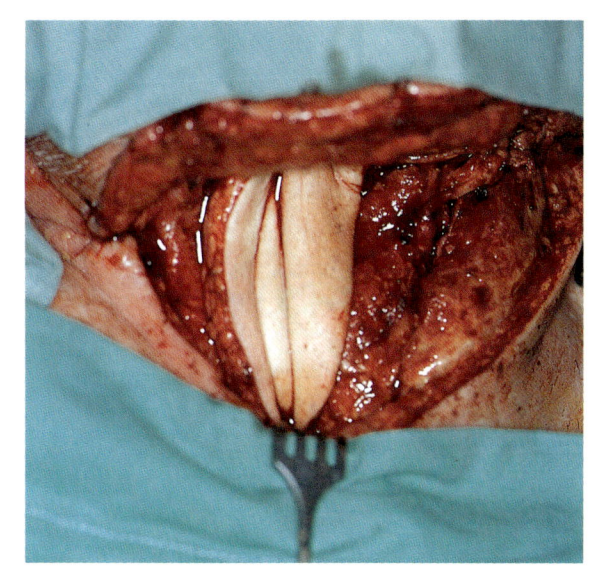

Abb. 3.14 Rekonstruktion des Hypopharynx mit einem freien Unterarmlappen nach Pharyngolaryngektomie. **a** Der Lappen wurde bereits an der Oropharynxhinterwand und der Hinterwand des zervikalen Ösophagus eingenäht. **b** Der Unterarmlappen wurde zum Rohr geformt und mit dem Zungengrund und der Ösophagusvorderwand vernäht.

verschlossen (Abb. 3.**14b**). Da der Gefäßstiel in Längsrichtung des Lappens verläuft und entweder im Bereich des kranialen oder kaudalen Anastomosenbereiches mündet, muß dort darauf geachtet werden, daß sich kein Knick bildet. Dies läßt sich vermeiden, indem der Gefäßstiel in seinem Verlauf mit feiner Naht ans umgebende Gewebe fixiert wird, um eine bestimmte Krümmung vorzugeben.

Nach einer partiellen Pharyngektomie mit erhaltenem Kehlkopf kann der Pharynx mit einem fasziokutanen Lappen, z.B. dem Unterarmlappen, rekonstruiert werden (Abb. 3.**15**). Auch bei narbigen Stenosen im Hypopharynxbereich, beispielsweise bei Zustand nach Laryngektomie, kann mit Hilfe eines Unterarmlappens eine Erweiterungsplastik durchgeführt werden.

Literatur

Bootz, F., G. H. Müller: Postoperative Überwachung des freien Jejunumtransplantates. Laryngol. Rhinol. Otol. 67 (1988) 606

Ferguson, J. L., L. W. DeSanto: Total pharyngolaryngectomy and cervical esophagectomy with jejunal autotransplant reconstruction: complications and results. Laryngoscope 98 (1988) 911–914

Flynn, M. B., R. D. Acland: Free intestinal autografts for reconstruction following pharyngolaryngoesophagectomy. Surg. Gynecol. Obstet. 149 (1979) 858

Harii, K., S. Ebihara, I. Ono, H. Saito, S. Terui, T. Takato: Pharyngoesophageal reconstruction using a fabricated forearm free flap. Plast. reconstr. Surg. 75 (1985) 463–476

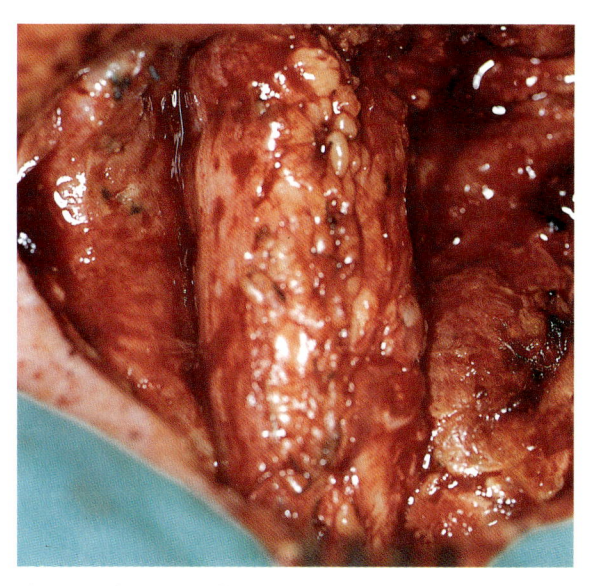

McConnel, F. M. S., T. R. Hester jr., F. Nahai, M. J. Jurkiewicz, R. G. Brown: Free jejunal grafts for reconstruction of pharynx and cervical esophagus. Arch. Otolaryngol. 107 (1981) 476–481

Robinson, D. W., A. Mac Leod: Microvascular free jejunum transfer. Brit. J. plast. Surg. 35 (1982) 258–267

Seidenberg, B., S. Rosenak, E. S. Hurwitt, M. L. Som: Immediate reconstruction of the cervical esophagus by revascularized isolated jejunal segment. Ann. Surg. 149 (1959) 162

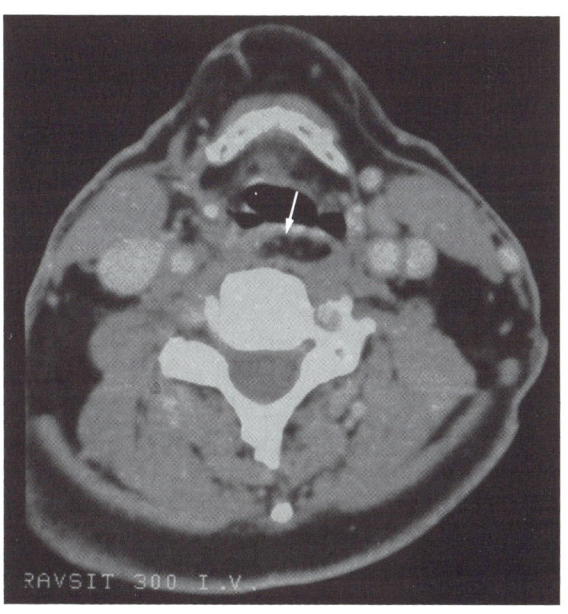

Abb. 3.15 Computertomographische Darstellung des Hypopharynx; dessen Hinterwand nach Tumorexzision mit Hilfe eines Unterarmlappens (Pfeil) rekonstruiert wurde.

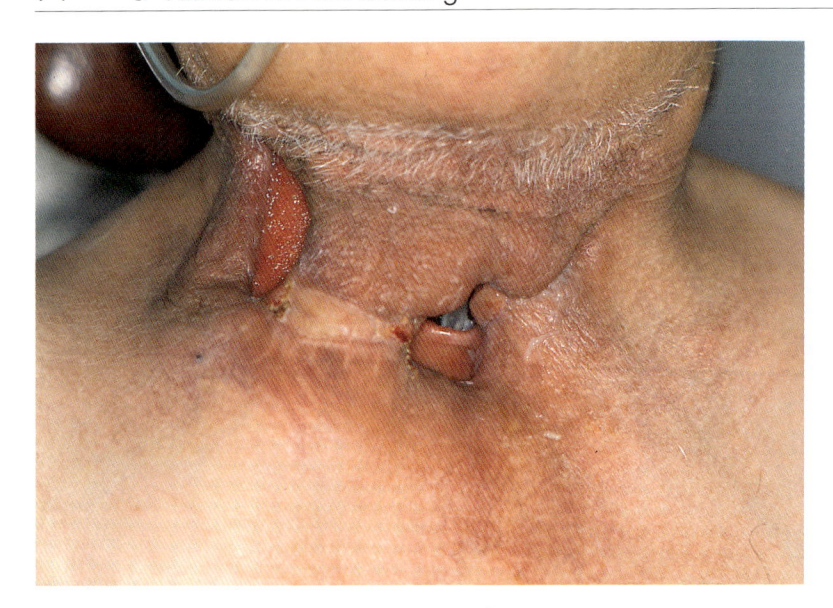

Abb. 3.16 Nach Laryngektomie bildete sich bei diesem Patienten, durch eine Pseudomonasinfektion bedingt, eine pharyngokutane Fistel. Nach vorübergehendem Verschluß trat sie jedoch unter der nachfolgenden Bestrahlung wieder auf.

Verschluß von pharyngokutanen Fisteln

Das Auftreten von postoperativen Fisteln nach Laryngektomie ist keine Seltenheit; meist kommt es allerdings im Laufe von Wochen zu ihrem spontanen Verschluß. Probleme treten häufiger bei bestrahlten Patienten auf, so daß in manchem dieser Fälle eine Fistel bestehen bleibt (Abb. 3.16), die chirurgisch verschlossen werden muß. Gerade bei bestrahlten Patienten ist aber regionäres Gewebe zur plastischen Rekonstruktion ungeeignet, da erfahrungsgemäß die Durchblutung, vor allem der Randabschnitte von beispielsweise Schwenklappen, schlecht und das Einheilen dieser wichtigen Bereiche unzuverlässig ist.

Zum Fistelverschluß wurden bisher hauptsächlich der myokutane Pectoralis-major-Lappen oder der fasziokutane Deltopektorallappen verwendet. Der Pectoralis-major Lappen ist zuverlässig und einfach zu entnehmen, von Nachteil ist jedoch seine Dicke und die dadurch bedingte Einschränkung in der Handhabung und Modellierbarkeit. Der Deltopektorallappen ist kosmetisch ungünstig, und für seinen Transfer bedarf es in den meisten Fällen eines zweizeitigen Vorgehens. Als Alternative bieten sich freie Transplantate an. Wir haben zu diesem Zweck in mehreren Fällen die Methode des doppelten Jejunumpatchs angewendet.

Nach einer medianen Laparotomie wird ein etwa 7–10 cm langes Jejunumsegment entnommen. Das Darmstück wird zwischen zwei Gefäßarkaden durchtrennt, so daß beide Jejunumanteile über den gemeinsamen Gefäßstiel ernährt werden (Abb. 3.17). Danach können der Gefäßstiel abgesetzt und die beiden Darmsegmente antimesenterisch aufgeschnitten werden. Die Mukosa eines der Darmsegmente wird von der Muskularis abpräpariert, um ein ideales Transplantatlager für die später aufzubringende Spalthaut vorzubereiten. Dabei ist es sehr hilfreich, wenn die Mukosa zuvor mit einer Kochsalzlösung unterspritzt wird. Die gesamte Schleimhaut muß mit größter Sorgfalt entfernt werden. Das Darmstück mit nach innen liegender Mukosa wird durch einige Situationsnähte adaptiert. Danach erfolgt die Gefäßanastomose, die durch Voroperationen und Bestrahlung im Halsbereich manchmal Probleme bereiten kann. Da in vielen Fällen bei der Laryngektomie die A. thyroidea superior auf beiden Seiten unterbunden wurde, muß die Anastomose an die A. facialis oder End-zu-Seit an die A. carotis externa erfolgen. In manchen Fällen kann auch eine Anastomose an die A. circumflexa colli notwendig werden. Das mit Mukosa belassene Darmpatch wird vollständig in den Pharynxdefekt mit der Mukosa nach innen eingenäht. Mit dem mukosektomierten Darmstück wird der Hautdefekt verschlossen, so daß dessen Serosa auf die des anderen Darmsegmentes zu liegen kommt. Auf die freiliegende Muskularis wird Spalthaut aufgebracht (Abb. 3.18). Die Spalthaut muß als Meshgraft verwendet werden, da sonst die Gefahr der Hämatombildung durch die gut durchblutete Muskularis des Dünndarmpatchs besteht.

Verschluß von pharyngokutanen Fisteln

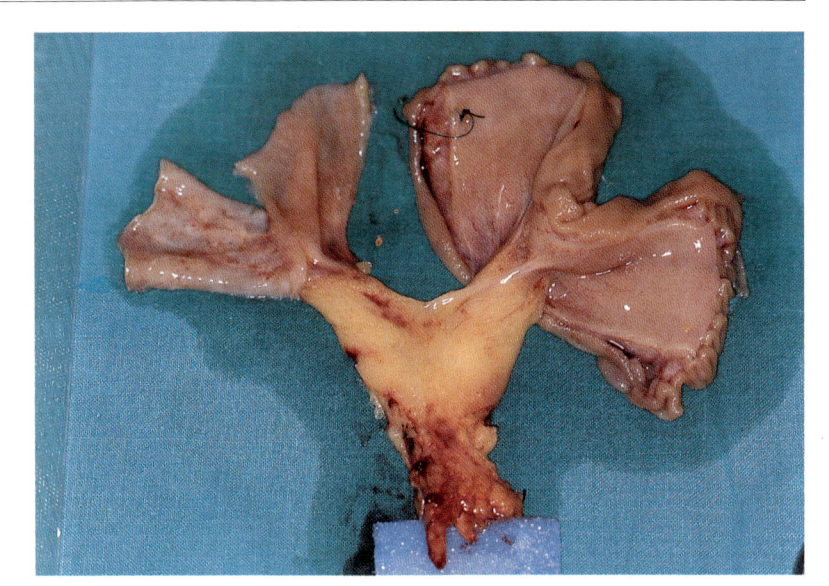

Abb. 3.17 Doppeltes Jejunumsegment, antimesenterisch aufgeschnitten. Beim linken Patch wurde die Mukosa entfernt. Das rechte Patch dient zur Rekonstruktion der Pharynxvorderwand, das linke zur Rekonstruktion des Hautdefekts.

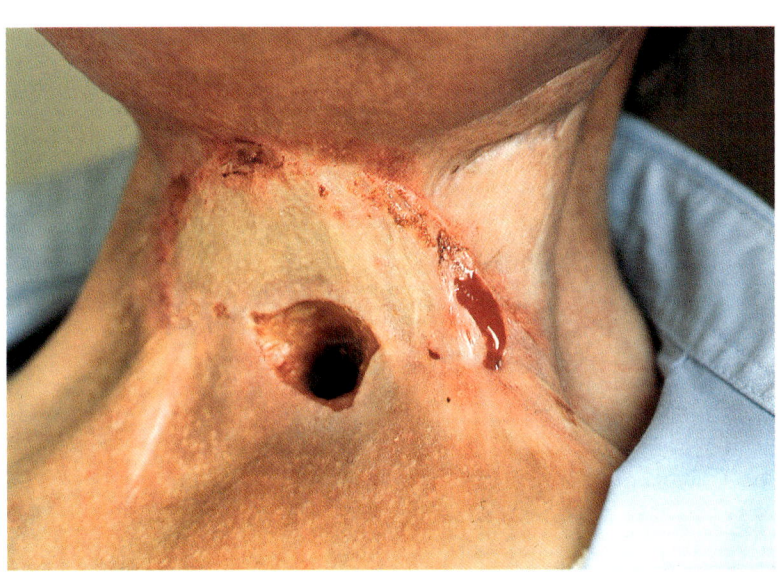

Abb. 3.18 Eingeheilte Spalthaut auf mukosektomiertem Jejunumpatch. Am linken Transplantatrand kleiner Rest von nicht entfernter Mukosa.

Der Fistelverschluß ist auch mit freiem Omentum möglich. Das Omentum erweist sich durch seine Immunkompetenz im infizierten Bereich als ideales Transplantat. Ferner dient es als Träger für Spalthaut, wodurch auch größere Hautdefekte verschlossen werden können. Das nach innen gerichtete Blatt des Omentums wird zuerst in den Pharynxdefekt eingenäht; dabei darf durchaus eine Überlappung des Omentums vorliegen. Das vordere Blatt wird mit den Hauträndern vernäht und mit Spalthaut gedeckt (Abb. 3.19). Die großlumigen Gefäße in einem langen Stiel erlauben eine sichere Anastomosierung.

Freie fasziokutane Transplantate eignen sich weniger zum Verschluß von pharyngokutanen Fisteln. Ganz ungeeignet erscheint uns die Anwendung von freien myokutanen Lappen.

Sicherlich werden diese Methoden der Rekonstruktion mit freien Transplantaten für Fälle vorbehalten sein, bei denen bereits mehrere Versuche des plastischen Verschlusses fehlgeschlagen sind, oder für Fälle mit bekannt schlechter Heilungstendenz, wie z. B. nach Bestrahlung oder bei chronisch infizierten Fisteln. Für den Patienten, der über mehrere Monate bis Jahre durch eine pharyngokutane Fistel beeinträchtigt ist, kann dieser Eingriff zu einer deutlichen Verbesserung der Lebensqualität führen, was sicherlich die umfangreiche und aufwendige Operationstechnik rechtfertigt.

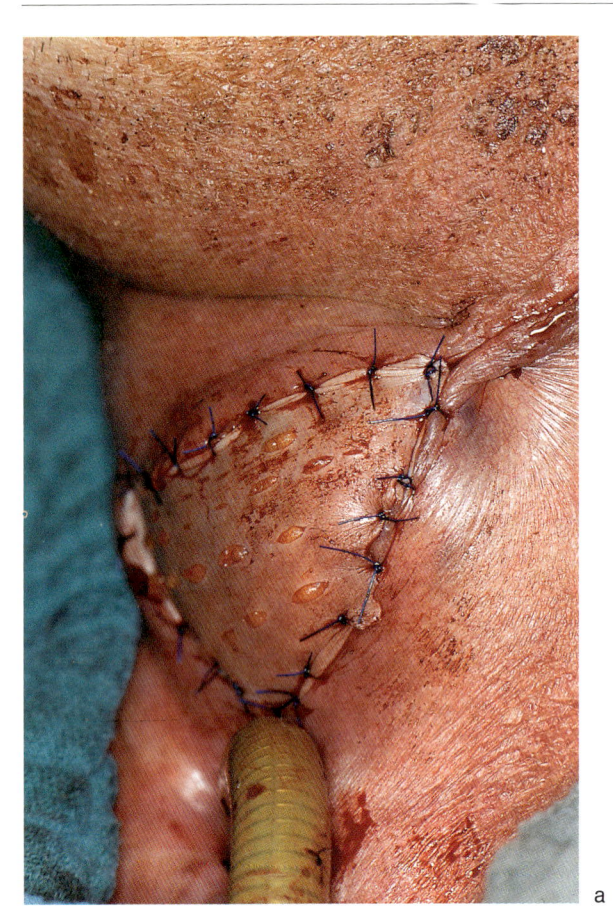

Literatur

Ariyan, S.: Further experiences with the pectoralis major myocutaneous flap for the immediate repair of a defect from excisions of head and neck cancers. Plast. reconstr. Surg. 64 (1979) 605–612

Bootz, F., G. H. Müller: Repair of salivary fistulas after laryngectomy. Clin. Otolaryngol. 15 (1990) 299–302

Briant, T. D. R.: Spontaneous pharyngeal fistula and wound infection following laryngectomy. Laryngoscope 85 (1975) 829–834

Dedo, D. D., W. A. Alonso, J. H. Ogura: Incidence, predisposing factors and outcome of pharyngocutaneous fistulas complicating head and neck cancer surgery. Ann. Otol. 84 (1975) 833–840

Maisel, R. H., S. L. Liston: Combined pectoralis major myocutaneous flap with medially based deltopectoral flap for closure of large pharyngocutaneous fistulas. Ann. Otol. 91 (1982) 98–100

Murakami, Y., et al: Repair of salivary fistula after reconstruction of pharyngoesophagus. Arch. Otolaryngol. 114 (1988) 770–774

Parnes, S. M., J. C. Goldstein: Closure of pharyngocutaneous fistulae with the rhomboid flap. Laryngoscope 95 (1985) 224–225

Robinson, D. W., A. M. Mac Leod: Microvascular free jejunal transfer. Brit. J. plast. Surg. 35 (1982) 258–267

Stell, P. M., T. C. Coony: Management of fistulae of the head and neck after radical surgery. J. Laryngol. Otol. 88 (1974) 819–834

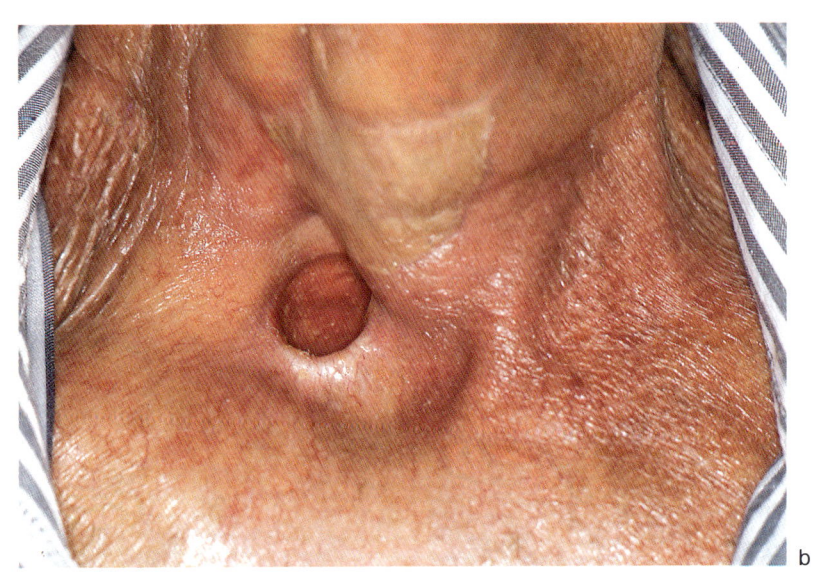

Abb. 3.**19** Pharynxfistel. **a** Verschluß durch mikrovaskulär angeschlossenes Omentum, das mit Spalthaut bedeckt ist. **b** Postoperatives Ergebnis 6 Monate nach Rekonstruktion mit freiem Omentum.

Rekonstruktion des Unterkiefers

M. Ehrenfeld

Der Unterkiefer ist ein zentrales Organ für mehrere wichtige Funktionsabläufe im Bereich des Viszerokraniums.

- Er dient der Kau-, Mundboden- und Zungenmuskulatur als Insertionsort und ist vor allem beim Kauakt erheblichen Spitzenbelastungen ausgesetzt.
- Er stellt den äußeren Rahmen zur Aufspannung der Mundboden- und Zungenmuskulatur dar und ist somit daran beteiligt, daß der Schluckakt regelhaft abläuft und die oberen Luftwege freigehalten werden.
- Der Unterkiefer trägt die untere Zahnreihe oder bildet ein Widerlager für eine Zahnprothese. Neben dem Kauakt übernimmt die Zahnreihe in Zusammenwirkung mit den Lippen und der Zunge eine wichtige Aufgabe in der Lautbildung.
- Form und Größe des Unterkiefers machen die Höhe und sagittale Projektion des unteren Gesichtsdrittels aus und bestimmen somit die Ästhetik der Proportionen.

Demzufolge führt ein Verlust der Unterkieferkontinuität unter Umständen zu schwerwiegenden Beeinträchtigungen des Kau- und Schluckaktes, der Sprache und der Ästhetik.

Anteile des Unterkiefers können im Rahmen von Miß- und Fehlbildungen nicht angelegt sein, meist sind Kontinuitätsdefekte des Unterkiefers jedoch erworben. Sie entstehen heute überwiegend im Rahmen der chirurgischen Therapie maligner, in seltenen Fällen auch benigner Geschwülste oder aggressiv wachsender Knochenzysten.

Seltener sind Kontinuitätsverluste durch Trauma oder infolge von Infektionen wie Osteomyelitis oder infizierter Osteoradionekrose.

Aufgrund der erheblichen funktionellen und ästhetischen Beeinträchtigungen bei Defekten des Unterkiefers wird seit über 100 Jahren an der Wiederherstellung der Unterkieferkontinuität geforscht. Alloplastische Materialien sowie homologe und autologe Knochentransplantate wurden beschrieben. Ein Meilenstein war der Beginn der freien autologen Beckenkammtransplantation im Jahre 1916 durch Lindemann und Klapp. Heute gilt das autologe Knochentransplantat als das Knochenersatzmaterial der Wahl bei der Versorgung von Kontinuitätsdefekten.

Ein Knochentransplantat sollte von seiner Größe (Dicke und Länge) sowie seiner Form her geeignet sein, die biomechanische Funktion des Unterkiefers zu übernehmen und die verschiedenen Regionen des Unterkiefers in ihren Biegungen und Winkeln (z.B. Kinn und Kieferwinkel) möglichst anatomisch korrekt wiederzugeben. Diesen Anforderungen entspricht der vordere Beckenkammabschnitt, der auch unter Einbeziehung des obligaten postoperativen Höhenverlustes freier Transplantate genügend Material für eine Rekonstruktion der Unterkieferkontinuität zur Verfügung stellt. Mikrochirurgische haben gegenüber freien Knochentransplantaten den prinzipiellen Vorteil der sofortigen Durchblutung. Damit gehen eine primäre Vitalität der Osteozyten, eine gute Infektresistenz, hohe perioperative Antibiotikakonzentrationen im Transplantat sowie eine weitgehende Volumenkonstanz einher. Daneben können mikrochirurgische Knochentransplantate bei der Versorgung langstreckiger Kontinuitätsdefekte sowie bei der kombinierten Weichteil-Knochen-Rekonstruktion eingesetzt werden. So sind sie auch im ersatzschwachen und ersatzunfähigen Lager beispielsweise bei Infektionen oder nach Strahlentherapie einsetzbar, was bei Anwendung freier Transplantate nur unter erheblichen Risiken hinsichtlich eines Transplantatverlustes möglich ist. Von der biologischen Qualität her sind mikrochirurgische Knochentransplantate freien Knochentransplantaten jedoch prinzipiell immer überlegen, so daß sie auch bei ersatzstarkem Transplantatlager und bei mittelgroßen Knochendefekten indiziert sind, wenn ein bestmögliches Rekonstruktionsergebnis erreicht werden soll. Bedingt durch längere Narkosezeiten, einen größeren Blutverlust und größere Wundflächen bei der mikrochirurgischen Transplantation ist für manchen Patienten in reduziertem Allgemeinzustand jedoch das biologisch schlechtere freie Knochentransplantat das geeignetere Transplantat.

Neben dem Beckenkammtransplantat wurden zum Unterkieferersatz verschiedene andere mikrochirurgische Knochentransplantate beschrieben, beispielsweise vom Metatarsale I, vom Radius, von der Ulna, der Skapula, der Fibula und der Rippe.

Bei der Rekonstruktion des Corpus mandibulae wird heute angestrebt, neben der Wiederherstellung der Form auch die der Kaufunktion, meist unter Verwendung enossaler zahnärztlicher Implantate, zu erzielen. Beschrieben wurden enossale Implantationen bisher nur bei Beckenkammtransplantaten, Skapulatransplantaten sowie bei Fibulatransplantaten. Dabei kann davon ausgegangen werden, daß nur das Beckenkammtransplantat immer ausreichend Knochensubstanz zur Aufnahme enossaler Implantatkörper besitzt. In den lateralen Rand der Skapula sowie in die Fibula sind bei dünnen Knochentransplantaten in manchen Fällen Implantationen nicht möglich. Somit ist das Beckenkammtransplantat auch bei Anwendung mikrochirurgischer Techniken das Transplantat der ersten Wahl zur Unterkieferrekonstruktion.

Mikrochirurgische Knochentransplantate sind immer zusammengesetzte Knochen-Weichgewebe-Transplantate, da dem Knochen an definierter Stelle zumindest eine Muskel-Periost-Manschette anhaften muß. Bei den genannten Transplantaten vom Beckenkamm, der Skapula und der Fibula ist jedoch auch die Hebung eines Hautanteils möglich. Dadurch können kombinierte Haut-Knochen-Defekte versorgt werden. Diese Hautinsel sitzt bei den Beckenkammtransplantaten und beim Fibulatransplantat an definierter Stelle (über und kranial der Crista iliaca bzw. der Kontaktzone des M. soleus mit den Mm. peronei), während am subskapulären Gefäßsystem an den kutanen Endästen der A. circumflexa scapulae ein fasziokutaner Skapula-, fasziokutaner Paraskapula- oder auch beide fasziokutanen Lappen umschnitten werden können. Diese kombinierten fasziokutanen Skapula-Paraskapulalappen und osteomuskulären Knochentransplantate von der Margo lateralis scapulae haben den Vorteil, daß kutane und ossäre Lappenanteile unabhängig voneinander plaziert werden können (s. oben). Der Hautanteil über dem Beckenkamm hat den Nachteil, daß er bei einer ausgeprägten subkutanen Fettschicht sehr dick ausfallen und daher in diesen Fällen kaum zur intraoralen Rekonstruktion eingesetzt werden kann, oder er muß nach primärem Defektverschluß sekundär abgetragen und ausgedünnt werden.

Bei der Unterkieferrekonstruktion werden primäre und sekundäre Rekonstruktionen unterschieden. Unter einer primären Rekonstruktion versteht man eine Resektion und Rekonstruktion in der gleichen Operation, während bei einer sekundären Rekonstruktion ein Intervall zwischen Knochenresektion und Rekonstruktion liegt. Primäre Rekonstruktionen sind indiziert bei Osteomyelitiden und Osteoradionekrosen, aggressiven Zysten, ausgedehnten benignen sowie kleinen malignen Tumoren. Bei ausgedehnten Mundhöhlenkarzinomen (Primärtumor größer als T1, suspekte regionale Lymphknoten präoperativ) ist es sicherer, nach histologischer Randschnittkontrolle bei Tumorfreiheit den Unterkiefer zu rekonstruieren. Eine mögliche adjuvante Strahlentherapie sollte vor der Knochenverpflanzung durchgeführt werden, da andernfalls eine Osteoradionekrose im rekonstruierten Knochen befürchtet werden muß.

Bei der primären Rekonstruktion wird das Ausmaß des zu resezierenden Unterkieferanteils präoperativ unter Zugrundelegung von Röntgenuntersuchungen (Abb. 3.20), CT-Untersuchungen und ggf. der Skelettszintigraphie festgelegt. Anschließend wird eine Bleischablone hergestellt, die sterilisiert werden kann und mit deren Hilfe das Knochentransplantat in gewünschter Größe umschnitten wird (Abb. 3.21, 3.22). Bei der Beckenkammtransplantation wird das Transplantat zumeist von der gleichen Seite, auf der der Defekt lokalisiert ist, gehoben.

Die Region der Spina iliaca anterior superior entspricht bei Rekonstruktion im Bereich des Kieferwinkels diesem.

Mikrochirurgische Beckenkammtransplantate sollten, wie von Taylor 1979 angegeben, an der A. circumflexa ilium profunda und an den Begleitvenen gestielt werden, da diese eine sicherere Blutversorgung gewährleisten als die A. und V. circumflexa ilium superficialis (Abb. 3.23). Die Fixation der Knochentransplantate erfolgt nach Sicherung der Okklusion über eine intermaxilläre Immobilisation (z. B. über Kieferbruchschienen) mit kleinen Osteosyntheseplatten (Miniplatten), da dadurch das Transplantat möglichst wenig denudiert werden muß (Abb. 3.24). Die Vaskularisation innerhalb des Transplantates sollte nicht durch unnötig viele Bohrlöcher für Osteosyntheseschrauben gefährdet werden. Vaskularisierte Knochentransplantate können nach schonender und kleinflächiger Ablösung der anhaftenden Weichgewebe im Bereich der Kortikalis eingesägt und danach gebogen werden. Bei der Kinnrekonstruktion und in allen anderen Fällen, bei denen Transplantate kortikal eingeschnitten und frakturiert werden müssen, können aus Gründen der Stabilität Rekonstruktionsplatten oder Kleinfragmentplatten indiziert sein (Abb. 3.25).

Zur späteren kaufunktionellen Rehabilitation können enossale Implantate simultan oder in einem Zweiteingriff eingesetzt werden (Abb. 3.26).

Rekonstruktion des Unterkiefers 79

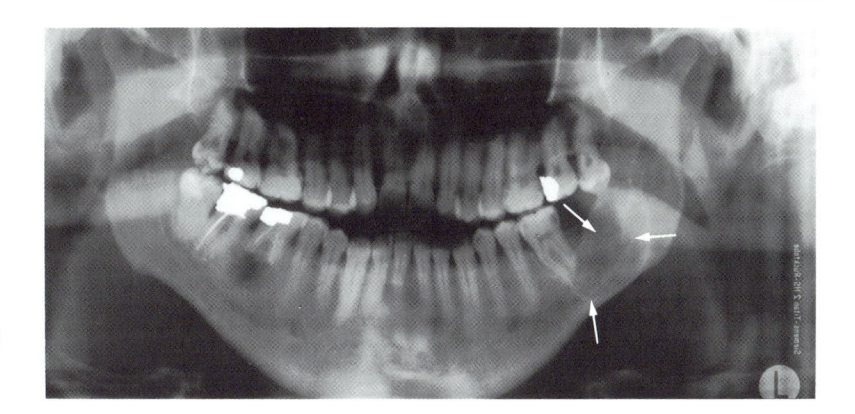

Abb. 3.**20** Ameloblastom (Pfeile) im linken Kieferwinkel bei einem 39jährigen Patienten.

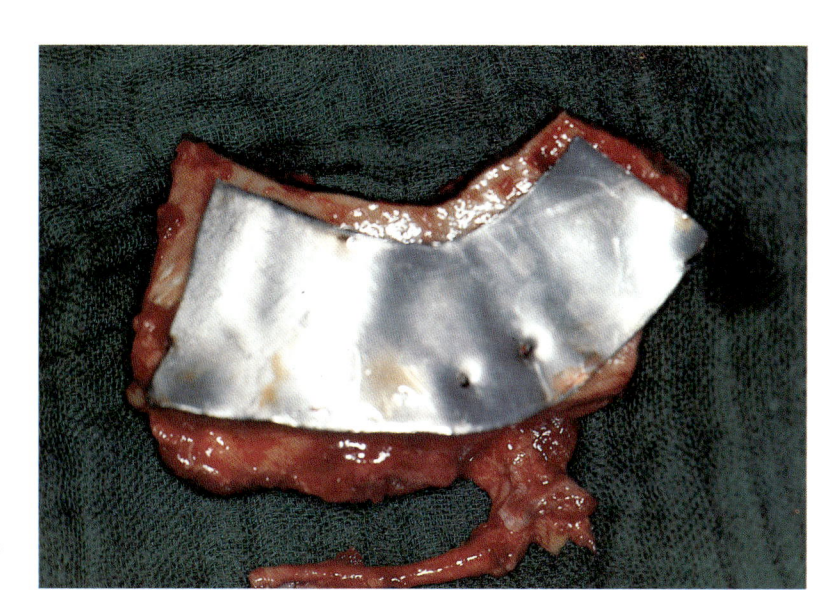

Abb. 3.**21** Isoliertes osteomuskuläres Beckenkammsegment, das mit Hilfe einer anhand des Röntgenbildes hergestellten Bleischablone von der linken Crista iliaca gehoben wurde (gleicher Patient wie in Abb. 3.**20**).

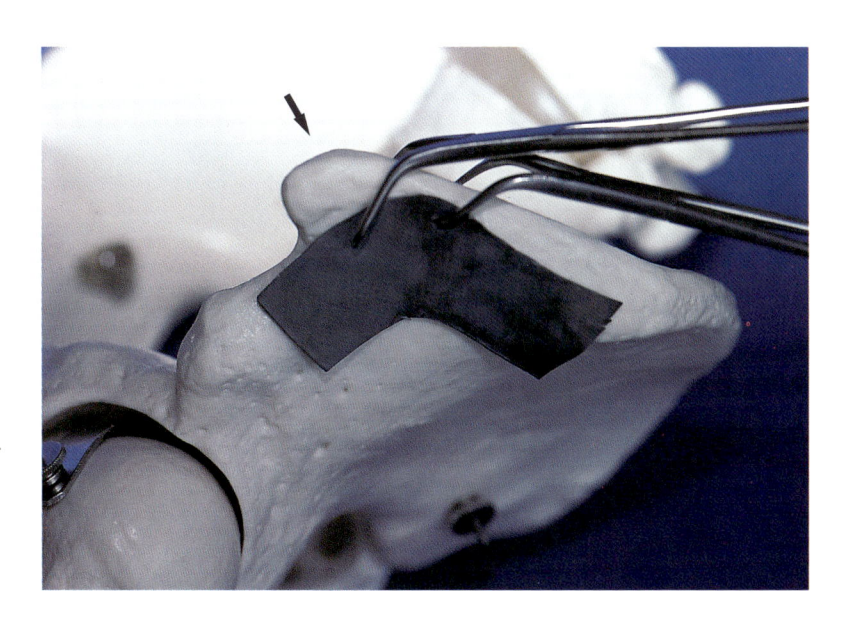

Abb. 3.**22** Das der Form des Kieferwinkels entsprechende Knochentransplantat wird von der gleichseitigen Crista iliaca gehoben, derart, daß die Spina iliaca anterior superior (Pfeil) den Kieferwinkel bildet (Modell).

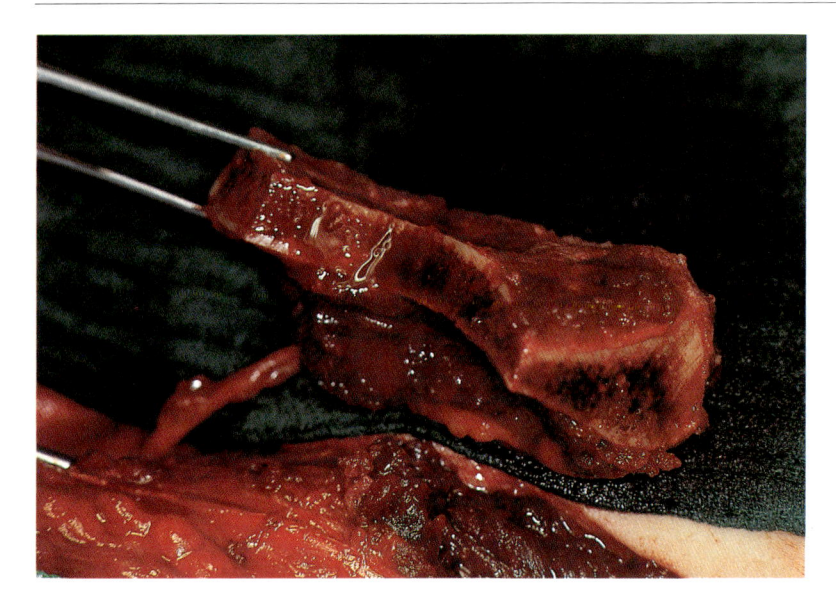

Abb. 3.**23** An A. und V. circumflexa ilium profunda gestieltes osteomuskuläres Beckenkammtransplantat. In Verlängerung der Gefäße ist die Manschette des M. iliacus erkennbar. Über den Muskel und das anhaftende Periost erfolgt die Blutversorgung des Knochens.

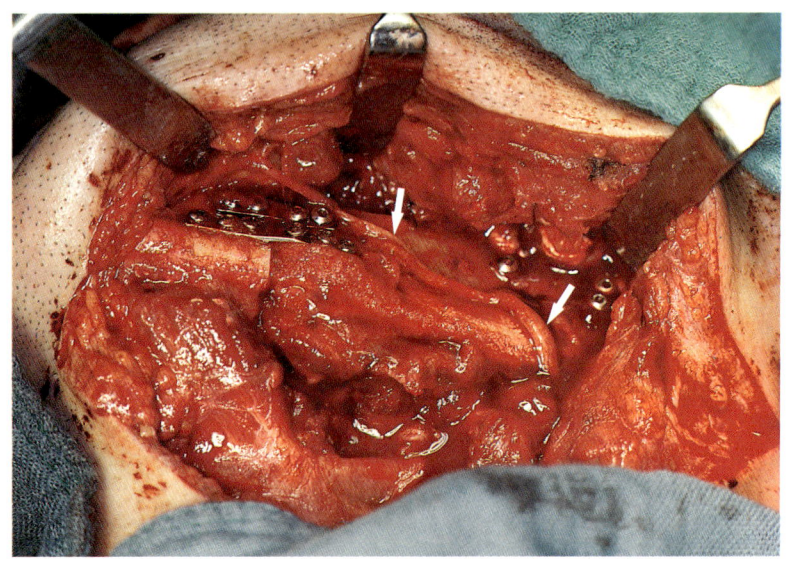

Abb. 3.**24** Eingelagertes und mit Miniosteosyntheseplatten (OA-Platten) fixiertes osteomuskuläres Beckenkammtransplantat. Die Muskelmanschette kommt nach medial zu liegen. Der ebenfalls resezierte N. alveolaris interior ist durch ein Suralistransplantat rekonstruiert (Pfeile) (gleicher Patient wie in Abb. 3.**20**).

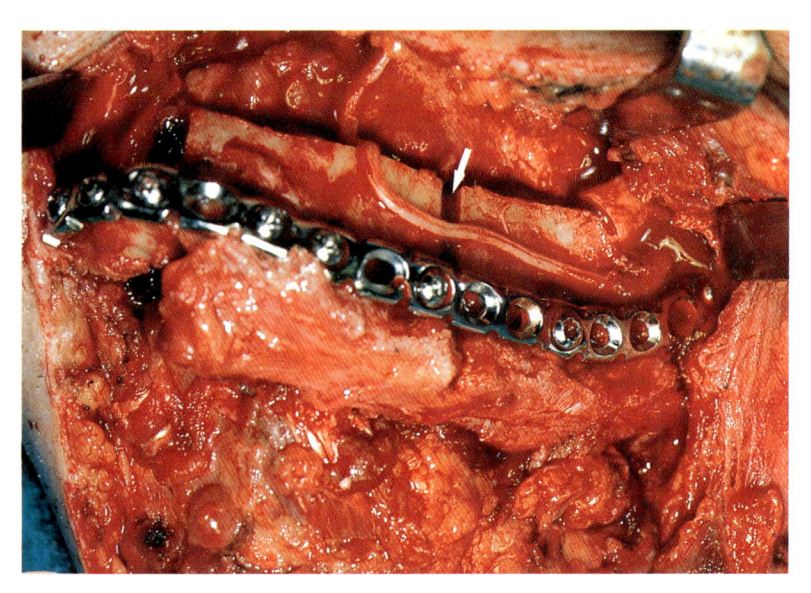

Abb. 3.**25** In den Fällen, in denen ein Knochentransplantat kortikal eingeschnitten werden muß, um es gemäß der Form des Unterkiefers zu biegen, werden Überbrückungsplatten (AO-Rekonstruktionsplatten) zur Fixation eingesetzt. Ein kortikaler Einschnitt ist durch Pfeil markiert.

Rekonstruktion des Unterkiefers

Abb. 3.26 Moderne enossale Implantatkörper (künstliche Zahnwurzeln), die von verschiedenen Firmen in unterschiedlichen Materialien und Oberflächenaufarbeitungen angeboten werden.
1–5: Titanplasmabeschichtete Titanimplantate des Bonefit-Systems.
6–8: IMZ-Implantate; 6 hydroxylapatitbeschichtetes Titanimplantat; 7 und 8 titanplasmabeschichtete Implantate.
9–10: Brånemark-Implantate aus reinem Titan.
11: Tübinger Implantat aus Aluminiumoxidkeramik.
12–13: Titanimplantate des HaTi-Systems.
14–15: Kegelförmige Implantate vom Typ Frialit II aus Titan.

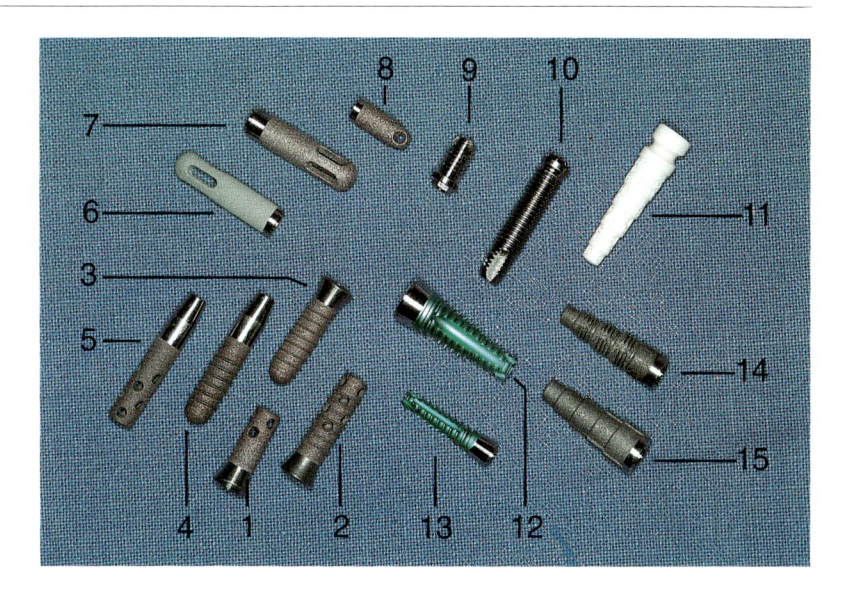

Wir bevorzugen heute enossale Implantatkörper aus Titan, z. B. das ITI-Bonefit-, Brånemark-, IMZ- oder HaTi-System.

Die prothetische Versorgung der Implantatkörper erfolgt nach einer enossalen Einheilungszeit von mindestens 3 Monaten. Mikrochirurgische Beckenkammtransplantation in Kombination mit der enossalen Implantation kann hervorragende funktionelle und ästhetische Resultate liefern (Abb. 3.**27**–3.**28**).

Sekundäre Rekonstruktionen bedürfen oftmals einer präoperativen angiographischen Darstellung der Gefäßtopographie im Transplantatempfängergebiet. Sind suffiziente Anschlußgefäße vorhanden, so ist auch hier der Beckenkamm das Transplantat der ersten Wahl. Werden längere Gefäßstiele benötigt, stellt das Skapulatransplantat (Abb. 3.**29**–3.**30**) eine Alternative dar, da hier eine Länge von bis zu 13 cm im Gegensatz zu üblicherweise 6–8 cm beim Beckenkammtransplantat zur Verfügung steht.

Bei der Verwendung von Skapulatransplantaten steht dem Vorteil des längeren Gefäßstiels der technische Nachteil gegenüber, daß die Darstellung des Transplantatlagers und die Einlagerung des Transplantates in Rückenlage, die Präparation des Skapulalappens jedoch in Seitenlage erfolgen muß. Dies erfordert eine exakte präoperative Planung, wobei das Transplantat zu Operationsbeginn gehoben werden muß, damit nur eine einzige intraoperative Umlagerung des Patienten erforderlich wird. Vom Knochenangebot entspricht die für Transplantationszwecke her-

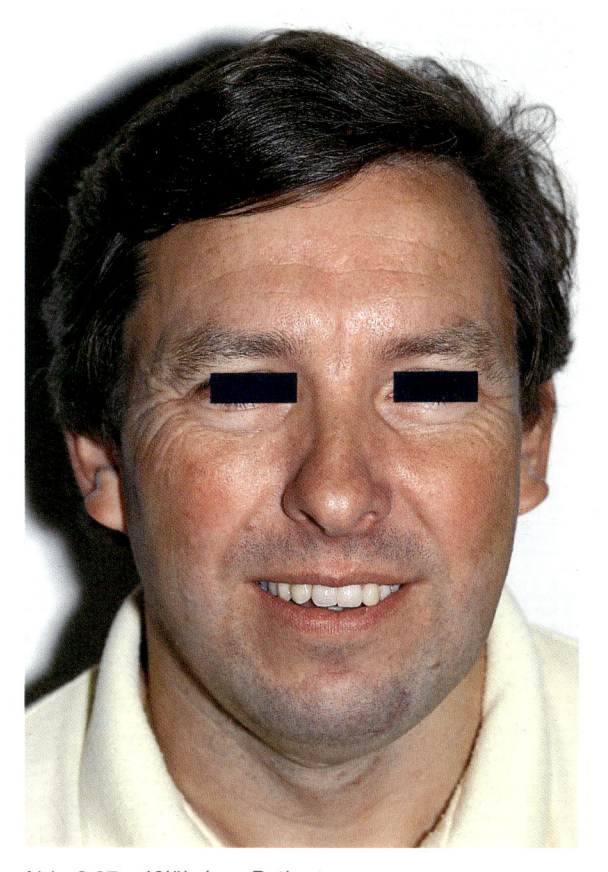

Abb. 3.27 40jähriger Patient
1 Jahr nach Unterkieferteilresektion und Rekonstruktion mit einem mikrochirurgischen Beckenkammtransplantat (gleicher Patient wie in Abb. 3.**20**).

82   3 Klinische Anwendung

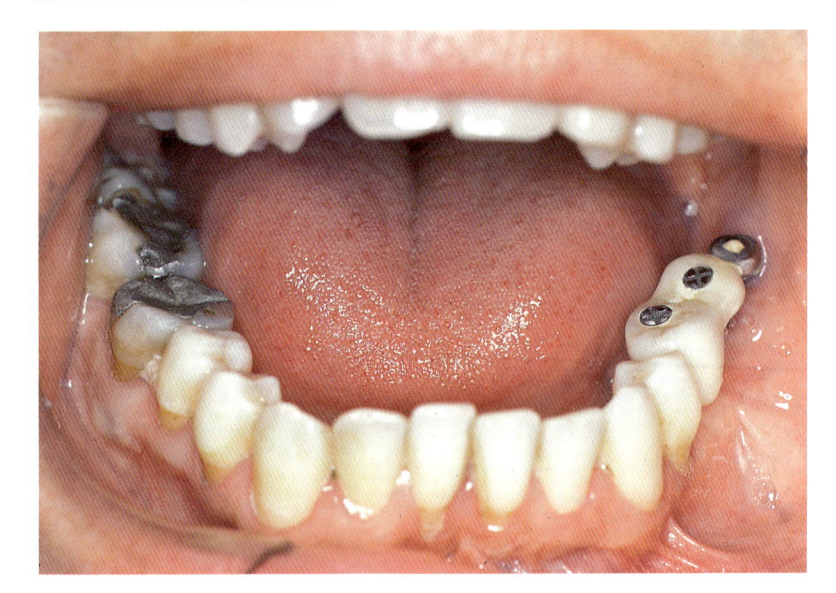

Abb. 3.28 Gleicher Patient wie in Abb. 3.20, 1 Jahr postoperativ.
a Intraorale Situation nach Unterkieferteilresektion und mikrochirurgischer Beckenkammtransplantation, Versorgung des Transplantates mit drei Bonefit-Hohlschraubenimplantaten und Anfertigung einer bedingt abnehmbaren Brücke.

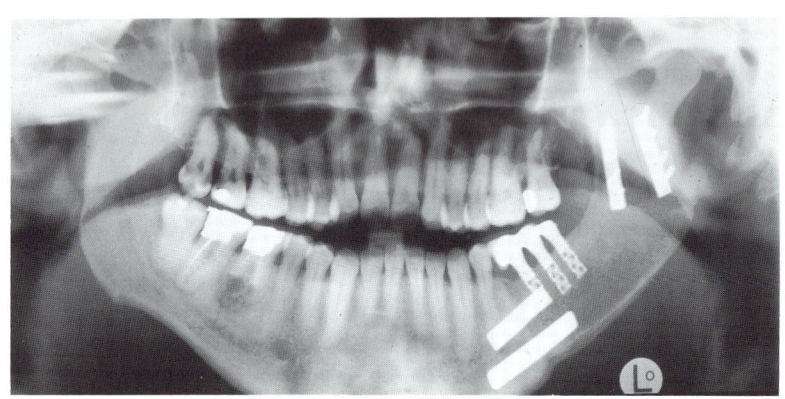

b Postoperatives Röntgenbild (OPT). Das Beckenkammtransplantat im Bereich des horizontalen Unterkieferastes und Kieferwinkels links ist mit vier Miniplatten fixiert, vollständig eingeheilt und mit drei zahnärztlichen Implantaten versorgt. Der Beckenknochen hebt sich durch seine hypodense Binnenstruktur vom dichteren angrenzenden Unterkiefer ab.

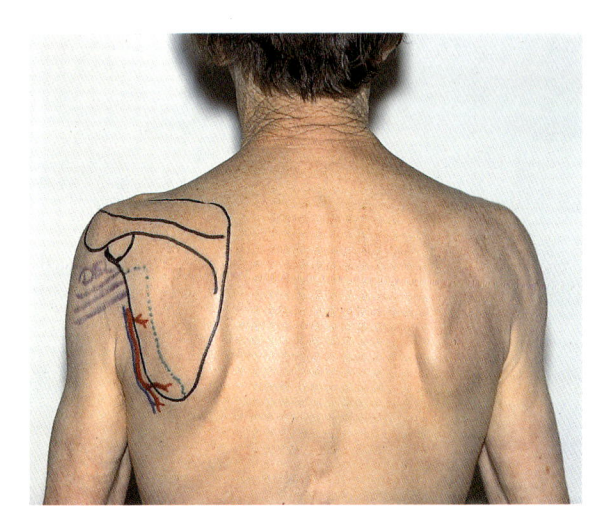

Abb. 3.29 Markieren der linken Skapula bei einem 61jährigen Patienten vor geplanter Transplantation eines Knochensegments der Margo lateralis scapulae. Der für die Transplantation geeignete Knochen ist gestrichelt, die Lage der ernährenden Blutgefäße approximativ eingezeichnet.

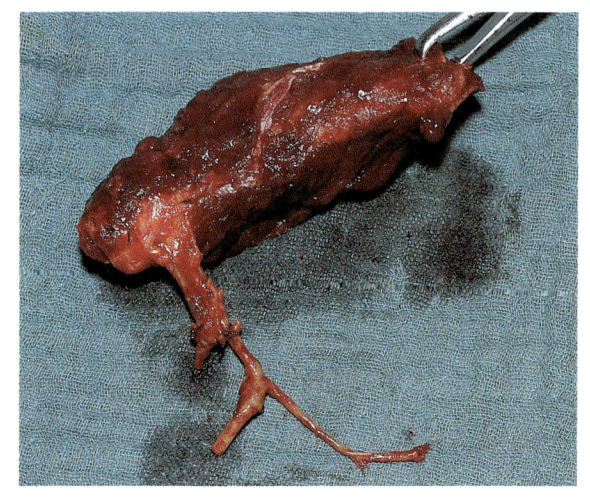

Abb. 3.30 Isoliertes, am subskapulären Gefäßsystem (A. und V. subscapularis und A. circumflexa scapulae mit Begleitvenen) gestieltes osteomuskuläres Transplantat von der Margo lateralis scapulae.

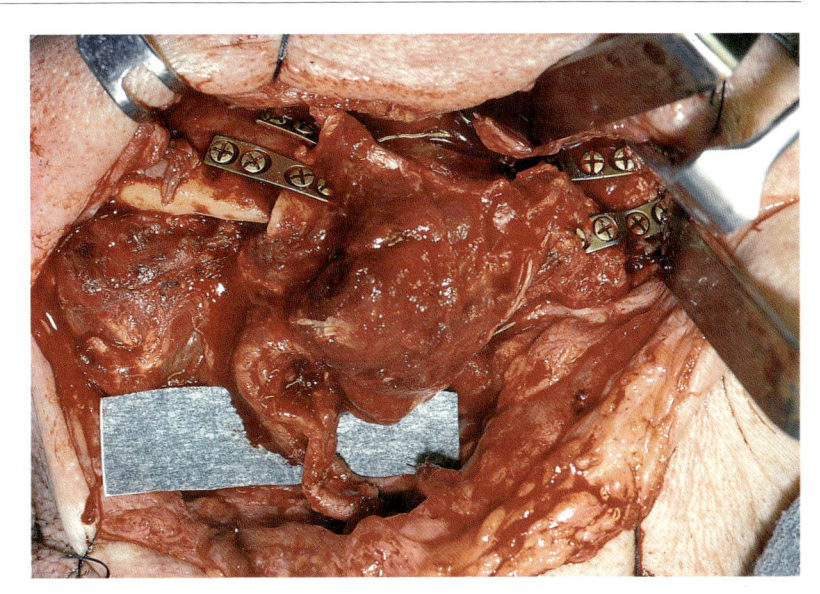

Abb. 3.31 Das osteomuskuläre Skapulatransplantat ist in den Unterkieferdefekt im linken Kieferwinkel eingelagert und mit vier AO-Minititanplatten fixiert. Die Anastomose der A. subscapularis erfolgte an die A. thyroidea superior.

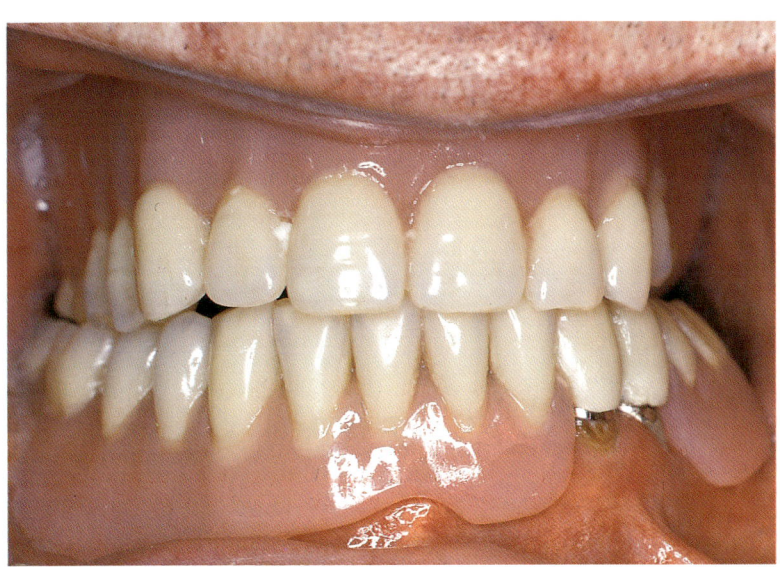

Abb. 3.32 Intraorale Situation 6 Monate nach Knochentransplantation. Das Transplantat ist belastbar und der Patient mit neuen Prothesen kaufunktionell rehabilitiert.

angezogene Margo lateralis scapulae in etwa einer atrophischen Mandibula. Aufgrund ihrer gut vaskularisierten Muskelmanschette sowie des bereits erwähnten langen Gefäßstiels ist sie in ausgewählten Fällen, beispielsweise bei der Rekonstruktion bereits operierter und bestrahlter Patienten, indiziert. Die Fixation erfolgt nach intraoperativer Sicherung der Okklusion, die beim zahnlosen Patienten oder beim Patienten mit stark reduziertem Restgebiß über Zahnprothesen oder Splints erfolgen sollte, wiederum mit Miniplatten, damit möglichst wenig anhaftende Muskulatur entfernt werden muß (Abb. 3.31). Die mit diesem Verfahren erzielten funktionellen und ästhetischen Ergebnisse sind gut, wenngleich bei Anwendung in der Kieferwinkelregion aufgrund des zu geringen Knochenangebotes meist keine anatomisch korrekte Rekonstruktion des Kieferwinkels gelingt (Abb. 3.32–3.34).

Primäre und sekundäre kombinierte Knochen- und Weichgeweberekonstruktionen unterscheiden sich hinsichtlich des Knochenersatzes in Planung und Durchführung nicht von der isolierten Knochentransplantation mit mikrochirurgischen Transplantaten. Die Größe des zu verpflanzenden Hautareals kann prä- oder intraoperativ mit Hilfe von Schablonen bestimmt werden (S. 79).

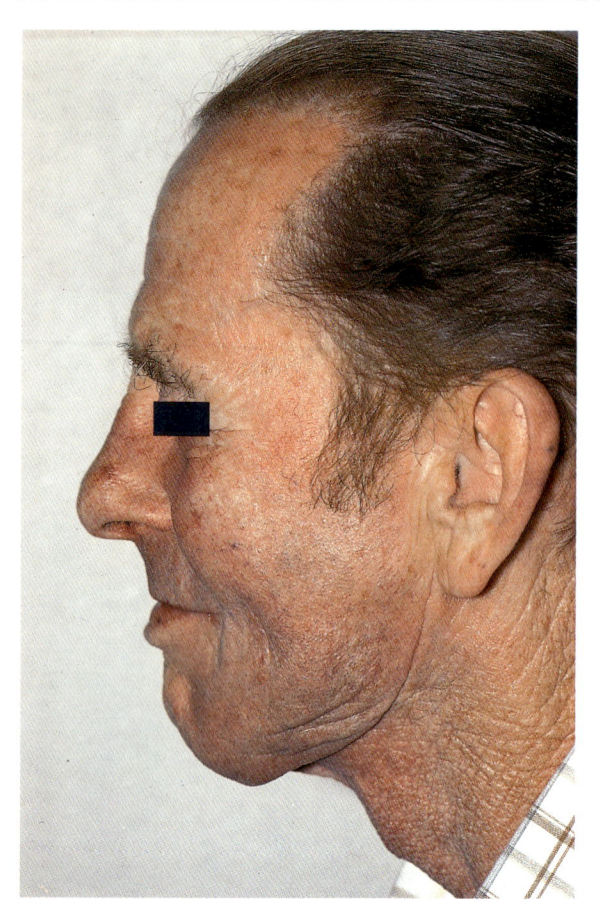

Abb. 3.**33** Seitliche Ansicht 6 Monate nach Rekonstruktion des linken Kieferwinkels mit Anteilen des aufsteigenden Astes und einem mikrochirurgischen Transplantat der Skapula. Das Knochenangebot von der Skapula gestattet nicht, wie oben für den Beckenkamm gezeigt, den Kieferwinkel anatomisch korrekt zu rekonstruieren. Er bleibt geringfügig abgeflacht.

Literatur

Ehrenfeld, M.: Die freie und mikrochirurgische Unterkieferersatzplastik vom Beckenkamm. Ein experimenteller Vergleich zweier Methoden. Habil., Tübingen 1989

Hidalgo, D. A., M. El-Tamer, T. Chaglassian: Aesthetic improvements in free flap mandible reconstruction. Plast. Surg. Forum 11 (1988) 122–123

O'Brien, B. McC., W. A. Morrison, A. M. MacLeod, B. J. Dooley: Microvascular osteocutaneous transfer using the groin flap and iliac crest and the dorsalis pedis and second metatarsal. Brit. J. plast. Surg. 32 (1979) 188–206

Richards, M. A., M. D. Poole, A. M. Godfrey: The serratus anterior/rib composite flap in mandibular reconstruction. Brit. J. plast. Surg. 37 (1985) 446–477

Riediger, D.: Restoration of mastatory function by microsurgically revascularized iliac crest bone grafts using enosseous implants. Plast. reconstr. Surg. 81 (1988) 861–876

Riediger, D., B. d'Hoedt, W. Pielsticker: Wiederherstellung der Kaufunktion durch enossale Implantate nach Beckenkammtransplantation mit mikrochirurgischem Gefäßanschluß. Dtsch. Z. Mund-, Kiefer- u. Gesichtschir. 10 (1986) 102–107

Sanders, R., B. J. Mayou: A new vascularized bone graft transferred by microvascular anastomosis as a free flap. Brit. J. Surg. 66 (1979) 787–788

Soutar, D. S., L. R. Scheker, N. S. B. Tanner, I. A. Mc Gregor: The radial forearm flap: a versatile method for intra-oral reconstruction. Brit. J. plast. Surg. 36 (1983) 1–8

Swartz, W. M., J. C. Banis, E. D. Newton, S. S. Ramasastry, N. F. Jones, R. Aclanad: The osteocutaneous scapular flap for mandibular and maxillary reconstruction. Plast. reconstr. Surg. 77 (1986) 530–545

Tahara, S., T. Susuki, T. Kikui, S. Sagara: Mandibular reconstruction with subsequent denture implantation. Brit. J. plast. Surg. 42 (1989) 344–346

Tamai, S.: Iliac osteocutaneous neurosensory flap. In Serafin, D., H. Buncke: Microsurgical Composite Tissue Transplantation. Mosby, St. Louis 1979

Taylor, G. I., P. Townsend, R. Corlett: Superiority of the deep circumflex iliac vessels as the supply for free groin flaps. Plast. reconstr. Surg. 64 (1979) 595, 745

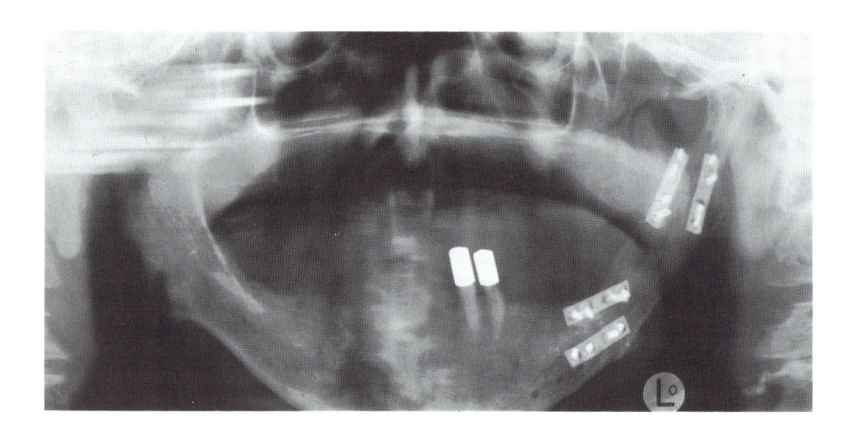

Abb. 3.**34** Postoperatives Röntgenbild (OPT). Das Knochensegment aus der Skapula wurde mit vier Miniplatten fixiert (Abb. 3.**29**–3.**34** gleicher Patient).

Rekonstruktion des äußeren Hals- und Gesichtsbereiches

Die Rekonstruktion der äußeren Kontur des Kopf-Hals-Bereiches kann häufig mit Hilfe von Schwenk-, Verschiebe- oder Rotationslappen aus dem Defekt benachbarten Bezirken vorgenommen werden. Diese Nahlappentechniken haben den Vorteil, daß Farbe und Textur der Haut im rekonstruierten Gebiet erhalten bleiben. In manchen Fällen schwieriger Defektdeckung kann es jedoch notwendig werden, freie mikrovaskularisierte Transplantate einzusetzen. Zur Rekonstruktion oberflächlicher Defekte eignen sich dann besonders dünne fasziokutane Lappen, wobei sich der Unterarmlappen wegen seiner einfachen Präparation und seines langen Gefäßstiels anbietet. Aber auch der Fußrücken- und der Leistenlappen können für diese Art der Rekonstruktion eingesetzt werden. Beim Fußrückenlappen ist jedoch die Größe des Transplantates beschränkt auf die individuelle Fläche des Fußrückens. Der Leistenlappen besitzt meist zu viel subkutanes Fettgewebe und ist in vielen Fällen auch behaart.

Die schon von den Erstbeschreibern Yang Guofan und Mitarbeitern nach Verbrennungen im Halsbereich vorgenommene Rekonstruktion mit Hilfe des Unterarmlappens kann nicht nur aus kosmetischen, sondern vor allem auch aus funktionellen Gründen notwendig werden (Abb. 3.**35**). Hier bietet sich die Verwendung großer Lappen an, die annähernd die gesamte Unterarmfläche umfassen können. Der Gefäßstiel ist dann zwar naturgemäß relativ kurz, reicht jedoch für eine Anastomose an die oberen Schilddrüsengefäße. Im proximalen Bereich erfordert die Präparation viel Sorgfalt, da sich der Gefäßstiel an der Basis einer tiefen intermuskulären Faszie befindet und hier besonders leicht abgeschert werden kann (S. 22, 24).

Beispielsweise nach Resektion von ausgedehnten Hauttumoren, bei denen eine lokale Verschiebeplastik nicht mehr in Frage kommt, ermöglicht ein mikrovaskularisiertes Transplantat in einer einzeitigen Operation die Defektdeckung ohne größere kosmetische Beeinträchtigungen vor allem der benachbarten Hautbezirke, wie sie etwa nach Anwendung eines Deltopektorallappens entstehen würden. Müssen nach Tumorexzision breitflächige und tiefere Defekte verschlossen werden, so eignen sich die etwas voluminöseren Lappen aus dem mittleren und proximalen Unterarmbereich. Der geschmeidige Unterarmlappen paßt sich der Halshaut gut an (Abb. 3.**36**). Eine postoperative Strahlentherapie kann bei jedem freien Lappentransplantat problemlos angeschlossen werden. Gewöhnlich kommen in bestrahltem Gebiet postoperative Wundheilungsstörungen deutlich häufiger vor. Hier bietet der freie Unterarmlappen durch die gute Durchblutung gerade seiner Randabschnitte ideale Voraussetzungen für ein ungestörtes Einheilen. Bei tiefen Defekten können auch reine Muskellappen verwendet werden. Der Muskel wird dann mit Spalthaut gedeckt (Abb. 3.**37**). Im Gesichtsbereich kann der neurovaskuläre Latissimusdorsi-Lappen Anwendung finden, vor allem nach der Resektion von Fazialisästen, die so weit in die Peripherie vorgenommen wurde, daß eine Anastomosierung nicht mehr möglich ist. Der N. thoracodorsalis wird an die entsprechende Fazialisportion anastomosiert, die später eine Muskelaktivität der betreffenden Gesichtshälfte gewährleistet. Die nach Exenteratio orbitae bei infiltrierend wachsenden Tumoren der Nasenhaupt- und -nebenhöhlen entstehenden offenen Verbindungen von der Orbita zur Nasenhaupt-

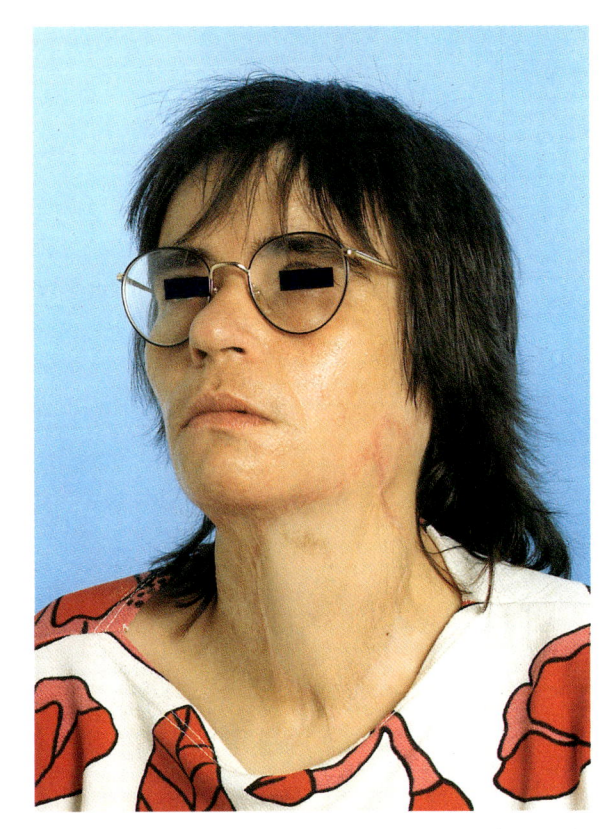

Abb. 3.**35** Funktionelle und kosmetische Rekonstruktion der äußeren Halsregion mit Hilfe eines Unterarmlappens bei ausgeprägten Narbenkontrakturen nach Verbrennung.

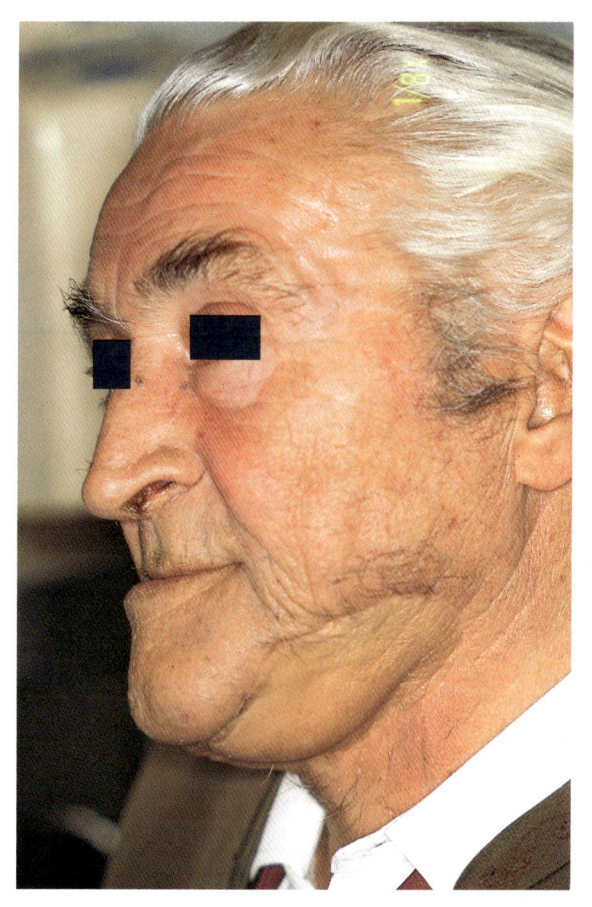

Abb. 3.36 Rekonstruktion der submandibulären Region bei ausgedehntem oberflächlichem Defekt, bedingt durch die Exzision eines Spinalioms, mit Hilfe eines Unterarmlappens.

höhle stellen für den Patienten sowohl funktionell als auch kosmetisch eine deutliche Beeinträchtigung dar. Mit Hilfe freier Transplantate in Form von fasziokutanen (Abb. 3.38) bzw. auch myokutanen Lappen (Abb. 3.39) kann der Defekt verschlossen werden. Bei den fasziokutanen kann im Gegensatz zu den myokutanen Lappen dadurch, daß sie die Orbita nicht vollständig obliterieren, das Auftreten eines Rezidivs durch regelmäßige endoskopische Kontrollen besser beurteilt werden. Myokutane Lappen, die wir bevorzugen, haben den Vorteil, daß eine eventuell entstehende Liquorfistel durch die größere Masse des Muskels besser verschlossen und die Operationshöhle obliteriert werden kann. Als Anschlußgefäße wählen wir in den meisten Fällen die A. und V. facialis, da uns die Temporalgefäße, vor allem die Vene, als zu unsicher erscheinen. Dies gilt besonders bei Patienten, die präoperativ bereits bestrahlt worden sind. Um die Distanz bis zur Orbita zu überbrücken, ist daher ein langer Gefäßstiel von 10–15 cm notwendig. Anschließend kann eine epithetische Versorgung erfolgen.

Bei einem Patienten, bei dem wegen eines Hämangioendothelioms vor über 30 Jahren eine Radikaloperation mit Ausräumung des Mittelohres durchgeführt und der anschließend bestrahlt wurde, kam es in der Folgezeit zu rezidivierenden Entzündungen in der Mastoidhöhle, die nach Bestrahlung nicht zur Epithelisierung neigte. Vergeblich wurde mit mehreren operativen Eingriffen versucht, die Höhle mit lokalen Schwenklappen auszukleiden. Wir brachten in die große Operationshöhle einen kleinen, distal entnommenen Unterarmlappen mit langem Gefäßstiel ein und schlossen ihn an die A. thyroidea superior und die V. jugularis interna an. Dies war der bisher kleinste von uns eingesetzte Lappen.

Sicherlich ist die Indikation für diese Rekonstruktionsvariante eine Seltenheit; sie zeigt jedoch beispielhaft die vielseitige Anwendbarkeit des Unterarmlappens. Allerdings muß man berücksichtigen, daß ein Lappen nicht beliebig klein gewählt werden darf, da sonst die Gefahr einer venösen Stauung besteht, weil der venöse Rückstrom dem arteriellen Zustrom nicht mehr gewachsen ist.

Das kosmetische Ergebnis nach plastischer Deckung der Entnahmestelle am Unterarm ist in manchen Fällen, vor allem bei Frauen, nicht ganz zufriedenstellend; der Lappen wird deshalb von manchen Autoren abgelehnt, besonders dann, wenn er aus kosmetischen Gründen, z.B. nach Narbenexzisionen, eingesetzt wird. Für eine kosmetische Verbesserung in der Empfängerregion muß dabei eine deutliche Verschlechterung in der Spenderregion in Kauf genommen werden. Als Alternative zum Unterarmlappen für die Rekonstruktion von Defekten im äußeren Kopf-Hals-Bereich kommt der Skapula- bzw. Paraskapulalappen in Frage, der den Vorteil des kosmetisch günstigeren Entnahmedefekts besitzt, da dieser primär verschlossen werden kann. Der Lappen ist jedoch in vielen Fällen wesentlich voluminöser als der Unterarmlappen und somit nur beschränkt einsetzbar. Er ist aber hervorragend geeignet für Fälle, bei denen zusätzlich zum Defektverschluß eine Augmentation erfolgen soll (Abb. 3.40).

Indikationen für die Rekonstruktion im Kopf-Hals-Bereich mit Hilfe des freien Unterarmlappens sind immer dann gegeben, wenn oberfläch-

Rekonstruktion des äußeren Hals- und Gesichtsbereiches

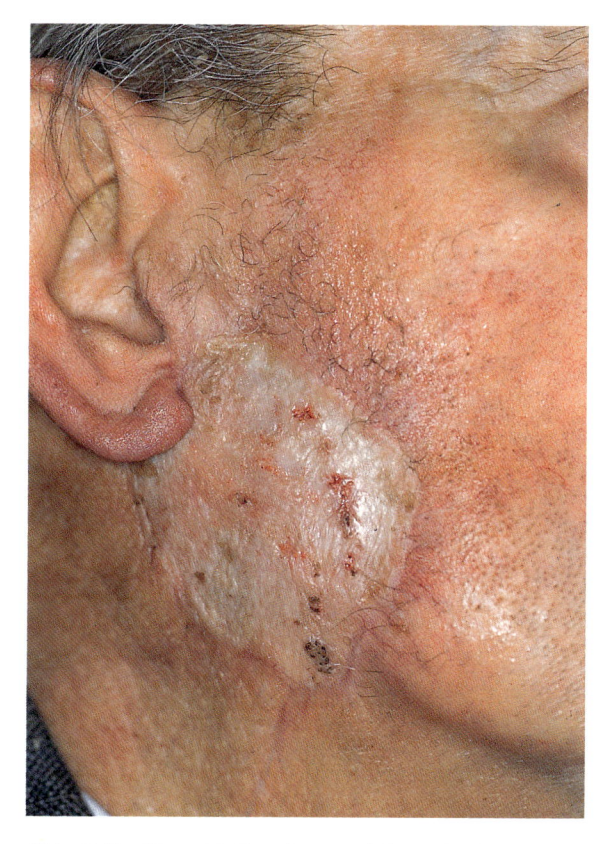

Abb. 3.**37** Verschluß eines tiefen Defektes im Gesichtsbereich mit einem reinen Muskellappen vom M. latissimus dorsi, der mit Spalthaut gedeckt wurde. 6 Monate postoperativ und nach Bestrahlung.

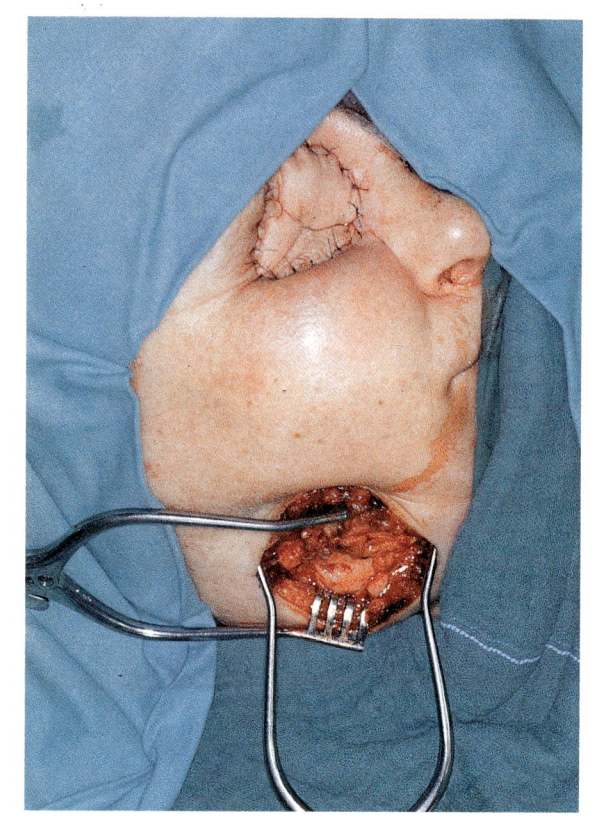

Abb. 3.**38** Verschluß der Orbita nach Exenteratio orbitae mit Hilfe eines Unterarmlappens, der mit seinem langen Gefäßstiel an die A. und V. facialis angeschlossen wurde.

liche Defekte durch lokale Lappen nicht mehr zu verschließen sind, sei es wegen des Defektumfangs, wegen ihrer durch Infektion oder Bestrahlung schwierigen regionären Verhältnisse oder bei besonderen anatomischen Gegebenheiten, wie z. B. in der Orbita.

Bei größeren und tieferen Defekten nach Tumorexzision im Kopf-Hals-Bereich bieten sich

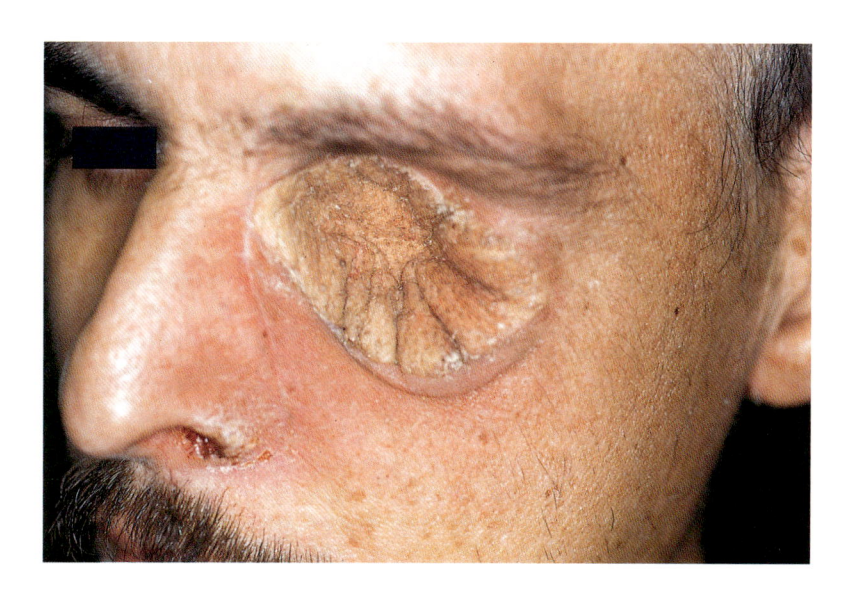

Abb. 3.**39** Verschluß der Orbita mit einem Latissimus-dorsi-Lappen.

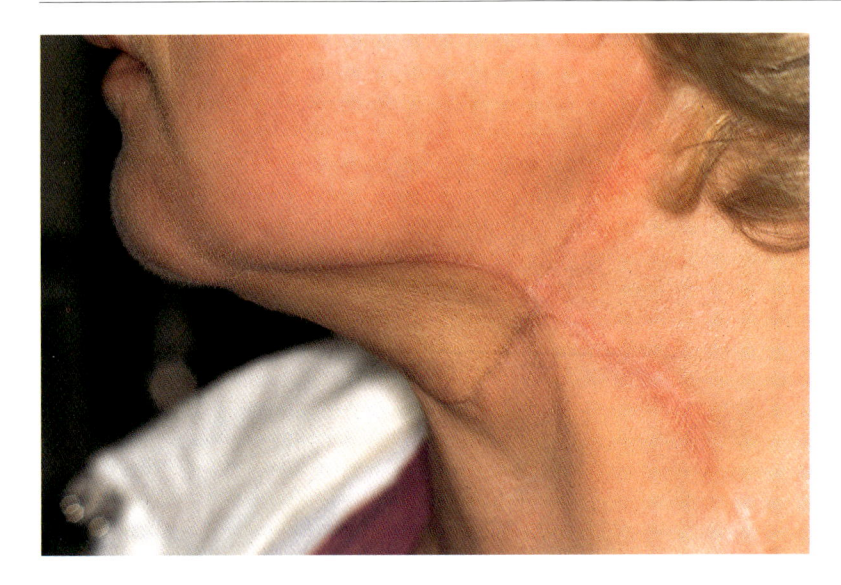

Abb. 3.40 Rekonstruktion der submandibulären Region bei ausgedehntem tiefem Defekt, der durch Tumorexstirpation entstanden ist, mit Hilfe eines Skapulalappens.

zur Rekonstruktion myokutane Lappen an. Defekte, die meist nach Tumorexzision entstehen und mehrere Schichten einschließlich des Knochens umfassen, können mit den sehr gut durchbluteten myokutanen Lappen sicher gedeckt werden. Die Exposition des Gehirns bei Resektion der Felsenbeinschuppe und der tumorbefallenen Dura verlangt eine sichere Rekonstruktion, nicht zuletzt um postoperative Infekte zu vermeiden (Abb. 3.41). Hierzu eignet sich besonders der Latissimus-dorsi-Lappen.

Augmentationen bei Gesichtsasymmetrie

M. Ehrenfeld

Subkutan gelegene Gewebedefizite können angeboren oder erworben sein. Angeborene Gewebedefekte im Bereich des Gesichts kommen beispielsweise bei der Dysostosis mandibulofacialis (Franceschetti-Syndrom) vor. Hier kann Weichgewebe in Form von subkutanem Fett oder Muskulatur allein oder in Kombination mit knöchernen Anteilen des Unterkiefers fehlen. Gewebedefizite können jedoch auch durch Traumen, nach entzündlichen Gewebeeinschmelzungen oder nach chirurgischer Therapie oder Bestrahlung von Tumoren auftreten. Nicht genau bekannt hingegen ist die Ätiopathogenese der Hemiatrophia facici progressiva. Die einseitig auftretende Hemiatrophia faciei (Abb. 3.42) ist meist auf das mittlere Gesichtsdrittel beschränkt. In der überwiegenden Zahl der Fälle ist nur das Weichteilgewebe von der Atrophie betroffen. Es kann jedoch auch der Knochen beteiligt sein, so daß eine erhebliche Entstellung besteht. Der Atrophieprozeß stoppt meist spontan, so daß mit einer Augmentation erst nach Abschluß des Prozesses begonnen werden sollte.

Als Folge dieses Gewebedefizits stellt sich regelmäßig auch eine Schrumpfung der Haut ein, die sich der Unterlage anpaßt. Kleinere Konturde-

Abb. 3.41 Rekonstruktion nach Ablatio auris und Petrosektomie bei ausgedehntem infiltrierend wachsendem Ohrmuschelkarzinom mit Hilfe eines Latissimus-dorsi-Lappens.

fekte können durch die freie Transplantation von Stützgewebe (autologer oder homologer Knorpel, autologer Knochen und in bestimmten Fällen alloplastisches Material) oder durch Umverteilung von Weichgewebe aus der Umgebung, beispielsweise durch die Verlagerung von Subkutanfett, korrigiert werden.

Bei ausgedehnten Gewebedefiziten im Gesicht sollte angestrebt werden, die fehlenden Gewebeanteile durch Gewebe ähnlicher Qualität zu ersetzen, da es neben der Form auf die Beschaffenheit des zu rekonstruierenden Bereiches ankommt. Größere freie Fetttransplantate eignen sich hierfür nicht, da sie einer zentralen Nekrose unterliegen, in deren Verlauf es zu sog. Ölzysten kommen kann. Der mikrochirurgische Gewebetransfer hat in diesen Fällen Möglichkeiten eröffnet, primär durchblutete, vitale und volumenkonstante Transplantate zu bilden. Diese haben gegenüber den freien Transplantaten wie z.B. Fett den Vorteil, daß sie keiner besonderen Schrumpfung unterworfen sind. Das gilt jedoch nicht für myokutane Lappen, da der denervierte Muskel stark atrophiert.

Zur plastischen Versorgung wurden verschiedene mikrovaskularisierte Transplantate beschrieben:

– deepithelisierter Skapulalappen,
– Omentum majus,
– deepithelisierter Leistenlappen,
– Axillalappen.

Der Leistenlappen ist in der rekonstruktiven Chirurgie in den Hintergrund getreten. Er ist meist zu voluminös, hat jedoch den Vorteil, daß der Entnahmedefekt primär ohne störende Narben verschlossen werden kann. Der Axillalappen besitzt wie der Leistenlappen einen inkonstanten Gefäßverlauf, so daß auch er nur in Ausnahmefällen Anwendung findet.

Ideale Bedingungen für den Konturaufbau des Gesichts bietet das Omentum, wobei allerdings berücksichtigt werden muß, daß zur Entnahme eine Laparotomie notwendig wird. Das Omentum (S. 55) kann in unterschiedlicher Größe entnommen werden und paßt sich somit ideal den individuellen Anforderungen an. Es gestattet die Bildung fingerförmiger Ausläufer, mit denen mehrere Gesichtsregionen gezielt augmentiert werden können (Abb. 3.43). Unter Beachtung der Gefäßverläufe kann das Omentum auch gefaltet werden, wobei jedoch Knickbildungen zu vermeiden sind. Diese Transplantate müssen mit Nähten an ihrer Unterlage fixiert und durch perkutane Nähte gesichert werden, um ein Absinken zu verhindern. Eine Alternative zum Omentum, besonders wenn der Patient eine Laparotomie ablehnt, ist der deepithelisierte Skapulalappen (Abb. 3.44). Dieser Lappen besteht aus subkutanem Fett mit darüberliegender deepithelisierter Hautschicht. Von Vorteil ist, daß die Lappengefäße konstant und kaliberstark sind. Die Entnahme des Lappens (S. 35) hinterläßt jedoch eine deutlich sichtbare Narbe, die vor allem von Frauen als sehr störend empfunden werden kann. Beim Skapulalappen sind keine Überkorrekturen notwendig, da es zu keiner Schrumpfung des Transplantates kommt. Ist der Lappen dennoch zu voluminös eingeheilt, so kann eine gezielte Fettabsaugung zu einer Besserung des kosmetischen Ergebnisses beitragen. Bei allen deepithelisierten Transplantaten muß jedoch darauf geachtet werden, daß die Epidermis vollständig entfernt wurde.

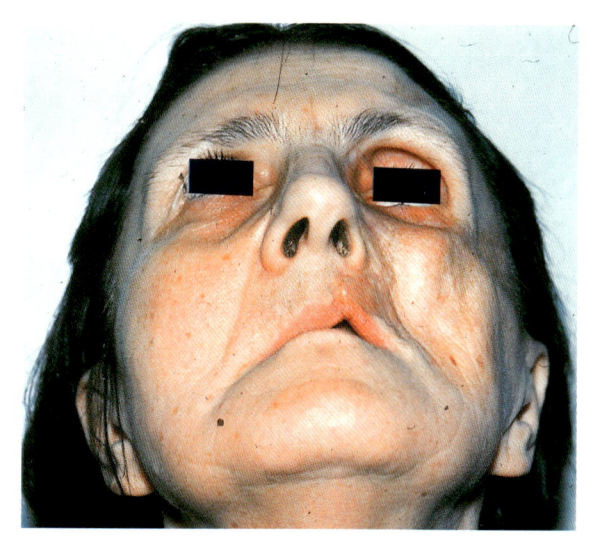

Abb. 3.42 Einseitige Hemiatrophia faciei, die alle drei Gesichtsetagen (Stirn, Wange, Untergesicht) betrifft, bei einer 59jährigen Patientin.

Als Zugang zu den meisten Gesichtsaugmentationen wählt man eine S-förmige Schnittführung präaurikulär, ähnlich der beim Face-lifting (Abb. 3.45). Der Gefäßanschluß erfolgt fast immer an die A. und V. facialis oder an die Temporalgefäße.

Das Omentum und der deepithelisierte Skapulalappen haben sich zur Augmentation im Gesichtsbereich als Standardmethode durchgesetzt und führen zu kosmetisch zufriedenstellenden Ergebnissen (Abb. 3.46, 3.47). Bei fast allen mikrochir-

90   3 Klinische Anwendung

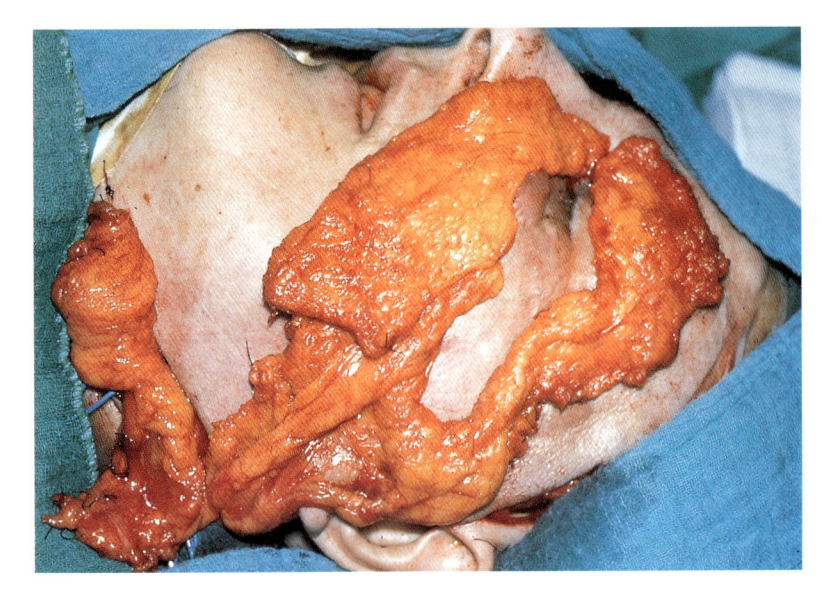

Abb. 3.43 Omentum majus, das zur Augmentation der linken Gesichtshälfte angepaßt wird. Das Transplantat wird fingerförmig aufgeteilt, so daß eine gezielte Augmentation aller betroffenen Gesichtsetagen möglich wird. Nach lateraler Orbitotomie kann auch das Orbitafett ergänzt werden.

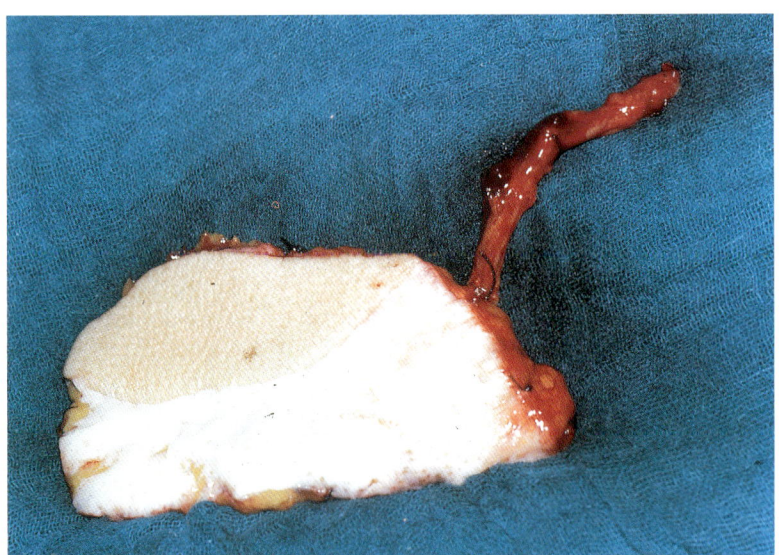

Abb. 3.44 Isolierter fasziokutaner Skapulalappen, der zum größten Teil bereits deepithelisiert ist. Das Korium wird belassen, da es sich gut zur Verankerung von Fixationsnähten eignet. Die Hautinsel kann zum Monitoring der Lappendurchblutung in die Wunde eingelagert und später im Rahmen der meist notwendigen sekundären Transplantatkorrektur exzidiert werden.

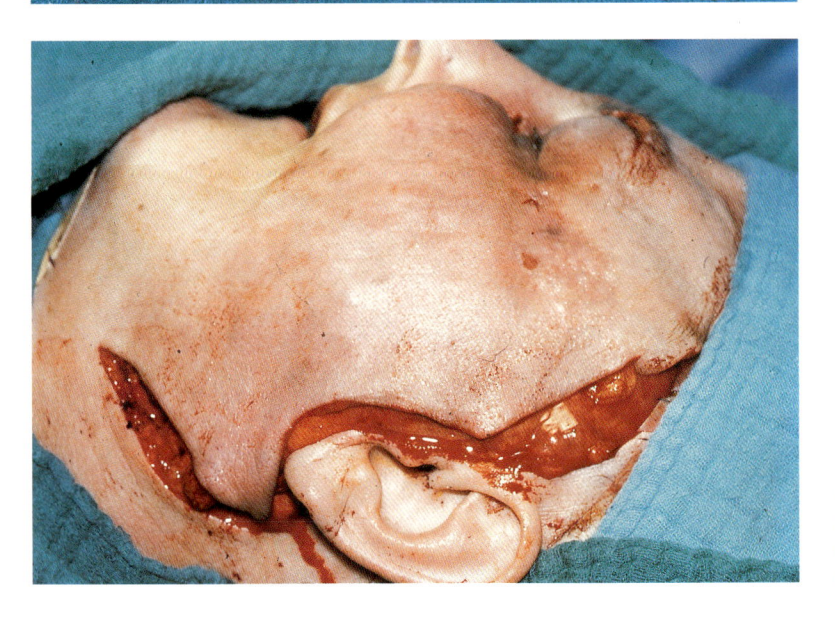

Abb. 3.45 S-förmige Schnittführung präaurikulär und Unterminieren der Haut, ähnlich dem Vorgehen beim Face-Lifting.

Rekonstruktion des äußeren Hals- und Gesichtsbereiches

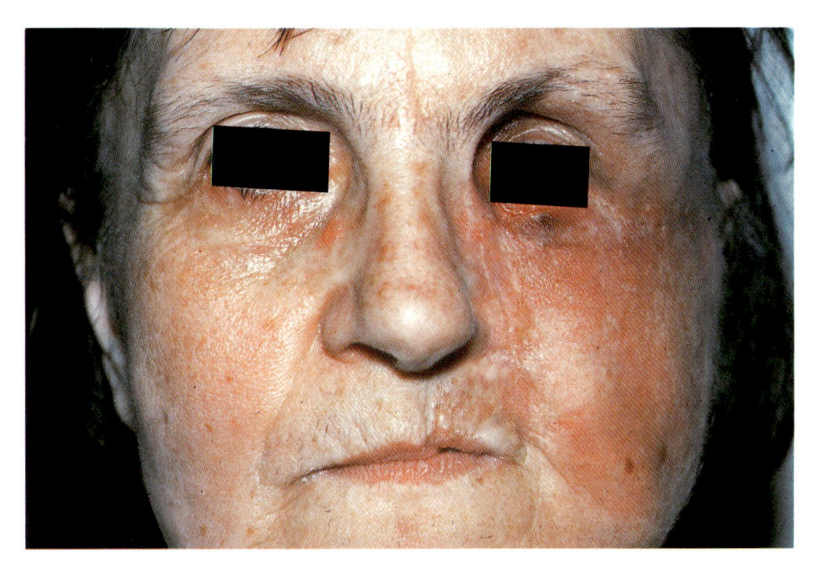

Abb. 3.46 Postoperatives Ergebnis 6 Monate nach Augmentation mit Omentum majus.

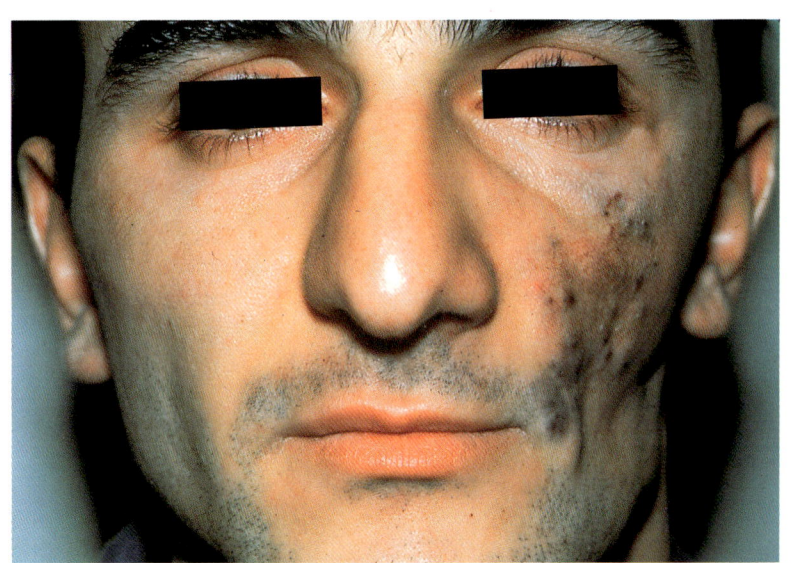

Abb. 3.47 a 24jähriger Patient mit subkutan gelegenem Substanzdefekt im Bereich der linken Wange nach Bestrahlung eines Hämangioms im Kindesalter. **b** Postoperatives Ergebnis nach Augmentation mit einem deepithelisierten Skapulalappen.

urgisch durchgeführten Augmentationen müssen jedoch später Feinkorrekturen vorgenommen werden.

Bei Knochen- und Weichgewebedefekten eignen sich kombinierte Knochentransplantate (osteomyokutane, osteofasziokutane), z. B. vom Beckenkamm oder der Skapula. Gehen Knochendefekte mit Störungen der Kieferlagebeziehung und Okklusionsstörung einher, sollte außer einer Augmentation auch eine Korrektur der Kieferlagebeziehung, beispielsweise durch Osteotomien, erfolgen.

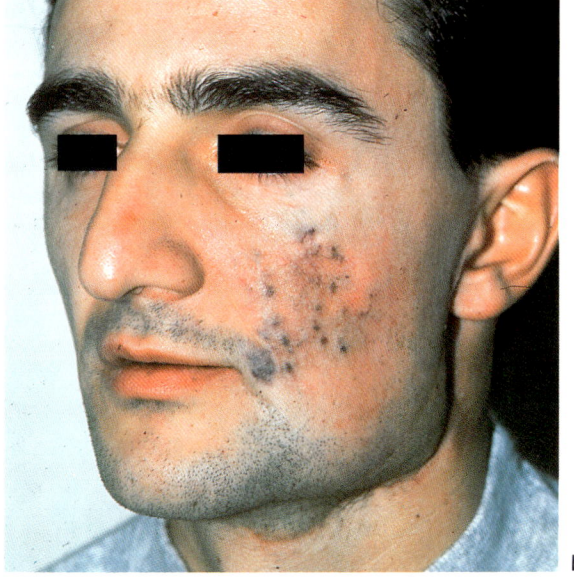

Literatur

Anita, N., V. Buch: Transfer of an abdominal dermo-fat graft by direct anastomosis of blood vessels. Brit. J. plast. Surg. 24 (1971) 15–19

Baudet, J., J. C. Guimberteau, E. Nascimento: Successful clinical transfer of two free thoracodorsal axillary flaps. Plast. reconstr. Surg. 58 (1976) 680–688

Bootz, F., G.-H. Müller: Der radiale Unterarmlappen, seine vielseitige Anwendbarkeit in der plastischen Rekonstruktion des Kopf-Hals-Bereiches. Laryngol. Rhinol. Otol. 68 (1989) 595–601

Brown, R., F. Nahai, J. Silverton: The omentum in facial reconstruction. Brit. J. plast. Surg. 31 (1978) 58–62

Ehrenfeld, M., D. Riediger: Korrektur subkutaner Weichgewebedefekte durch mikrochirurgische Transplantate. In Schwenzer, N., G. Pfeifer: Fortschritte der Kiefer- und Gesichts-Chirurgie, Bd. XXXV: Mikrochirurgie in der Mund-, Kiefer- und Gesichts-Chirurgie. Thieme, Stuttgart 1990 (S. 100–104)

Harashima, T., T. Nakajima, Y. Yoshimura: A free groin flap reconstruction in progressive facial hemiatrophy. Brit. J. plast. Surg. 30 (1977) 14

Höltje, W. J.: Fettgewebstransplantation mit mikrochirurgischer Gefäßanastomose. In Schwenzer, N., G. Pfeifer: Fortschritte der Kiefer- und Gesichts-Chirurgie, Bd. XXXV: Mikrochirurgie in der Mund-, Kiefer- und Gesichts-Chirurgie. Thieme, Stuttgart 1990 (S. 96–100)

Mees, K., R. Baumeister, E. Kastenbauer: Mikrovaskuläre Gesichtsprofilplastik bei Hemiatrophia faciei. Laryngol. Rhinol. Otol. 67 (1988) 547–548

O'Brien, B. McC., R. Russell, W. A. Morrison, L. Sully: Burried microvascular free flap for reconstruction of soft tissue defects. Plast. reconstr. Surg. 68 (1981) 712–720

Riediger, D.: Ästhetische Gesichtspunkte bei der Versorgung von Gesichtsdefekten. In Schwenzer, N., G. Pfeifer: Fortschritte der Kiefer- und Gesichts-Chirurgie, Bd. XXXIV: Ästhetische Gesichtschirurgie. Thieme, Stuttgart 1989 (S. 154–157)

Riediger, D., M. Ehrenfeld: Microsurgical Tissue Transplantation. Quintessence, Chicago 1989 (pp. 83–87)

Upten, J., J. B. Milliken, P. D. Hicks, J. E. Murray: Restoration of facial contur using free vascularized omentum. Plast. reconstr. Surg. 66 (1980) 560

Urken, M. L., H. Weinberg, C. Vickery, H. F. Biller: The neurofasciocutaneous radial forearm flap in head and neck reconstruction: a preliminary report. Laryngoscope 100 (1990) 161–173

Yang, G., B. Chen, Y. Gao, X. Liu, J. Li, S. Jiang, S. He: Forearm free skin flap transplantation. Nat. med. J. China 61 (1981) 139

4 Komplikationen

Komplikationen der Gefäße

Arterielle Thrombose

In der Mikrovaskularchirurgie ist die arterielle Thrombose ein gefürchtetes Ereignis. Sie ist seltener als die venöse Thrombose und tritt entweder noch intraoperativ oder in den ersten Stunden postoperativ auf. Das typische Zeichen für eine arterielle Thrombose ist das „Weißwerden" des Lappens. Bei myokutanen Lappen ist diese Komplikation leichter zu erkennen als bei fasziokutanen. Rekapillarisierungszeichen fehlen, d. h., daß sich nach Anwendung von lokalem Druck auf den Lappen das Aussehen der Hautoberfläche nicht ändert. Für den klinischen Test haben sich runde Gegenstände bewährt, wie z. B. die Kunststoffhüllen von Einmalkanülen, die auf die Haut gedrückt einen weißen Kreis hinterlassen. Nach Wegnahme des Drucks zeigt sich bei gutem arteriellen Inflow eine sofortige Rekapillarisierung im Bereich des weißen Kreises. Der Kreis verschwindet innerhalb einer Sekunde oder rascher. Ist die Zirkulation arteriell unterbrochen, wird der ischämische Kreis kaum sichtbar und bleibt über Sekunden unverändert. Fehlt die arterielle Zufuhr, kann aus dem „weißen" Lappen innerhalb weniger Stunden ein fleckiger, graublauer, im Zentrum blasser Lappen werden und nach einigen Tagen eine Nekrose auftreten.

Ein weiterer Test zur Verifizierung einer arteriellen Thrombose ist das Skarifizieren, das man nur in Zweifelsfällen anwenden sollte. Hierbei wird die Haut z. B. mit einer Skalpellspitze oder einer Nadel eingeritzt. Bei der arteriellen Thrombose kommt es dabei nicht zum Blutaustritt.

Arterielle Thrombosen sind häufig durch eine unzureichende Anastomosentechnik bedingt. Sie treten dann auf, wenn bei der Gefäßnaht nicht alle Schichten gefaßt werden und sich die Intima im Blutstrom loslöst oder wenn die gegenüberliegende Wand durch die Naht mitgefaßt wurde. Adventitielles Gewebe, das während der Naht ins Gefäßlumen hineingezogen wurde, führt dann mit großer Wahrscheinlichkeit zu einer Thrombose. Der Zustand der Empfänger- und Spendergefäße spielt ebenfalls eine wichtige Rolle. Die Präparation muß sowohl im Empfänger- als auch im Spenderareal mit Vorsicht erfolgen. Schonende Dissektion ist nötig, um Verletzungen und einen Spasmus der Gefäße zu vermeiden.

Im Gegensatz zur unteren Extremität, in der ein Spasmus intraoperativ zu Problemen führen kann, tritt er im Halsbereich nur selten auf. Kommt es dennoch dazu, so ist dies meist weniger problematisch, da die Gefäßanastomose in der Regel karotisnah durchgeführt wird und dadurch ein ausreichender Blutdruck und -fluß besteht. Ein physiologischer Spasmus ist bei keinem traumatisierten Gefäß zu vermeiden; er erfolgt bereits bei der Dissektion oder Durchtrennung als protektiver Mechanismus, um den Blutverlust gering zu halten. Normalerweise bildet sich der Spasmus spontan zurück. Ein postoperativ persistierender Spasmus kann jedoch zu einer erheblichen Mangeldurchblutung des Lappens führen.

Die einzige immer wirksame Methode, einen Spasmus zu beseitigen, besteht im vorsichtigen Aufdehnen des Gefäßes mit einem kleinen Fogarty-Katheter. Es kann auch versucht werden, mit feinen Juwelierpinzetten das Gefäßlumen zu erweitern, wobei jedoch darauf zu achten ist, daß die Intima nicht verletzt wird. Oft verbessert sich der Zustand durch Abwarten. Manchmal kann Wärmeapplikation helfen oder die äußerliche Anwendung (wenige Tropfen) von Lokalanästhetika (2%iges Xylocain) oder Calciumantagonisten. Eine sehr wirksame Methode ist die lokale Anwendung des Calciumantagonisten Verapamil (Isoptin).

Neben den Gefäßen, die nach Beschädigung eine wesentliche Rolle bei der Entstehung arterieller Thrombosen spielen, sind lokale Gerinnungsvorgänge von Bedeutung. Diese werden beeinflußt vom Anlegen der Gefäßklemmen, der Dauer des

Eingriffs und den natürlichen plasmatischen und zellulären Gerinnungsvorgängen. Der Druck der Gefäßclips kann zu einer erheblichen Schädigung der Intima führen, weswegen darauf geachtet werden muß, daß je nach Gefäßdurchmesser die entsprechende Mikrogefäßklemme mit definiertem Anpreßdruck verwendet wird. Kleine Gefäßveränderungen werden durch das physiologische System „repariert", d. h., durch lokale Abscheidungsthromben wird der endotheliale Schaden behoben. Die Folge solcher lokalen Schädigungen kann bei Veränderungen des Flows eine Appositionsthrombose sein, die letztlich zum Verschluß des Gefäßes führt. Ob eine Perfusion des Lappens mit Heparin-Kochsalz-Lösung solche Probleme verhindern kann, ist nicht geklärt und unwahrscheinlich. Wir verzichten auf das komplette Perfundieren des Lappens und spülen lediglich die arteriellen und venösen Gefäßstümpfe mit Heparinlösung an. Dazu wird eine Lösung verwendet, die 5000 E Natriumheparin auf 100 ml Kochsalzlösung enthält (z. B. 1 Amp. Liquemin N 5000).

Neben den durch fehlerhafte Nahttechnik bedingten Gefäßwandveränderungen mit eventueller Intimaloslösung, die zu Appositionsthrombosen führen, können akute Durchblutungsstörungen des Lappens auch durch Knickbildung und Verdrehen der Gefäßachsen verursacht sein. Letzteres ist weniger bei Arterien als bei Venen von folgenschwerer Bedeutung. Bei Inkongruenz zweier Gefäßdurchmesser entstehen leicht Knicke im Anastomosenbereich. Kommt es in solchen Fällen zu einer axial verdrehten Anastomose, so ist die Gefahr eines Gefäßverschlusses sehr hoch. In der Regel dreht sich das dünnwandigere Gefäß und führt so zu einer Stenose. Dies geschieht entweder an der Anastomose selbst oder an der Stelle, an der das Gefäß durch das umliegende Gewebe fixiert ist, z. B. am Eintritt des Gefäßstiels in den Lappen. Ist ein Gefäßstiel um mehr als 45° verdreht anastomosiert, läßt sich dies oft nicht mehr ausgleichen. In solchen Fällen muß der Anschluß neu erfolgen. Knicke können sich auch durch ungünstiges Anschrägen inkongruenter Gefäße bilden. In der Regel schrägt man das größere Gefäß mehr an als das kleinere.

Knicke entstehen aber auch, wenn End-zu-Seit-Anastomosen nicht ideal positioniert sind. Anastomosen sind besonders dann durch Knick gefährdet, wenn der Lappen nach dem Einnähen unter Druck oder Zug gelangt und so die Lage des Gefäßstiels verändert wird. Bei massiven Nachblutungen unter den Lappen kann es durch Knickbildung oder Dehnung zunächst zu venösen Abflußstörungen kommen; später können arterielle Durchblutungsstörungen den Lappen zusätzlich gefährden.

Die Therapie der arteriellen Thrombose besteht in der Revision mit Darstellung der Anastomosen, wonach zwei bis drei Fäden aus dem Anastomosenbereich entfernt werden, um das Gefäßlumen inspizieren zu können. In manchen Fällen kann dann bereits ein Thrombus entfernt werden. Nahttechnische Probleme sind durch Entfernen und Neuanlage der Anastomose zu beheben; dazu müssen beide Gefäßstümpfe etwas gekürzt werden, um einen glatten Schnittrand zur Reanastomosierung zur Verfügung zu haben. Kompliziert ist das Vorgehen bei jedem Fall von Appositionsthrombose im Empfängergefäß. Dort ist Spülen mit sehr wenig Druck bei vollständig eröffneter Anastomose notwendig. Mit einem kleinen Fogarty-Katheter kann versucht werden, den Thrombus zu passieren, um ihn dann bei aufgeblasenem Ballon aus dem Gefäß herauszuziehen. Es besteht jedoch die Gefahr, den Thrombus statt dessen noch weiter in das Gefäß hineinzuschieben. Im Rahmen der freien Gewebetransplantation sind Fogarty-Katheter der Größe 2 zu verwenden. Die schonende Handhabung dieses Katheters und intensives Spülen mit Heparin-Kochsalz-Lösung können zum Erfolg führen. Ist die Verschlußursache nicht zu erkennen, so folgt nach der Revision durch Fogartieren das systemische Heparinisieren. Dies ist unserer Erfahrung nach bei gefäßwandinduzierten Thrombosen notwendig. Um den intravasalen Druck bei der Spülung nicht zu hoch werden zu lassen, spülen wir die Arterie stets offen. Ein Großteil der Spüllösung kann dann bei erhöhtem Widerstand im Einstrombereich aus der Anastomosenöffnung abfließen. Nach erfolgreicher Revision verordnen wir Heparin systemisch über Perfusor; es sind zwischen 25000 und 35000 E/Tag notwendig, um eine PTT um 50 s zu erzielen.

Der Schaden, der durch die Ischämie entstehen kann, ist für verschiedene Zellsysteme unterschiedlich und abhängig von der Zeit. Für die freie Gewebetransplantation von Haut, Muskel oder Knochen scheint eine Zirkulationsunterbrechung bis ca. 8 Stunden funktionell keine wesentliche Schädigung zu bedeuten. Bei der postoperativen Überwachung sind deshalb solche Intervalle zu berücksichtigen.

Komplikationen der Gefäße 95

Venöse Thrombose

Das klassische Bild der venösen Thrombose ist der „blaue" Lappen (Abb. 4.1a). Den Beginn einer venösen Abflußstörung erkennt man am Auftreten von vermehrten Gefäßsprenkeln an der Hautoberfläche. Diese nehmen bei anhaltender Abflußstörung zu, insbesondere am Rand des Transplantates. Die Farbe des Lappens wird zunächst deutlich rot, dann purpur, schließlich blau. Hat er bereits an Volumen zugenommen, so besteht höchste Gefahr. Am Gefäß selbst kann man intraoperativ nach Fertigstellen der Anastomose häufig schon an der Farbe der Gefäßwand erkennen, ob eine Anastomoseninsuffizienz vorliegt oder der Abfluß am Empfängergefäß gestört ist. „Dunklerwerden" oder „Ballonieren" der Lappenvene ist immer ein erster Hinweis auf eine Abflußstörung.

Venöse Thrombosen sind entweder durch eine unzureichende Anastomosentechnik bedingt oder durch postoperative Komplikationen verursacht. Häufigste technische Fehler sind Knicke und Verdrehen der Gefäßstümpfe gegeneinander. Zusätzliche Schädigungen der Venenwand durch nahttechnische Fehler und Beschädigung der Gefäße durch Vaskularklemmen oder Mikroinstrumente können ebenfalls für die Entstehung von Thrombosen verantwortlich sein. Ein hohes Risiko für venöse Thrombosen liegt immer dann vor, wenn adventitielles Gewebe, z. B. Fett, durch unzureichende Anastomosentechnik in das Gefäßlumen hineingelangt. Hier sind Appositionsthrombosen häufig und dadurch komplette Verschlüsse der Venen möglich. Eine postoperative Knickbildung der Vene im Anastomosenbereich ist bei End-zu-Seit-Anastomosen besonders problematisch. Erhöhter Zug kann bei geringer Lageveränderung leicht zum Verschluß der Anastomose führen.

Eine weitere Ursache für venöse Thrombosen ist die Nachblutung (S. 97). Blutungen können entweder aus den Anastomosen selbst, eher aber aus den Geweberändern entstehen, z. B. aus den abgesetzten Muskeln beim myokutanen Lappen.

Ist eine venöse Thrombose einmal eingetreten, so ist auch nach Behebung der Ursache das Freilegen der Gefäße mit Eröffnung der Anastomose notwendig. Die Vene muß vorsichtig fogartiert und anschließend mit Heparin-Kochsalz-Lösung freigespült werden. Nach Entfernen von 2–3 Fäden wird die Arterie gespült, bis die Spüllösung im venösen Schenkel des Gefäßstiels erscheint. Oft ist dadurch eine deutliche Besserung der Lappendurchblutung bzw. des venösen Rückstromes zu erzielen (Abb. 4.1b, c). In der Regel führen wir dann eine postoperative Heparinisierung durch. War die Gefäßobstruktion durch eine Nachblutung verursacht, so wird nach Ausräumen des Hämatoms eine gezielte Blutstillung vorgenommen und erneut eine Wunddrainage eingelegt. Nach jeder Revision erfolgen am Gefäß selbst die typischen Tests, die eine ungestörte Perfusion nachweisen. Für die Überprüfung des venösen Abflusses hat sich am besten der Acland-Test (S. 63) bewährt. Auf den Einsatz von speziellen Flowmetern und Mikrodopplergeräten verzichten wir.

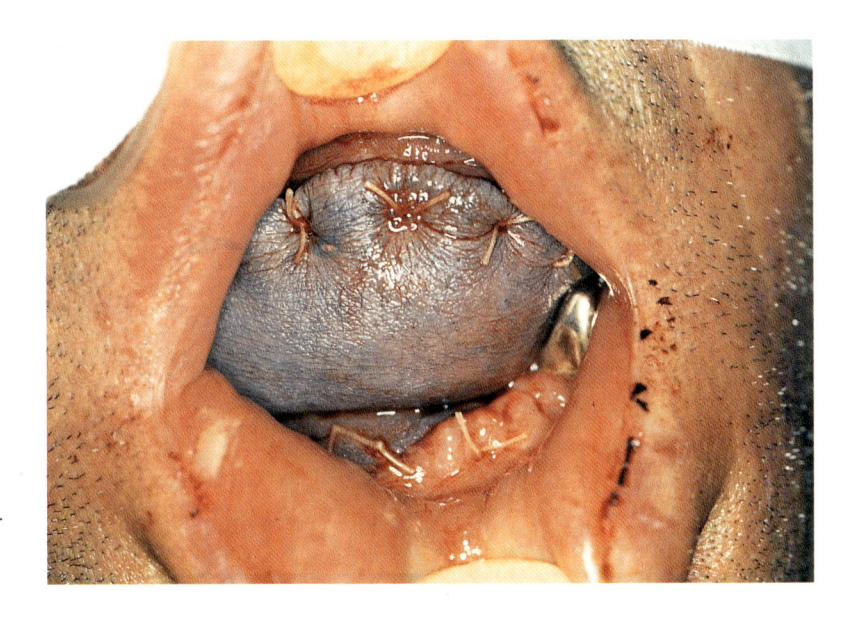

Abb. 4.1 **a–c** Venöse Stauung eines Unterarmlappens. **a** „Blauer Lappen", ca. 4 Stunden nach Operationsende aufgetreten.

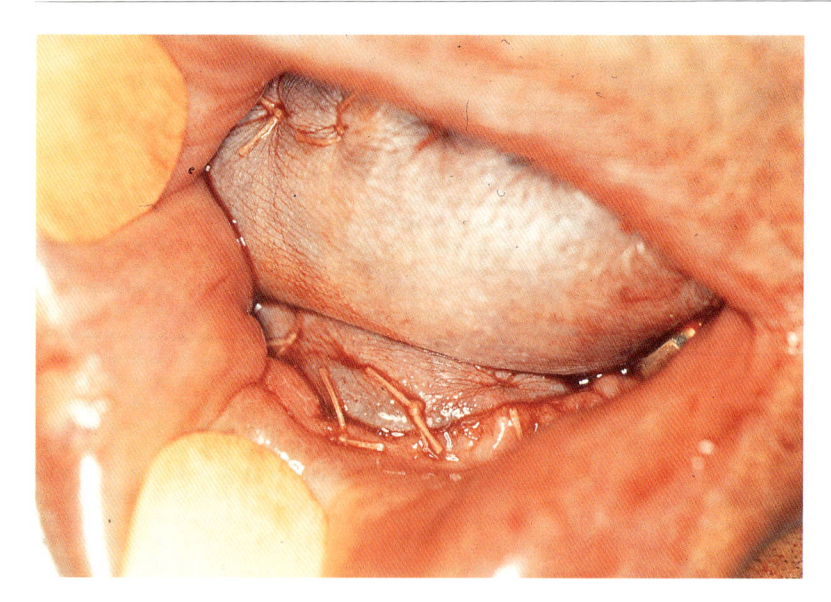

Abb. 4.1 b Unmittelbar nach der Revision ist es bereits zu einer deutlichen Besserung des venösen Rückstroms gekommen.

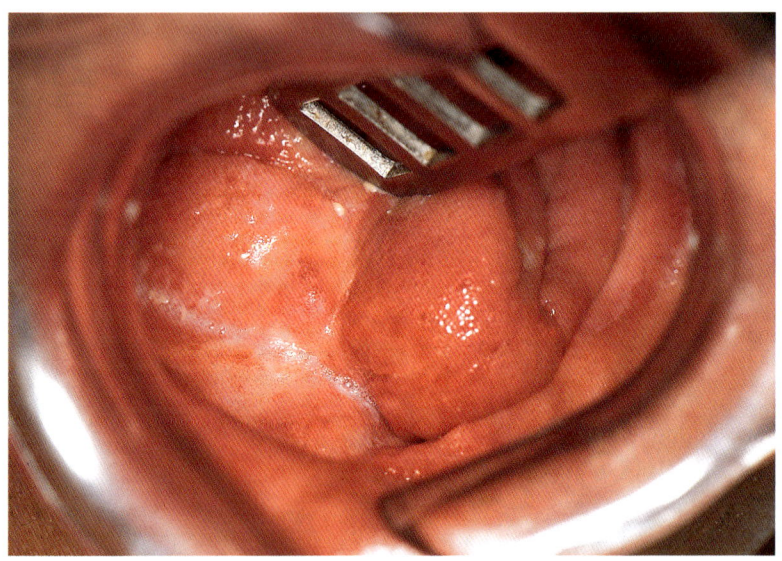

c 6 Monate post operationem und nach Bestrahlung.

Literatur

Black, M. J. M., L. Chait, B. McC. O'Brien, P. J. Sykes, L. A. Sharzer: How soon may the axial vessels of a surviving free flap be safely ligated? A study in pigs. Brit. J. plast. Surg. 31 (1978) 295

Khoo, C. T. K., B. N. Bailey: The behaviour of free muscle and musculocutaneous flaps after early loss of axial blood supply. Brit. J. plast. Surg. 35 (1982) 43–46

Nakajima, T.: How soon do venous drainage channels develop at the periphery of a free flap? A study in rats. Brit. J. plast. Surg. 31 (1978) 300

Serafin, D., J. C. Shearin, N. G. Georgiade: The vascularisation of free flaps. Plast. reconstr. Surg. 60 (1977) 233

Smith, P. J.: The importance of venous drainage in axial pattern flaps. Brit. J. plast. Surg. 31 (1978) 233

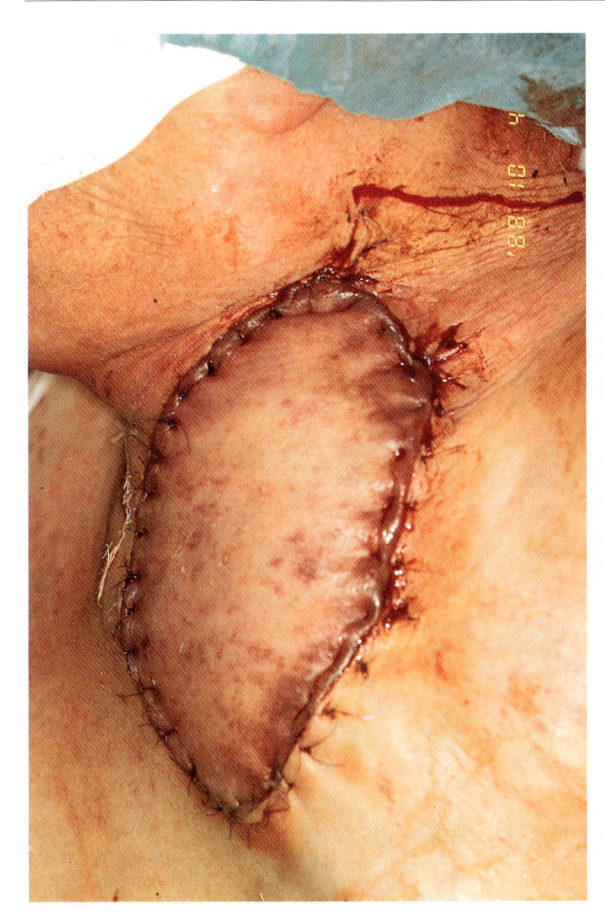

Abb. 4.2 a Kombinierte arterielle und venöse Durchblutungsstörung eines Latissimus-dorsi-Lappens, bedingt durch die Einblutung ins Transplantatlager.

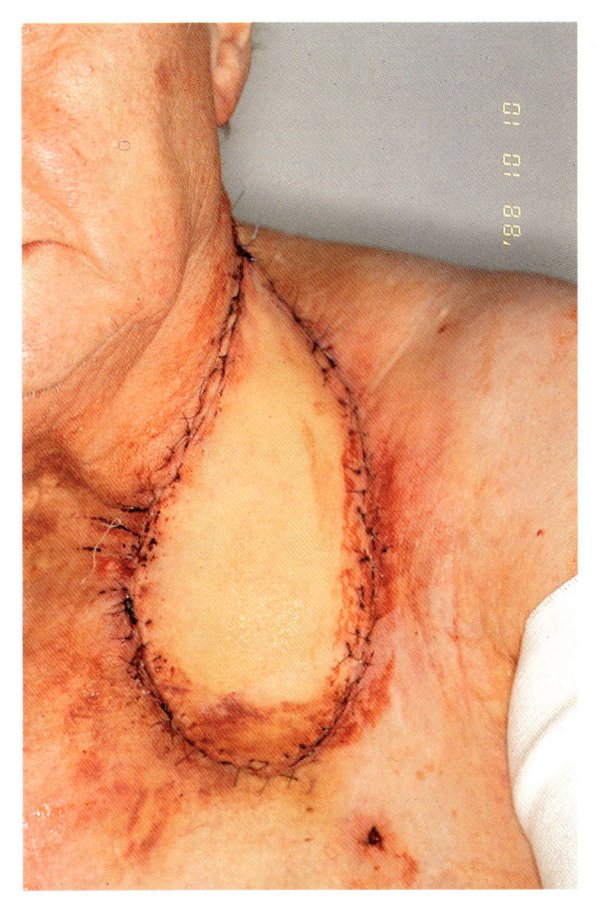

b Regelrechte Durchblutung, 6 Tage nach Revision und Blutstillung.

Blutung

Blutungen können als Komplikation nach jeder gefäßchirurgischen Operation auftreten. Sie stammen entweder aus den Anastomosen, aus dem Gefäßstiel, aus den abgesetzten Rändern des Gewebes oder dem Transplantatlager selbst. Hier sind insbesondere die muskulokutanen Lappen (Abb. 4.2) zu nennen, die vermehrt aus den abgesetzten Muskelrändern bluten können. Aber auch bei fasziokutanen Lappen ist eine Blutung aus den Rändern möglich, insbesondere dann, wenn sie – wie häufig empfohlen – in Blutleere entnommen worden sind. Wir verzichten u. a. aus diesem Grund auf eine Entnahme in Blutleere.

In einigen Fällen ergibt sich durch die Blutung eine Lageveränderung des Lappens, so daß der Gefäßstiel und damit die Vene unter Zug kommt und sich eine Abflußstörung einstellt. Diese zunehmende Stenose der Vene geht mit einer Volumenvermehrung im Lappen einher, was zu einem Circulus vitiosus führt: Letztlich wird auch die arterielle Perfusion vermindert, und damit kann auch dort eine Thrombose entstehen. Eine sofortige Revision ist in solchen Fällen unumgänglich.

Wegen der Gefahr der Gefäßknickung und möglicherweise folgenden Thrombosen sind Nachblutungen immer ernst zu nehmen. Daher ist es wichtig, von Anfang an eine ausreichende Drainage an der Lappenunterfläche zu ermöglichen. Um das Blutungsrisiko zu mindern, hilft eine subtile Blutstillung bei der Lappenhebung und eine intraoperative Kontrolle nach Anschluß der Gefäße. Nach negativen Erfahrungen haben wir die routinemäßige Anwendung von Antikoagulanzien aufgegeben. Selbst Thrombozytenaggregationshemmer wie Acetylsalicylsäure wenden wir nicht mehr an. Lediglich Dextrane können benützt werden, um die Perfusion der kapillaren Endstrombahn zu verbessern. Ab dem 1. postoperativen Tag werden täglich 5 Tage lang 500 ml Dextran 40 (Rheomacrodex, Thomaedex) über einen Zeitraum von 4 Stunden infundiert. Eine Low-dose-Heparinisierung bekommen unsere Patienten immer dann, wenn sie immobilisiert sind.

Blutungen aus Knochenrändern sind bei ungenügender Drainage ebenfalls gefährlich. Knochenwachs kann hier Abhilfe schaffen. Als Drainagen haben sich neben den üblichen Redon-Drainagen auch die Jackson-Pratt-Drainagen bewährt. Bei fasziokutanen Lappen sind auch passive Drainagen wie Penrose-Laschen und Easy-flow-Drainagen günstig. Beim Einlegen der Drainagen achten wir darauf, daß sie nicht unmittelbar in Anastomosennähe plaziert werden. Es ist wichtig, beim Entfernen von Drainagen zuerst die aktive Saugung durch Belüftung zu beseitigen. Während Blutungen aus Muskeln und Knochen durch Drainagen in der Regel beherrscht werden können, sind Nachblutungen, z.B. bei Darmtransplantaten, schwer zu kontrollieren. Dies gilt für Blutungen sowohl aus dem Mesenterium als auch aus der Darmschleimhaut. Bei letzteren hat sich Zuwarten gelohnt; dabei sollte eventuell eine Korrektur der Gerinnungsparameter durchgeführt werden. Läßt sich durch diese Maßnahmen eine Blutung nicht stillen, so ist auf jeden Fall eine Revision vorzunehmen, um das Transplantat nicht zu gefährden.

Blutungen sind besonders gefährlich bei mukosektomierten Darmsegmenten. Wenn sich die Blutung nicht stillen läßt, können sekundäre Einblutungen dieses Transplantat gefährden. Ähnlich schwierig kann auch die Blutstillung von deepithelisierten Hautlappen sein. Die Kontrolle der Wundränder nach Anschluß der Gefäße mit eventuell notwendig werdender Blutstillung bringt hier Sicherheit. In bestimmten Fällen muß deswegen vor Implantation und endgültigem Positionieren eines Lappens die Anastomosierung der Gefäße durchgeführt werden.

Komplikationen der Entnahmestelle

Die Möglichkeiten der Versorgung der Entnahmestelle spielen bei der Auswahl mikrochirurgischer Gewebetransplantation eine wesentliche Rolle, wobei es von Bedeutung ist, ob ein Hebedefekt funktionell und ästhetisch befriedigend geschlossen werden kann. Zwar ist die mikrovaskuläre Gewebetransplantation die beste und sicherste Methode, den Patienten schnell zu rehabilitieren. Sie darf jedoch nicht auf Kosten des Hebedefekts eingesetzt werden. Man unterscheidet Hebedefekte, die sich primär verschließen lassen, von solchen, die durch Spalthautauflage gedeckt werden müssen. Bei Hebedefekten, die sich primär verschließen lassen, sind die Narben immer dann deutlich sichtbar, wenn ein primärer Verschluß unter Spannung erfolgen muß. Je höher die Spannung ist, desto breiter werden die Narben. Ein primärer Verschluß ist bei den fasziokutanen Lappen nicht ohne weiteres möglich. Sowohl beim Dorsalis-pedis-Lappen als auch beim Unterarmlappen ist die einfachste, aber auch funktionell günstigste Defektdeckung durch dicke Spalthaut gewährleistet. Ästhetisch ist Spalthaut wegen der vermehrten Pigmentbildung ebenso wie durch ihre geringere mechanische Belastbarkeit kein gleichwertiger Ersatz zur ursprünglichen Haut. Problematisch sind die Entnahmedefekte beim Unterarmlappen und Dorsalis-pedis-Lappen, vor allem wenn die Heilung der Spalthaut nicht primär erfolgt. Werden bei der Lappenhebung Sehnen exponiert, so ist das peritendinöse Gewebe zu schonen. Damit es nicht zu einem Abscheren der Spalthaut über der Sehne kommt, sollte in solchen Fällen eine Ruhigstellung auf einer volaren Gipsschiene für den Unterarmlappen und in einer Unterschenkelgipsschiene für den Dorsalis-pedis-Lappen erfolgen. Bei einer Nekrose der Spalthaut, vor allem über der Sehne des M. flexor carpi radialis (Abb. 4.3a), wird die spontane Granulationsbildung abgewartet. Wenn der Bereich entzündungsfrei ist, kann erneut Spalthaut aufgebracht werden (Abb. 4.3b, c). Tritt eine Nekrose im Bereich der Sehne auf, ist die Nekrektomie von trockenen freiliegenden Sehnenanteilen erforderlich, bevor erneut Transplantate zur Deckung benützt werden können. Insbesondere nach der Entnahme eines Dorsalis-pedis-Lappens können sich zwischen vorspringenden Sehnenfächern, z.B. zwischen Metatarsale I und II, Serome und Hämatome bilden, die Infektionen und Wundheilungsstörungen verursachen können. Zur Defektdeckung sollte nach Möglichkeit kein Meshtransplantat gewählt werden, sondern dicke Spalthaut, die in einem Stück entnommen wird. Um dies zu erleichtern, fertigen wir vom Unterarm- oder Fußrückendefekt Schablonen an und schneiden die Spalthaut, die zuvor mit dem Dermatom etwas größer entnommen wurde, entsprechend zu. Auf diese Weise kommt meist eine exakte Defektdeckung zustande. Hautklammern, die sich besonders für Spalthauttransplan-

Komplikationen der Entnahmestelle 99

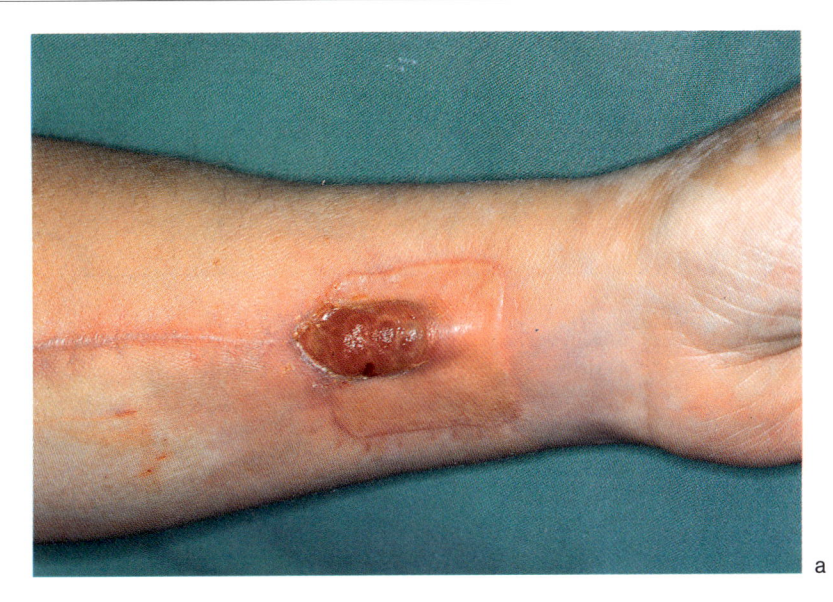

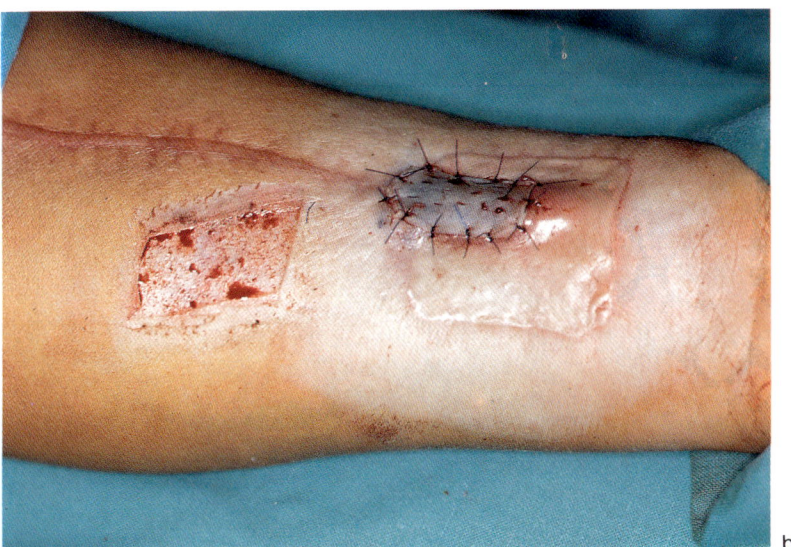

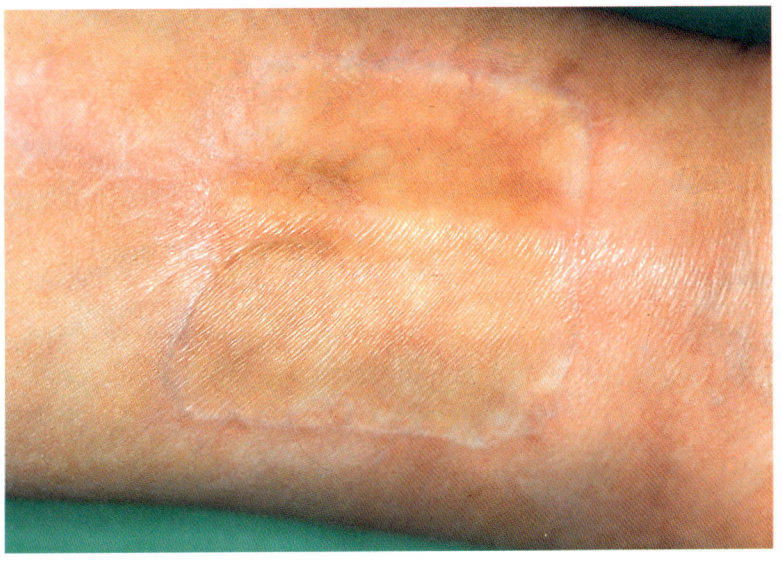

Abb. 4.3 **a** Wundheilungsstörung über der Sehne des M. flexor carpi radialis, in deren Bereich die Spalthaut nicht angeheilt ist. **b** Nach erneuter Spalthautauflage kam es **c** zu einem zufriedenstellenden Wundverschluß.

tate bewährt haben, halten wir bei diesen Rekonstruktionen nicht für geeignet, sondern benutzen Einzelknopfnähte. Im Fußrückenbereich kann ein Bolusverband nützlich sein. Um Infektionen nicht zu übersehen, wird dieser Verband schon am 5. Tag entfernt. Zu diesem Zeitpunkt sollte sich die Spalthaut bereits fest mit ihrer Unterlage verbunden haben.

Um das kosmetische Ergebnis des Hebedefekts am Unterarm zu verbessern, wurde auch der Versuch unternommen, diesen Defekt durch einen ulnaren fasziokutanen Verschiebelappen zu schließen. Allerdings stellt dies erneut einen Eingriff in die Weichteile am Unterarm dar und sollte u. E. nur bei kleinen Unterarmlappen vorgenommen werden.

Sekundäre Komplikationen bei fasziokutanen Lappen können in Form von Oberflächensensibilitätsstörungen auftreten. Diese sind zu erwarten durch die Läsion des N. cutaneus antebrachii oder des R. superficialis n. radialis beim Unterarmlappen oder im Bereich des Dorsalis-pedis-Lappens bei Läsionen der Nn. cutanei dorsales.

An den Gefäßen der Entnahmestellen selbst haben wir keine Komplikationen gesehen; diese würden unter den beschriebenen Lappen nur Unterarm und Fuß betreffen. Eine Gefäßrekonstruktion in Form eines Veneninterponats halten wir für nicht angezeigt. Die Durchgängigkeit dieser Interponate zur Rekonstruktion der A. radialis wird mit ca. 50% angegeben. Eine sorgfältige präoperative Diagnostik kann diejenigen Patienten, bei denen postoperative Durchblutungsstörungen zu erwarten sind, herausfiltern (S. 60).

Frühkomplikationen nach der Entnahme von myokutanen Lappen sind Blutungen und Infektionen. Während Blutungen aus den Gefäßstümpfen selten zu erwarten sind, sind sie insbesondere bei Teilentnahmen von Muskellappen aus dem Restmuskel nicht ungewöhnlich. Dies liegt nicht nur an der Entnahmetechnik, sondern auch daran, daß nach Absetzen der Hauptblutversorgung kleinere Gefäße, die eröffnet wurden, zunächst nicht bluten und erst nach einer gewissen Zeit durch die zunehmende Versorgung dieser Region von distal verstärkt nachbluten können. Wir säumen aus diesem Grund die verbliebene Muskulatur mit überwindlicher Naht.

Nach Entnahme des Rectus-abdominis-Lappens sehen wir funktionell beeinträchtigende Spätfolgen. Da der Rektusmuskel zur Atmung benötigt wird, kann es vor allem bei älteren Patienten postoperativ zur Einschränkung der Lungenfunktion kommen; daneben besteht die Gefahr einer Hernienbildung. Wir verwenden deshalb zur Hernienprophylaxe und zur Verstärkung im unteren Anteil der ehemaligen Rektusscheide resorbierbare Netze (Dexon).

Spätkomplikationen im Entnahmegebiet des M. rectus abdominis sind neben der Hernienbildung besonders hypertrophe Narben. Falls Wundränder unter Spannung vereinigt werden müssen, treten bei der Narbenbildung vermehrt Dehiszenzen und Infekte auf. Eine Ausheilung ist zwar immer konservativ möglich, sie verlangt jedoch eine besondere Kooperation des Patienten, da die Zeit der Hospitalisierung verlängert wird. Im Bereich des Rektusmuskels können Wunddehiszenzen, vor allem wenn sie die Faszienränder betreffen, zu ernsten Problemen mit Hernienbildung führen. Sind sie auf die Kutis beschränkt, so ist eine sekundäre Heilung zu erwarten.

Im Bereich des M. latissimus dorsi sind Entnahmedefekte funktionell in der Regel ohne wesentliche Bedeutung. Deutlich sichtbar sind hingegen die kosmetischen Folgen, insbesondere wenn Spalthaut zum Verschluß verwendet wurde (Abb. 4.4). Die Narben sind selten ästhetisch befriedigend. Bei Frauen sollte man dies besonders beachten und die Patientinnen präoperativ darauf hinweisen.

Bei Dehiszenzen im Entnahmebereich des M. latissimus dorsi (Abb. 4.5) versuchen wir stets konservativ vorzugehen und verwenden nach Stabilisierung der Wundränder und Reinigung des Wundgrunds Meshtransplantate zur Defektdeckung. Solche Defekte heilen in aller Regel dann innerhalb von 2–3 Wochen aus.

Die richtige Verwendung von Drainagen kann Komplikationen vermeiden helfen: Nach der Entnahme eines Latissimus-dorsi-Lappens legen wir immer zwei parallele Redon-Saugdrainagen ein und verwenden das gleiche Prinzip auch bei der Entnahme des Rectus-abdominis-Lappens. In diesem Falle plazieren wir eine Redon-Drainage zwischen vorderer und hinterer Rektusscheide, auch wenn diese trocken ist.

Nach der Entnahme von osteomyokutanen Lappen, sei es vom Unterarm (Teil des Radius), sei es von Beckenkamm, Skapula oder Metatarsale I, kann es zu Instabilität im Bereich des knöchernen Verbundes kommen. Über eine Fraktur nach osteofasziokutanem Unterarmlappen wurde be-

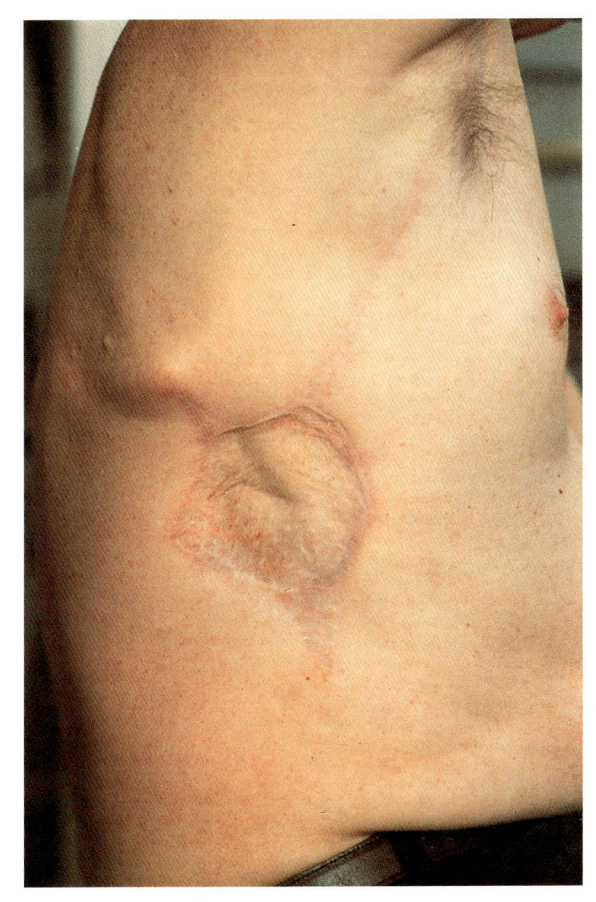

Abb. 4.4 Schlechtes kosmetisches Ergebnis nach Verschluß des Entnahmedefekts eines Latissimus-dorsi-Lappens mit Spalthaut.

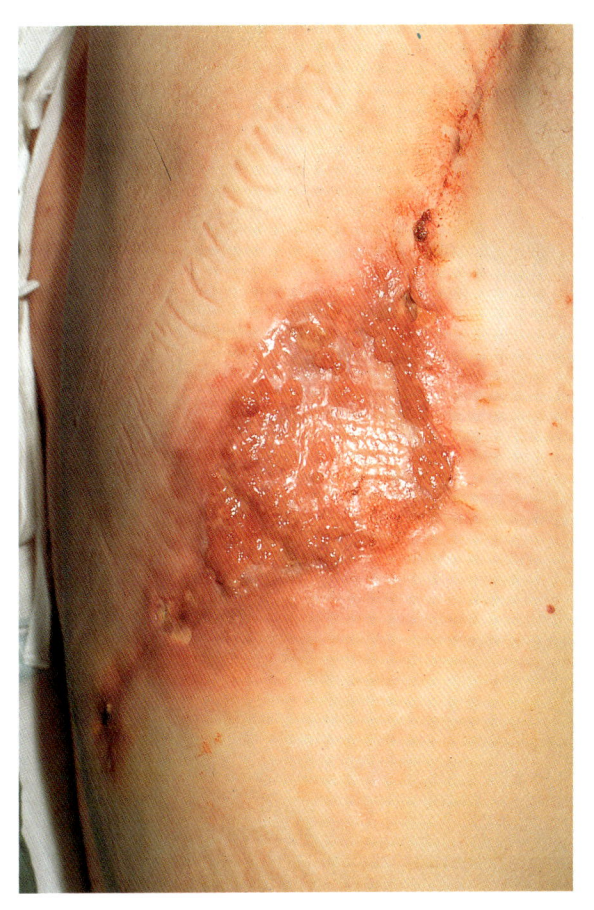

Abb. 4.5 Nahtdehiszenz im Bereich der Entnahmestelle eines Latissimus-dorsi-Lappens mit sekundärer Wundheilung und Granulationsbildung.

reits berichtet. Auch im Bereich des Dorsalis-pedis-Lappens ist nach Entnahme von Knochen (Metatarsale II) eine derartige Komplikation, die sich in einer Instabilität des Mittelfußes äußern kann, denkbar. Im Bereich des Beckens und der Skapula spielt dies sicherlich keine wesentliche Rolle. Eine seltene Komplikation haben wir nach Entnahme eines Beckenkammtransplantats gesehen. Hier hatte sich 2 Jahre nach Hebung des Transplantats ein Aneurysma im Bereich der A. iliaca externa entwickelt, das gefäßchirurgisch versorgt werden mußte.

Ernste Komplikationen sind Infektionen im Entnahmegebiet von osteomyokutanen Lappen. Hier gelten die Regeln der septischen Unfallchirurgie, wobei geschlossene Saug-Spül-Drainagen nach Nekrektomie, Sequestrotomie, Ruhigstellen und eventuelle Antibiotikabehandlung im Vordergrund stehen. Bei der Entnahme von Dünndarmtransplantaten oder Omentum können Bruchlücken auftreten, die u. U. zu Komplikationen führen. Dies ist häufig der Fall nach Infektionen, die in der Darmchirurgie nicht ganz selten sind. Bei Dünndarmanastomosen haben wir selbst nie Probleme gesehen, sie sind aber denkbar. Frühe Infekte in der Bauchwunde sollten deshalb lokal behandelt, gerötete Wunden müssen regelmäßig kontrolliert werden, bei Infektionsverdacht muß man frühzeitig eröffnen und sollte eine Drainage einlegen. Die Ausbreitung eines Infekts ist unbedingt zu verhindern, da sich sonst sicher eine sekundäre Hernie entwickelt. Komplikationen an Darmanastomosen sind abhängig von der gewählten Technik. Wir bevorzugen eine einreihige Gambee-Naht, die die Durchblutungsverhältnisse am Dünndarm kaum beeinflußt und einen sicheren Verschluß bei weiten Anastomosen zuläßt. Als weitere Komplikation kann eine unbeabsichtigte Stenosierung des Darmes auftreten. Ein sekundärer mechanischer Ileus ist bei einer einzelnen Dünndarmnaht sicher eine seltene Komplikation. Häufiger kann es zu einem sekundären Ileus durch Verwachsungen kommen. Wir legen Wert darauf, die Darmmotilität frühzeitig, bereits ab dem 2. postoperativen Tag, in Gang zu bringen. Drainagen für Dünndarmanastomosen halten wir für wenig sinnvoll, lediglich eine Indikatorsonde als Blutungsdrainage wird am 1. postoperativen Tag eingelegt.

Komplikationen nach Entnahme von Omentum haben wir selten gesehen. Bei technisch einwandfreier Entnahme ist eine Verletzung des Querdarms oder des Magens auszuschließen. Gelegentlich sind es aber doch kleinere Blutungen, die intraabdominell zu Hämatomen Anlaß geben könnten. Diese treten im Bereich des Netzes auf, insbesondere nach Teilresektionen. Eine Milzblutung kann eine ernste Komplikation darstellen, die aber bei einem Oberbaucheingriff immer möglich ist. Die Versorgung der Gefäßarkaden an der großen Kurvatur des Magens muß technisch einwandfrei erfolgen. Nachblutungen aus dieser Region können theoretisch erheblich sein. Eine besondere postoperative Therapie führen wir nicht durch. 2 Tage nach Entnahme des Omentum sollte die Darmtätigkeit wieder völlig normal verlaufen.

Der freie Gewebetransfer bringt in jedem Fall einen bleibenden Defekt im Entnahmebereich mit sich. Das Ausmaß des Defekts muß auf alle Fälle in Relation zu dem rckonstruktiven Nutzen stehen. Spielen weniger kosmetische als vielmehr funktionelle Aspekte eine bedeutende Rolle beim Einsatz des freien Gewebetransfers, so kann auch eine kosmetische Beeinträchtigung im Entnahmebereich hingenommen werden. Dies wird immer wieder von Patienten bestätigt, bei denen nach Tumorexstirpation im oberen Aerodigestivtrakt freie Lappen zur Rekonstruktion eingesetzt wurden. Für sie ist von größerer Bedeutung, daß die funktionelle Einheit im rekonstruierten Bereich wiederhergestellt ist.

Literatur

Boorman, J. G., J. A. Brown, P. J. Sykes: Morbidity in the forearm flap donor arm. Brit. J. plast. Surg. 40 (1987) 207–212

Bootz, F., E. Biesinger: Reduction of complication rate at radial forearm flap donor site. Oto-Rhino-Laryngol. 53 (1990) 160–164

Fenton, O. M., J. O. Roberts: Improving the donor site of the radial forearm flap. Brit. J. plast. Surg. 38 (1985) 504–505

Jones, B. M., C. J. O'Brien: Acute ischaemia of the hand resulting from elevation of a radial forearm flap. Brit. J. plast. Surg. 38 (1985) 396–397

Mc Gregor, A. D.: The free radial forearm flap – the management of the secondary defect. Brit. J. plast. Surg. 40 (1987) 83–85

Swanson, E., J. B. Boyd, R. T. Manktelow: The radial forearm flap: reconstructive applications and donor-site defects in 35 consecutive patients. Plast. reconstr. Surg. 85 (1990) 258–266

Timmons, M. J., F. E. M. Missotten, M. D. Poole, D. M. Davies: Complications of radial forearm flap donor sites. Brit. J. plast. Surg. 39 (1986) 176–178

Weiterführende Literatur

Lehrbücher

Acland, R. D.: Microsurgery, Practice Manual. Mosby, St. Louis 1980

Berger, A., C. Tizian: Technik der Mikrochirurgie. Lehrbuch und Atlas. Kohlhammer, Stuttgart 1985

Biemer, E., W. Duspiva: Rekonstruktive Mikrogefäßchirurgie. Springer, Berlin 1980

Conley, J., C. Patow: Flaps in Head and Neck Surgery, 2nd ed. Thieme, Stuttgart 1989

Cormack, G. C., B. G. H. Lamberty: The Arterial Anatomy of Skin Flaps. Churchill Livingstone, Edinburgh 1986

Harii, K.: Microvascular Tissue Transfer. Fundamental Techniques and Clinical Applications. Igaku-Shoin, Tokyo 1983

Manktelow, R. T.: Mikrovaskuläre Wiederherstellungschirurgie. Springer, Berlin 1988

McCraw, J. B., P. G. Arnold: McCraw and Arnold's Atlas of Muscle and Musculocutaneous Flaps. Hampton Press, Norfolk, Va. 1986

Mehdorn, H. M., G. H. Müller: Mikrochirurgische Übungen. Thieme, Stuttgart 1987

O'Brien, B. McC., W. A. Morrison: Reconstructive Microsurgery. Churchill Livingstone, Edinburgh 1987

Panje, W. R., W. J. Moran: Free Flap Reconstruction of the Head and Neck. Thieme, Stuttgart 1989

Riediger, D.: Mikrochirurgische Weichgewebetransplantation in die Gesichtsregion. Experiment und Klinik. Hanser, München 1983

Serafin, D., H. J. Buncke jr.: Microsurgical Composite Tissue Transplantation. Mosby, St. Louis 1979

Webster, M., D. Soutar: Practical Guide to Free Tissue Transfer. Butterworth, London 1986

Zeitschriften

British Journal of Plastic Surgery. Livingstone, Edinburgh

Handchirurgie, Mikrochirurgie, Plastische Chirurgie. Hippokrates, Stuttgart

Plastic and Reconstructive Surgery. Williams & Wilkins, Baltimore

Reconstructive Microsurgery. Thieme, New York

Sachverzeichnis

A

Acland-Test 63
Allen-Test 23, 61
Anastomosentechniken 14 ff
Anschlußgefäße 61
Approximatorclip 7, 63
Arteria arcuata 29 f
− axillaris 35, 40
− circumflexa ilium profunda 46, 50
− − − superficialis 50
− − scapulae 35, 40
− dorsalis pedis 29 f
− epigastrica inferior 46
− − superior 46
− gastroduodenalis 55
− gastroepiploica dextra 55
− − sinistra 55
− iliaca externa 46, 50
− metatarsalis dorsalis 29 f
− radialis 21
− subscapularis 35, 40
− thoracodorsalis 35
− thyroidea 61
− tibialis anterior 29 f

B

Beckenkammtransplantat 49 ff
− Gefäßanatomie 50
− Komplikation, Entnahmestelle 101
− Lappenentnahme 52
− Lappenplanung 51
− Rekonstruktion, Unterkiefer 79
− Verschluß, Entnahmedefekt 54
Blutung im Transplantatlager 97

D

Dorsalis-pedis-Lappen 29 ff
− Gefäßanatomie 29
− Komplikation, Entnahmestelle 98
− Lappenentnahme 32
− Lappenplanung 30
− Rekonstruktion, Mundhöhle und Oropharynx 64
− Verschluß, Entnahmedefekt 34

E

Einzelknopfnaht 11
End-zu-End-Anastomose 14 ff
− Einzelknopfnaht 14
− fortlaufende Naht 15
End-zu-Seit-Anastomose 17 f
− Einzelknopfnaht 17
− fortlaufende Naht 17

F

Fasziokutane Lappen 20
Fogarty-Katheter 93
Fortlaufende Naht 13

G

Gefäßklemmen 7
Gewebearten
− Axial pattern flap 19
− Random pattern flap 19

H

Hemiatrophia faciei 88

I

Implantate, enossale 81
Instrumente, mikrochirurgische 5 ff

J

Jejunumtransplantat 56 ff
− Dünndarmentnahme 56
− Komplikation, Entnahmestelle 101
− Rekonstruktion, Hypopharynx 72
− − Mundhöhle und Oropharynx 66
− Verschluß pharyngokutaner Fisteln 74

K

Knotentechnik 11 ff
Komplikationen der Gefäße 93 ff
− arterielle Thrombose 93
− venöse Thrombose 95

L

Latissimus-dorsi-Lappen 40 ff
− Gefäßanatomie 40
− Komplikation, Entnahmestelle 100
− Lappenentnahme 42
− Lappenplanung 41
− Rekonstruktion, äußerer Hals- und Gesichtsbereich 85
− − Mundhöhle und Oropharynx 69
− Verschluß, Entnahmedefekt 44
Ligamentum inguinale 50

M

Mikroskope 8
Musculus brachioradialis 21
− extensor hallucis brevis 29 f
− − − longus 29 f
− flexor carpi radialis 22
− glutaeus medius 50
− iliacus 50
− obliquus internus abdominis 50
− pronator teres 22
− sartorius 50
− tensor fasciae latea 50
− transversus abdominis 50
Myokutane Lappen 20

N

Nadelhalter 5
Nahtmaterial 9 ff

O

Omentumtransplantat 54 ff
− Augmentation bei Gesichtsasymmetrie 91
− Entnahmetechnik 55
− Gefäßanatomie 55
− Komplikation, Entnahmestelle 102
− Verschluß pharyngokutaner Fisteln 75

P

Paraskapulalappen 35 ff
− Gefäßanatomie 35
− Lappenentnahme 37

- Lappenplanung 36
- osteokutaner Lappen 38
- Rekonstruktion, äußerer Hals- und Gesichtsbereich 86

Pinzetten 5
Präoperative Diagnostik 60 f
- Empfängerregion 60
- Entnahmeregion 61

R

Radiussegment 27
Ramus superficialis n. radialis 21
Rectus-abdominis-Lappen 45 ff
- Gefäßanatomie 46
- Komplikation, Entnahmestelle 100
- Lappenentnahme 48
- Lappenplanung 47
- Rekonstruktion, Mundhöhle und Oropharynx 69
- Verschluß, Entnahmedefekt 49

S

Scheren 6
Skapulalappen 35 ff
- Augmentation bei Gesichtsasymmetrie 91
- Gefäßanatomie 35
- Lappenentnahme 37
- Lappenplanung 36
- osteokutaner Lappen 38
- Rekonstruktion, äußerer Hals- und Gesichtsbereich 86
- - Unterkiefer 81
Spina iliaca anterior superior 50, 78

T

Thrombose
- arterielle 93
- venöse 95

U

Übungen, mikrochirurgische 3 ff
- Kunststoffmaterial 3
- vitales Gewebe 3
Unterarmlappen 21 ff
- Gefäßanatomie 21
- Komplikation, Entnahmestelle 98
- Lappenentnahme 23
- Lappenplanung 22
- Rekonstruktion, äußerer Hals- und Gesichtsbereich 85
- - Hypopharynx 72
- - Mundhöhle und Oropharynx 64
- Verschluß, Entnahmedefekt 27
Unterkieferrekonstruktion 77 ff